Kein Wunder

Bad Füssing und seine Heilerfolge

Arbeitsgemeinschaft Bayerisches Thermenland:

Idee und Konzept: Kurt Gassner
Text und Redaktion: Simon Schreyer
Fotografien: Petra Rautenstrauch
Lektorat: Katrin Knäusel
Gestaltung: Marco Gianoli, Martina Krenig
Druck: Bosch-Druck GmbH, Landshut
ISBN 3-935339-19-4, Originalausgabe 2005
© Arcos Verlag GmbH, Landshut

Inhalt

Vorwort

Liebe Leser,

seit mehr als einem halben Jahrhundert ist Bad Füssing ein Ort der Heilung und der

Entspannung für Gäste aus nah und fern.

Ich bin stolz, nun ein Buch in Händen zu halten, das einige ganz besondere Schicksale und

Heilerfolge auf einfühlsame Weise dokumentiert und zu einem bemerkenswerten Ausflug

in die Pionierzeit unserer 3-Thermen-Gemeinde einlädt.

Dort, wo Leben stattfindet, gibt es Geschichten zu erzählen. Diese Geschichten verbinden

unsere emotionale Innenwelt mit der Wirklichkeit, die wir jeden Tag erleben, und lassen

diese so reicher und anschaulicher vor unseren Augen entstehen.

Ich danke den Autoren für ihre Mühe und für die Leidenschaft, mit der dieses Buch entstanden

ist, und wünsche dem Leser viel Freude beim Eintauchen in die Welt von Bad Füssing.

Alois Brundobler, Bürgermeister

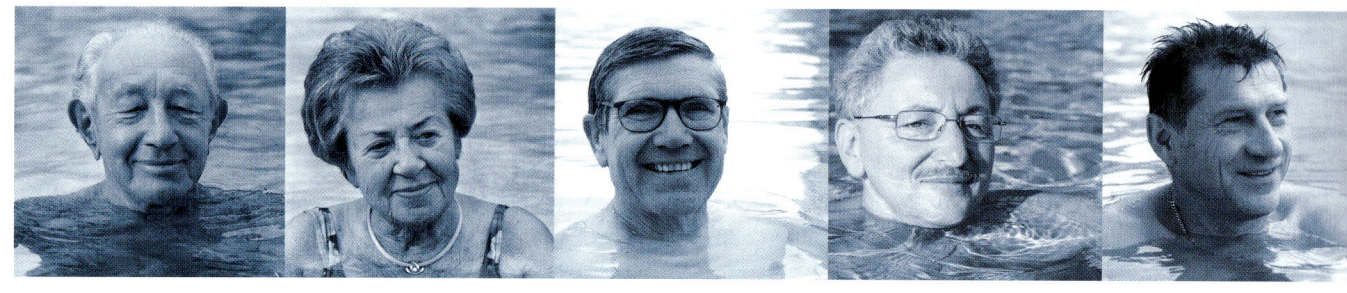

Heilerfolge-Porträts

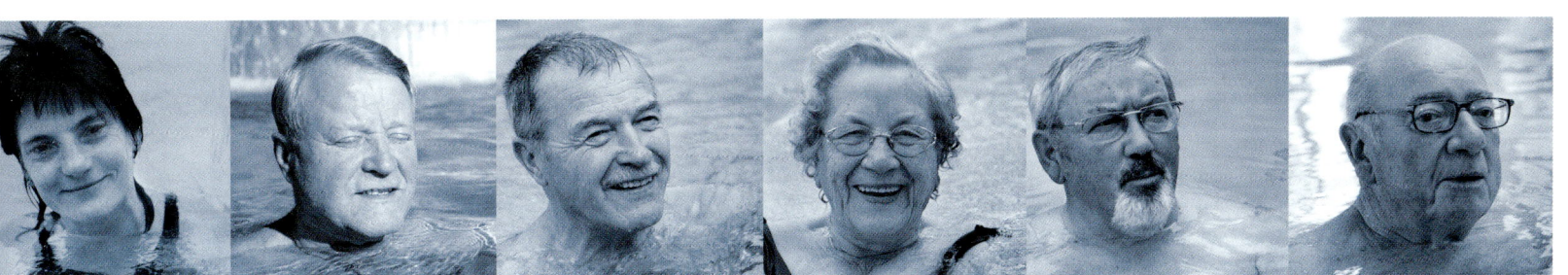

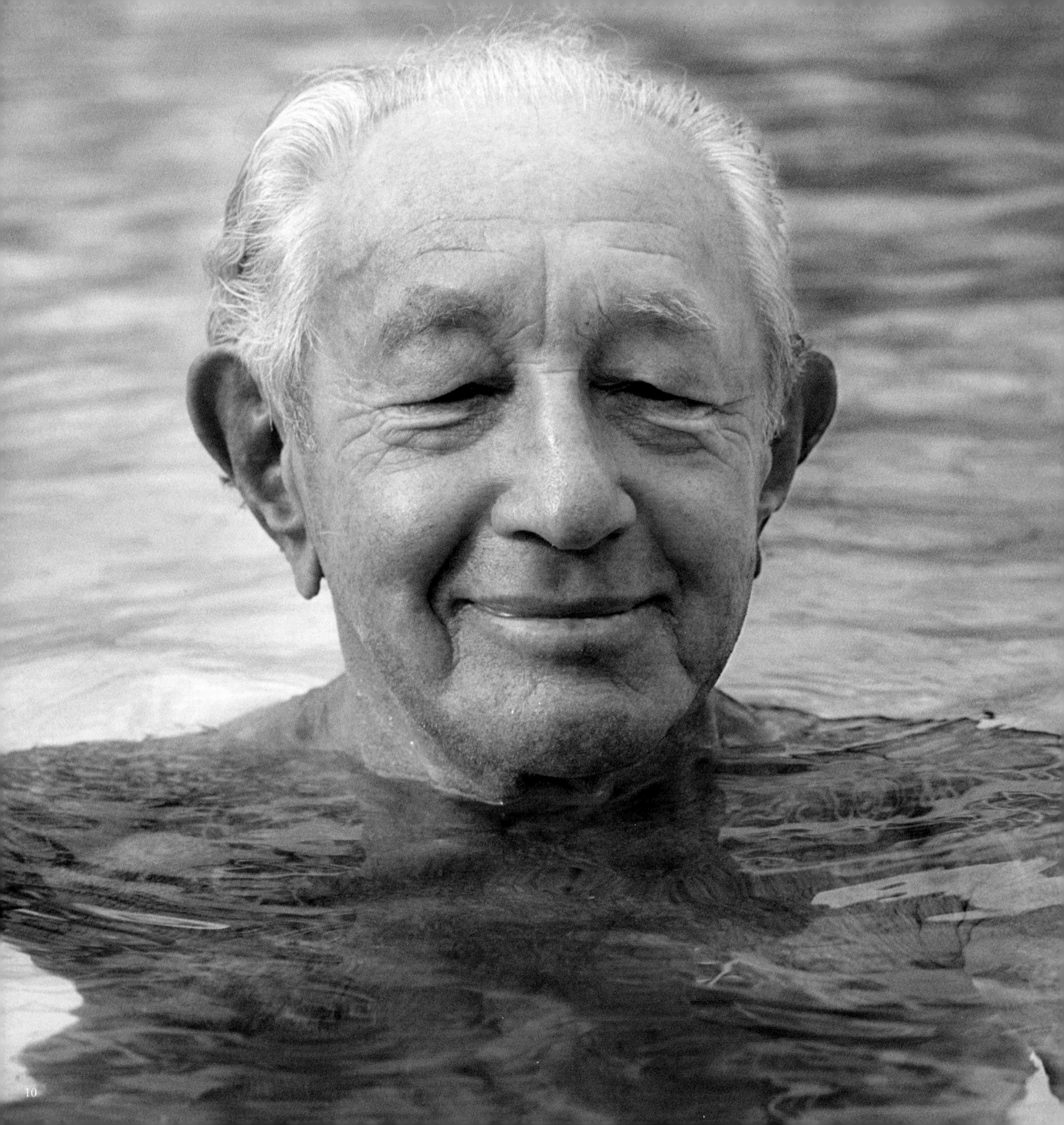

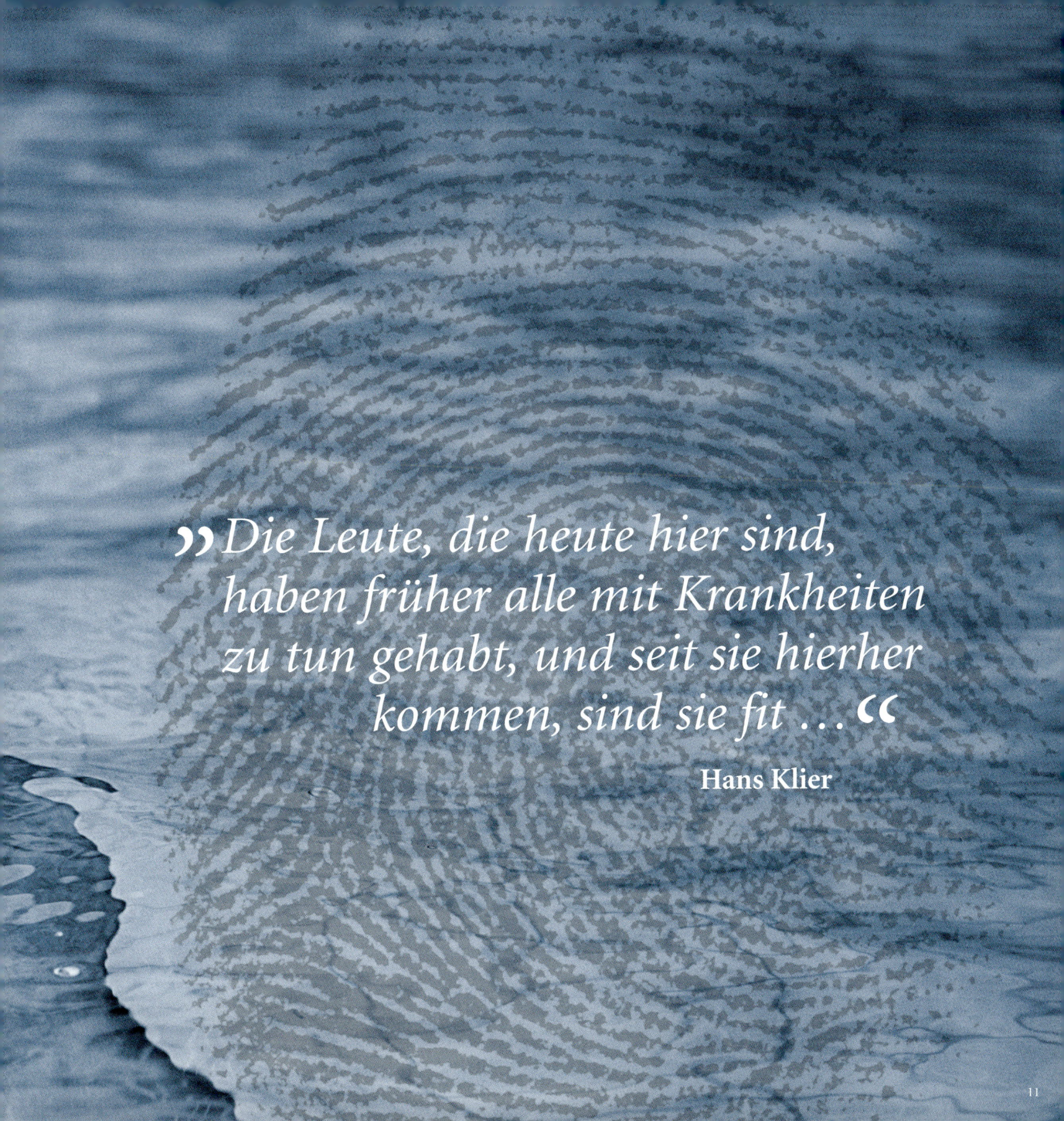

„Die Leute, die heute hier sind, haben früher alle mit Krankheiten zu tun gehabt, und seit sie hierher kommen, sind sie fit …“

Hans Klier

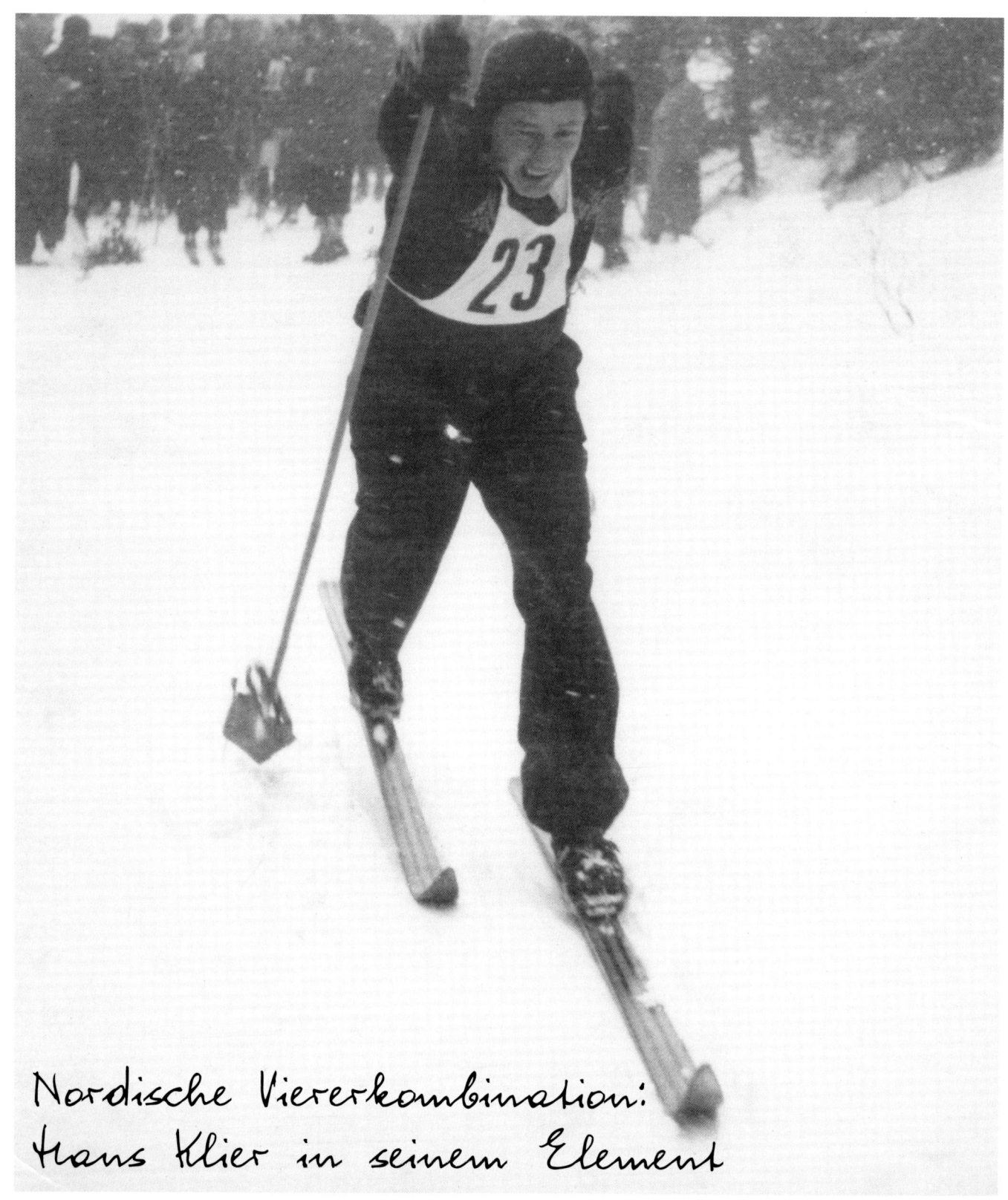

Nordische Viererkombination:
Hans Klier in seinem Element

Hans Klier

Ich treffe Hans Klier in seiner Bad Füssinger Wohnung in der Sonnenstraße 3, wo der ehemalige Sportprofi und Skatmeister mich am Eingang begrüßt. Mir fallen seine aufmerksamen und ruhigen Augen auf und die runden, beschwingten Bewegungen, mit denen er die Wohnungstür schließt und mich durch einen dunklen Flur führt. Getrocknete Blumen und gerahmte Fotografien künden von längst vergangenen Zeiten. Kliers Wohnung ist groß und geräumig, ein lichtdurchflutetes Wohnzimmer lädt zu einer entspannten Konversation ein, während ab und zu die Silhouette eines Handwerkers vor dem Balkongeländer vorbeihuscht. Eine Nachbarwohnung wird umgebaut. Im linken Eck das Piano und eine Klarinette. Hans Klier ist ein Musikbegeisterter. Außerdem beeindruckt mich eine kleine, aber feine Sammlung von Nussknackern im Regal hinter dem Fernseher.

Ich schätze den Mann auf etwa 60 bis 65 Jahre und bin erstaunt, als er mir sagt, dass er gerade 80 geworden ist. Er ist Jahrgang 1924. Früher war Hans Klier Sportler, ein Vollprofi, in jeder Domäne des Skisports zu Hause: Langlauf, Skisprung, Slalom und Abfahrt. Die Viererkombination war die logische Konsequenz einer passionierten Sportlerjugend in Böhmisch Wiesenthal, der Heimat Kliers.

Der Gastgeber zeigt mir Fotos und schleppt einen schweren Aktenkoffer herbei, in dem Urkunden in gotischen Lettern und gesammelte Zeitungsausschnitte von Kliers aktiver Zeit erzählen. Die Bilder wecken Assoziationen aus einer Zeit, in der die Jugend ohne Geld, ohne Playstations und Hip-Hop auskam und dafür ihre ganze Energie und ihren Enthusiasmus auf die zwei Brettln und den „g`fürigen" Schnee lenkte. Neben der Klarinette steht eine massive Adlerfigur, ein Pokal und das gerahmte Schwarzweißfoto einer strahlendschönen blonden Frau. Kliers Ehefrau. Seit 16 Jahren ist er Witwer. Wenn Klier erzählt, wirkt er glücklich statt wehmütig – sein fröhlicher Charakter und seine Gegenwartsbezogenheit, die vielen anderen in seinem Alter abgehen, bewahren ihn davor, die Distanz zu alten Zeiten zu verlieren. Auf einer der Urkunden, die er mir zur Ansicht gibt, steht ein DDR-Wahlspruch, der mir ins

Auge sticht und den ich laut vorlese: „Sportler sein ist gut, Sportler und fortschrittlicher Mensch sein ist besser!" Hans Klier bricht in schallendes Lachen aus, in das ich dankbar einstimme.

Seine familiären Ursprünge hat Klier im ehemaligen Böhmen, in Böhmisch Wiesenthal, einen Steinwurf weg von Oberwiesenthal, das bereits im „Westen" lag. Der Ort war eine Bergwerksstadt, in der Radium abgebaut wurde und die mit ihrem 1 244 Meter hohen Keilberg auch genug Gefälle für junge Skifahrer bot. Die ersten Ski bekam Hans Klier von einem 16 Jahre älteren Cousin, der in seiner Tischlerei „Schneebretter" aus Eschenholz für wintersportbegeisterte Kollegen herstellte. Abgesehen von diesen hölzernen Sportgeräten hatten die Kinder von Böhmisch Wiesenthal nicht viel: Bittere Armut und Arbeitslosigkeit mangels Industrie sorgten dafür, dass die Wintermonate, die lang und hart waren, hauptsächlich mit Skifahren verbracht wurden. Außerdem waren die Latten in den schneereichsten Zeiten die einzigen Fortbewegungsmittel. Schnee wurde nicht geräumt. Und Automobile waren damals

noch ein unerschwinglicher Luxus. Hans Kliers Ausnahmetalent wurde bald mit dem Ortsmeistertitel, wenig später mit dem Kreismeistertitel gewürdigt. Hinzu kam, dass verschiedene Wettkämpfe von der Schule aus veranstaltet und gefördert wurden.

Natürlich war der öffentliche Enthusiasmus für den nordischen Skisport auch vom politischen Hintergedanken genährt, wehrtüchtige und im Gelände erfahrene, junge Soldaten heranzubilden. Daher wurde Klier mit 17 Jahren zu den Gebirgsjägern eingezogen und nach München versetzt. Während des Zweiten Weltkriegs gab es bis 1942 Heeresmeisterschaften, bei denen sich der junge Athlet tapfer schlug und in der nordischen Viererkombination triumphierte. Im Heeresteam war Klier froh, mit Angehörigen vieler Länder zusammenzukommen: 14 Österreicher, Polen, Tschechen und einige „Wikinger" – skandinavische Sportler – teilten in dieser Zeit Freud und Leid des Heeressportlerdaseins. Einer der Trainer in der nordischen Kombination war der Vater von Modedesigner Willi Bogner. In den Nachkriegsjahren arbeitete Klier während der schneefreien Monate als Sportlehrer und Trainer für Rasen-

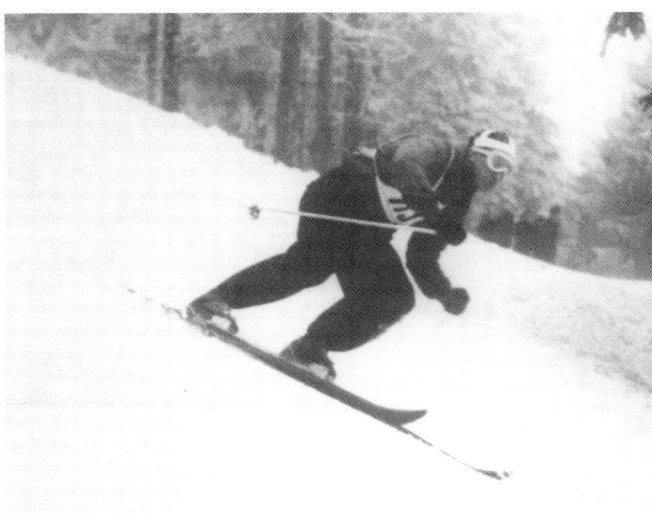
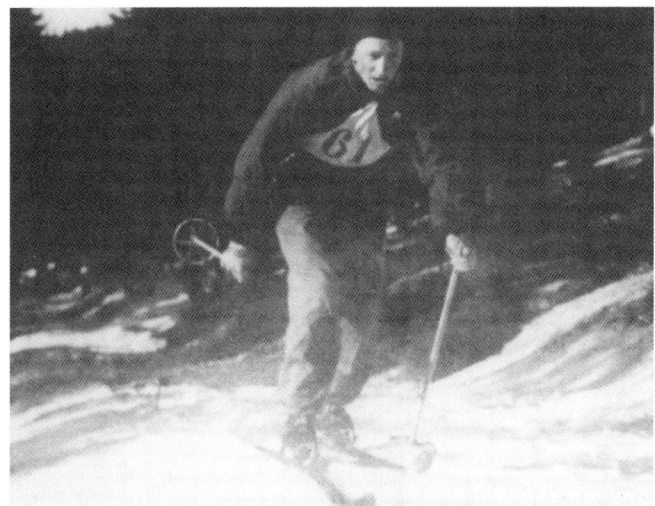

sportarten, Leichtathletik und Gymnastik und hielt sich auf diese Weise finanziell über Wasser – und körperlich fit. Von Anfang Oktober bis Ende April widmete er sich wieder dem Wintersport.

Das Schicksal der amerikanischen Kriegsgefangenschaft blieb dem deutschen Sportler nicht erspart. Seine Eltern wurden von den tschechischen Behörden aus Böhmisch Wiesenthal ausgewiesen und übersiedelten nur einen Kilometer weiter nach Oberwiesenthal, das sich auf deutschem Boden befand. Da die Gegend von den Russen besetzt war, fürchtete Hans Klier weitere Verfolgungen und setzte sich nach Luxemburg, wenig später nach Reims in Frankreich ab. Ein länger währendes Domizil fand er schließlich in Garmisch-Partenkirchen, das er wegen seiner einzigartigen Landschaft schätzte.

1952 ist ein Schicksalsjahr für Hans Klier: Bei einem Sprung von der Großschanze im polnischen Zakopane verreißt er einen Ski in der Luft und versucht, sich noch profimäßig abzurollen. Als er dabei auf dem Rücken aufschlägt, verliert er das Bewusstsein und wacht erst drei Tage später aus dem Koma

auf. Die ärztliche Diagnose: Vier angebrochene Wirbel – nicht nur das vorläufige Ende einer Sportlerkarriere, sondern auch eine gewaltige Bewegungseinschränkung für den rührigen, springlebendigen Klier.

Es folgt eine Zeit der Schmerzen, der Niedergeschlagenheit und der Zweifel, wie es nun weitergehen soll. Sepp Ertl, der damalige Präsident des Skiverbandes und langjähriger Vertrauter von Hans Klier, weiß guten Rat: Da Ertl auch das Amt des Landwirtschaftsministers bekleidet, weiß er über das Bayerische Thermenland Bescheid. Über die Heilquelle von Bad Füssing hat er besonders viel Gutes gehört. Auf Anraten Ertls begibt sich der angeschlagene Skispringer 1957 nach Niederbayern und unterzieht sich Massagen, balneologischen Behandlungen und Fangopackungen.

Die Gemeinde war damals noch ein Bauernweiler mit einer einzigen Therme, der Therme I, und etwa sieben Gebäuden. Das spätere Wellness- und Kurzentrum Bad Füssing steckte gerade erst in den

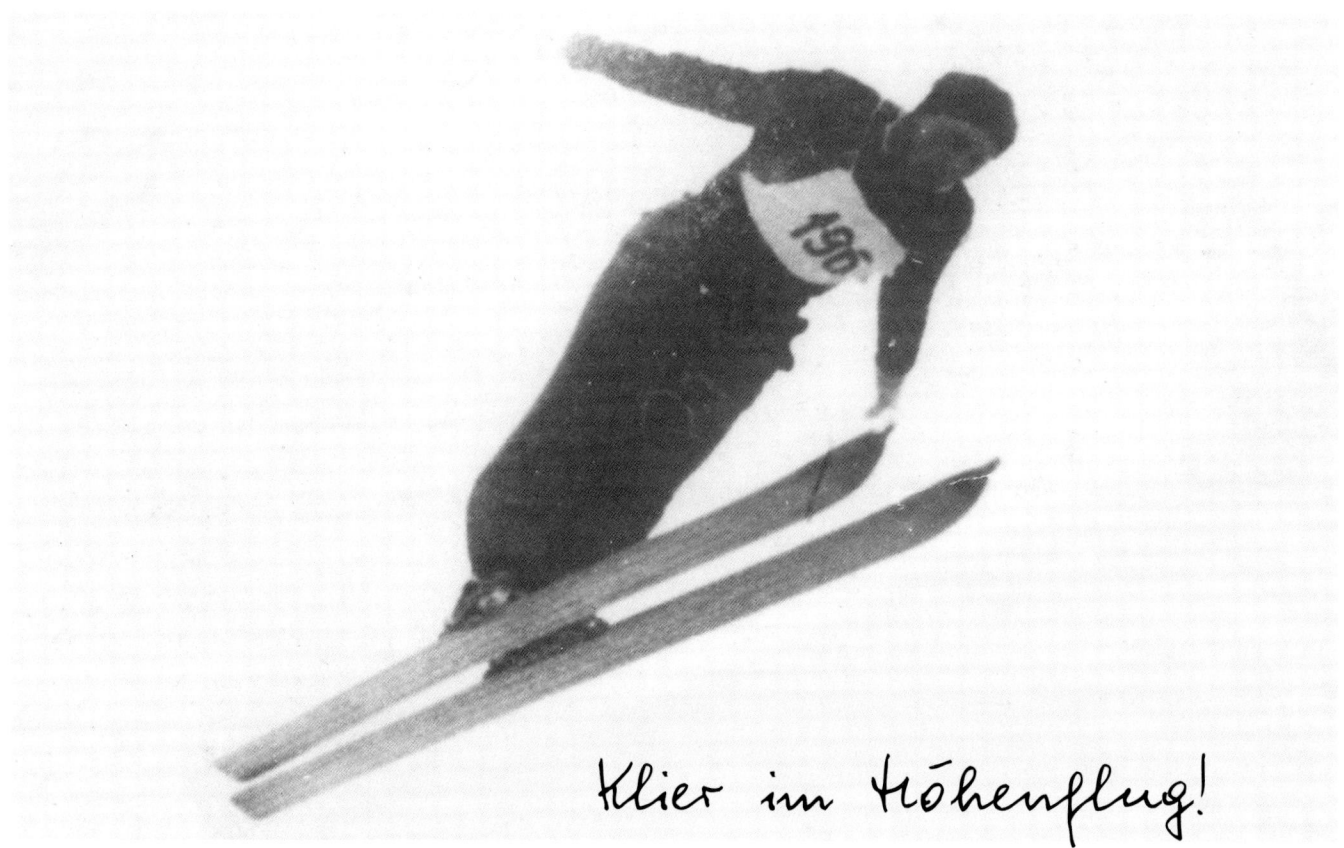

Klier im Höhenflug!

Kinder(bade)schuhen und Hans Klier kann sich heute glücklich schätzen, einer der ersten Kurgäste gewesen zu sein, die das Wirken und die Qualität des Heilwassers am eigenen Leib zu spüren bekamen. Das heutige Hotel Holzapfel war zu dieser Zeit eine „Bretterbude", die auch als Imbissstand diente. Dort versorgten sich die Kurgäste mit Würsteln, Rollmöpsen und Gurken. Die überschaubare Zahl der Kurgäste wurde bald eine eingeschworene Truppe und genoss ein familiäres Gefühl, das sie über die Jahre hinweg wieder und wieder zum Ort des nassen Glücks zurückführte. Seither schwört Hans Klier auf die Viererkombination Physiotherapie, Massage, ärztliche Kompetenz und die Wirkung des Bad Füssinger Wassers.

Er, der heute über 80 Jahre alt ist, fühlt sich wie 60. „Das habe ich dem Wasser zu verdanken", schwärmt er. „Es entspannt, macht weich und wirkt wie ein Jungbrunnen." Die Schmerzen im Rücken sind nach und nach verschwunden. Heute fühlt sich der ehemalige Profisportler so wohl in seiner Haut, als hätte er nie einen Unfall gehabt. „Ich kann nur jedem empfehlen, der unter den Qualen von Rheuma oder Arthrose leidet, sich in Bad Füssing etwas Gutes zu tun," sagt Hans Klier und spricht im nächsten Atemzug dem amtierenden Bürgermeister Alois Brundobler und seinen Vorgängern Gnan und Frankenberger seine größten Komplimente aus: „Die haben Bad Füssing zu dem gemacht, was es heute ist. Bessere Leute kann man sich gar nicht vorstellen."

Ein weiterer Quell der Freude für den leidenschaftlichen Musiker Hans Klier ist die Bad Füssinger Kurkapelle, die seit Jahrzehnten besteht und deren Mitglieder aus vieler Herren Länder kommen: Polen, Russland, Rumänien, Tschechien, Ungarn und den Niederlanden. Für Klier liegt auf der Hand, dass die Kurkapelle eine der wichtigsten Attraktionen des Bad Füssinger Kulturlebens ist.

Hans Klier weiß wovon er spricht. Er hat einiges von der Welt gesehen. In Kalifornien, im Skiort Squaw Valley, sollte er die örtliche Skischule leiten. Klier blieb fünf Wochen, dann wurde es ihm zu bunt mit der amerikanischen Esskultur: kein Schwarzbrot und Junk-Food schon zum Frühstück. In Kombination mit einem vehementen Anfall von Heimweh Grund genug, die Zelte in Amerika abzubrechen und nach Europa zurückzukehren.

Noch eine Leidenschaft gibt es im Leben des Hans Klier: Skat. Das Kartenspiel hat er erfolgreich in das Land des „Schafkopf" und „Bauernschnapsens" importiert. Seit 2004 gibt es jeden Februar das „Internationale Skatfestival" in Bad Füssing, selbstverständlich von Klier initiiert und mitorganisiert. Der ehemalige Wintersportler spielt Skat seit der Teenagerzeit – während der langen Zugfahrten zu den Austragungsorten der Skiwettkämpfe oder an wettbewerbsfreien Tagen sammelte er genügend Er-

fahrung, um ein vorzüglicher Spieler zu werden. Seit Ende der 70er-Jahre nimmt Klier regelmäßig an nationalen und internationalen Skatturnieren teil. 1996 wurde er sogar Tagessieger bei der Weltmeisterschaft in Florida, wobei er seine Trümpfe gegen 500 Teilnehmer aus 17 Nationen ausspielte.

Auch als Filmdarsteller hatte Klier ein paar Angebote, die ihn unter anderem mit dem großen Volksschauspieler Gustl Bayrhammer vor die Kamera brachten. Man sollte eigentlich eine bemooste Metapher der deutschen Sprache umbauen zu: „Hans Klier in allen Gassen".

Letztendlich führten den gebürtigen Böhmen die Gassen und Straßen des Lebens nach Bad Füssing. Hier ist der Herbst seines Daseins eher ein heller Spätsommer. Dank schöner Erinnerungen, eines meditativen Hobbys, vor allem aber wegen des Wassers, das heilt und verjüngt. Klier passt gut nach Bad Füssing, weil es seiner Maxime entspricht: sportlich und fortschrittlich zu sein. ♠

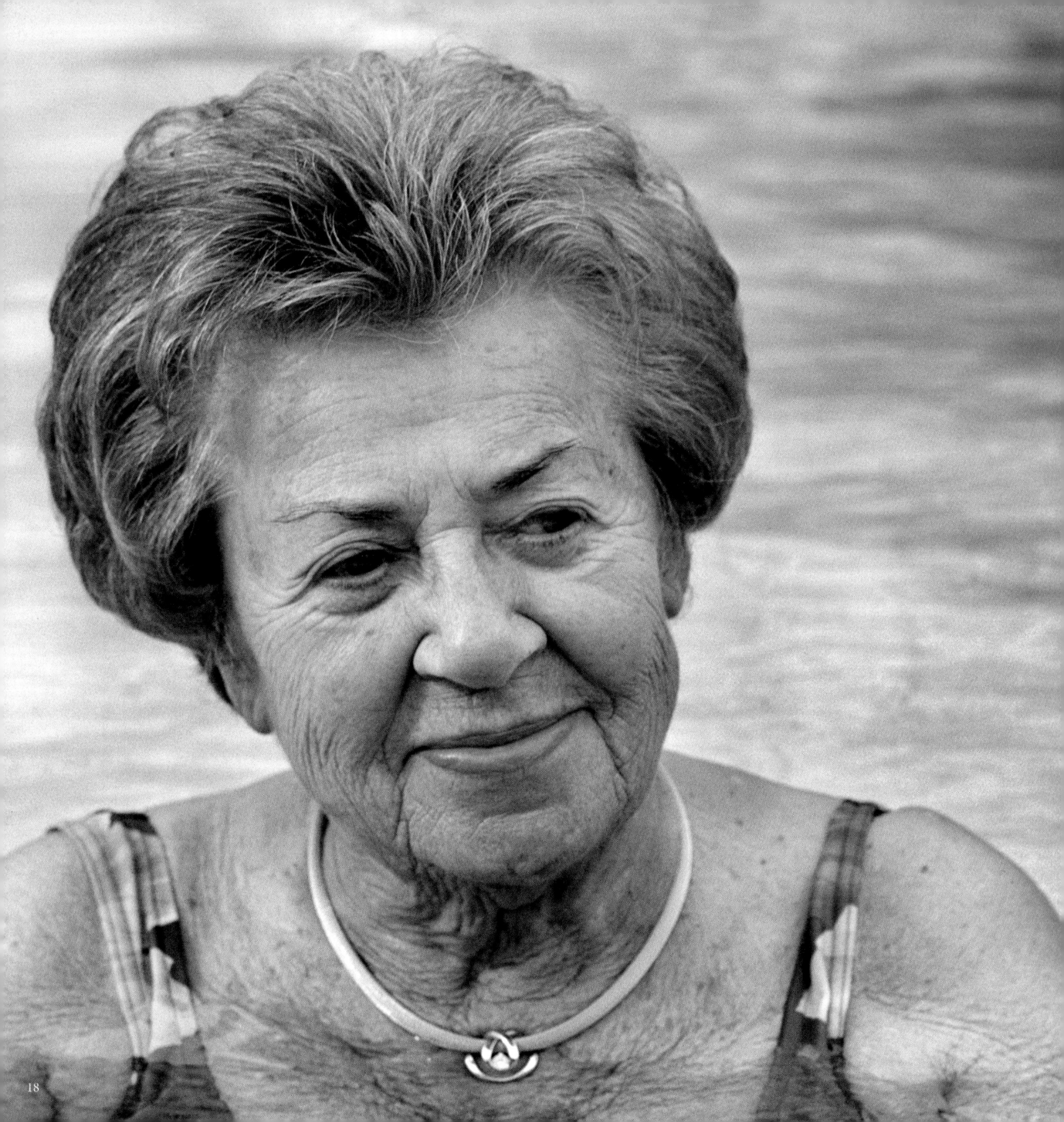

»Altwerden ist Gottes Gunst,
Jungbleiben ist Lebenskunst. «

Helga Brömser

Helga Brömser

Das Seniorenheim von Bad Füssing liegt rechts an der Münchner Straße, etwa 400 Meter nach der Ortseinfahrt. Im Eingangsbereich des Hauses gibt es ein Café, einen Souvenirshop und eine Rezeption. Hier beginnt der Wirkungsbereich von Frau Helga Brömser.

Sieben Jahre lang war sie so etwas wie eine gute Fee für die Bewohner des Hauses. Sie organisierte die Ausschilderung der Wohnungstüren und die Namensschildchen, die fast alle Bewohner des Hauses tragen, um leichter miteinander ins Gespräch zu kommen. „Das vereinfacht die Kommunikation." Der Romméabend am Freitag steht noch immer unter ihrer Obhut, obwohl sie das Amt der Beiratsvorsitzenden schon seit zwei Jahren nicht mehr ausübt.

Helga Brömser wohnt auf Zimmer 102. Neben ihrer Eingangstür hängt ein gerahmter Spruch: „Daheim ist dort, wo man verstanden wird." Ihr Zimmer ist eine eigene kleine Welt innerhalb des Heims. Da gibt es einen Balkon mit rotem Sonnen-dach, ein Familienwappen aus Buntglas. Die Möbel repräsentieren wohlfeile Bürgerlichkeit, die Wände zieren norddeutsche Ansichten, Familienfotos und kostbares Porzellan. Ein Ort zum Wohlfühlen, eine Couch zum Entspannen und ein Tisch mit Fotoalben. Helga Brömser macht es sich bequem. Der Alltag des Seniorenheims bleibt vor der Wohnungstür.

Meine Gastgeberin trägt Blau (was vortrefflich zu ihren Augen passt) und eine lange, weiße Perlenkette, dazu weiße, hohe Slipper. In ihrer Stimme schwingt eine unergründliche Traurigkeit mit, aber auch ganz viel Mut und ein herzliches, warmes Selbstvertrauen.

Geboren wurde Helga Brömser 1921 in Hamburg. Sie ist die jüngste von drei Schwestern. Als sie zweieinhalb Jahre alt war, nahm sich ihre Mutter das Leben, weil sie den Kindstod ihres kleinen Sohnes nicht verkraftete. Helga Brömser litt zeit ihres Lebens unter dem Verlust der Mutter, die sie nie wirklich kennen lernte und nur im süßen Urnebel des Kleinkindalters wahrnahm: „Ohne Mutterliebe aufzuwachsen ist ganz schlimm", sagt sie. „Mein Vater heiratete später noch mal, und seine zweite Frau war

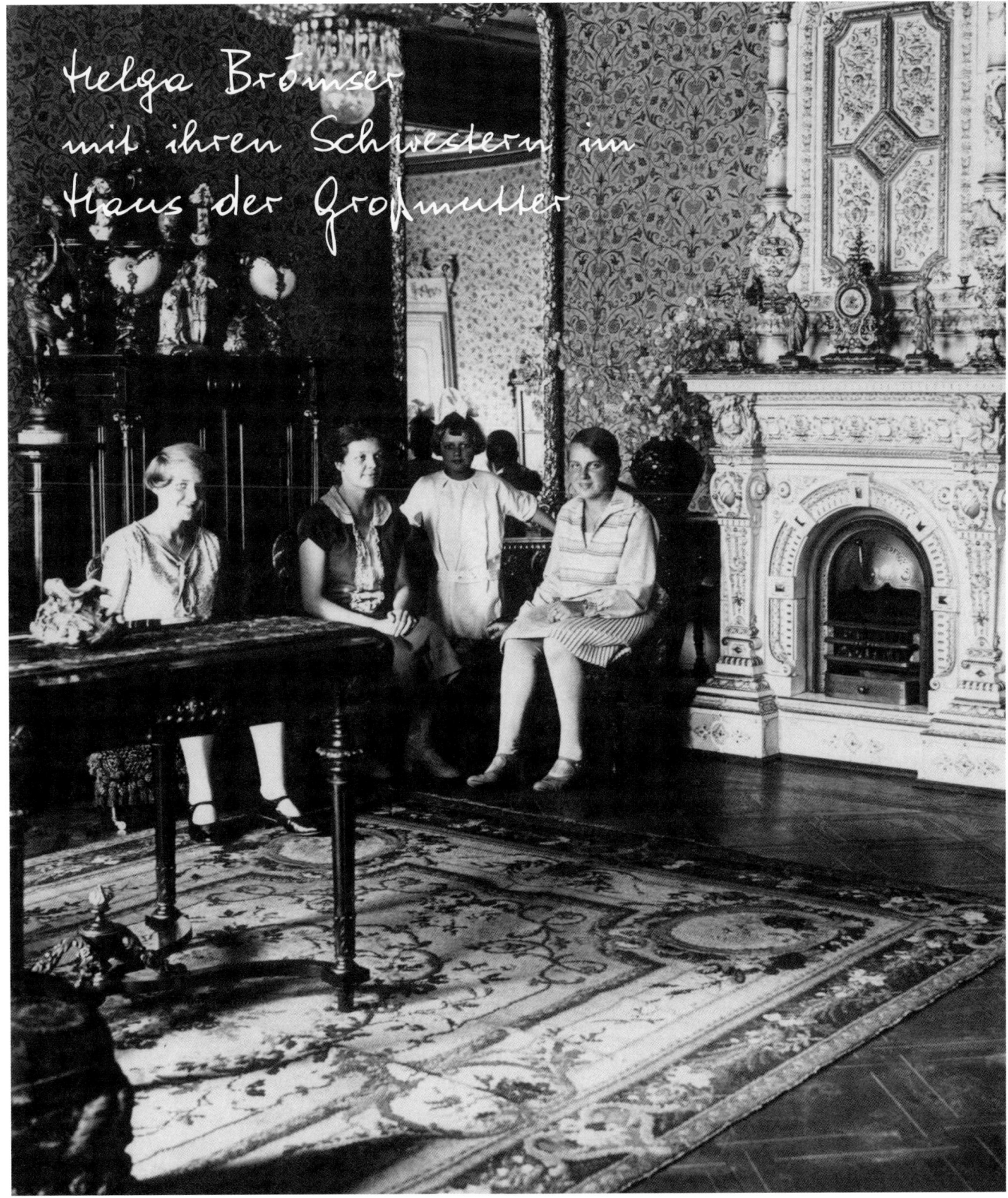

Helga Brömser
mit ihren Schwestern im
Haus der Großmutter

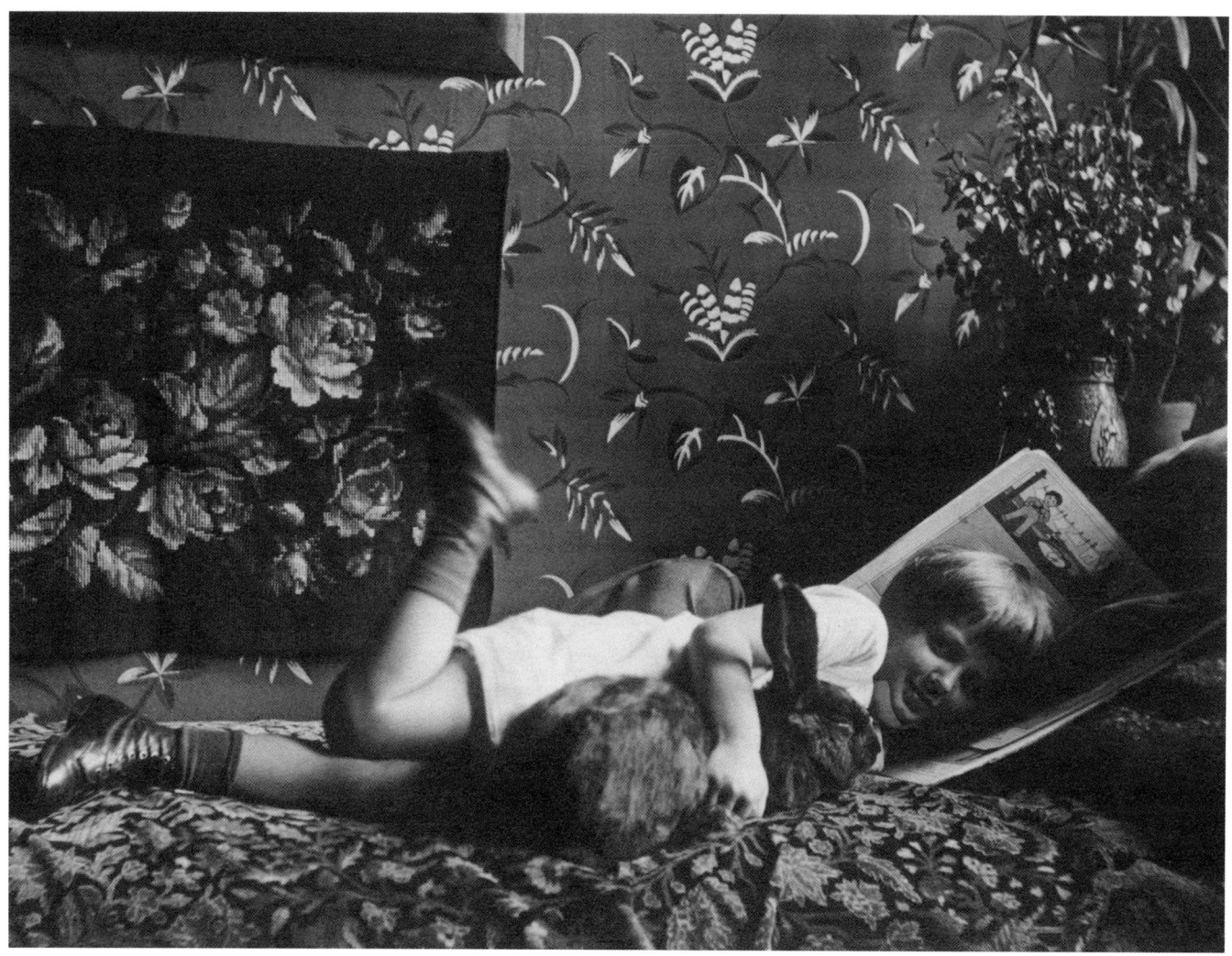

Frau Brömser und ihr Häschen

zwar sehr nett, aber wohl zu alt, um noch mütterliche Gefühle für uns entwickeln zu können."

Auf einem der Fotos aus ihrer Kindheit liegt Helga Brömser auf einem Diwan und umarmt einen Hasen. Sie sieht dabei sehr glücklich aus. „Das war ein lebendiges Wesen, das man lieb haben konnte", kommentiert sie und lächelt nachdenklich. Die schönste Zeit ihrer Kindheit verbrachte Helga Brömser im

Haus ihrer Großmutter in Bayreuth. Dort gab es einen großen Park mit zwei Brunnen, in dem die drei Schwestern baden konnten, einen riesigen Saal mit Mosaikwänden und Dienstpersonal. Aber auch dort fand sie nicht lange Geborgenheit.

Als die kleine Helga neun Jahre alt war, starb ihre Großmutter. Das luxuriöse Haus brannte im Krieg ab. Ihr Vater war Pharmazierat und Apotheker in Hamburg, ein sehr fleißiger und angesehener Bürger, an dem die kleine Helga besonders hing, auch wenn er aus beruflichen Gründen nicht viel Zeit für seine Kinder aufbringen konnte. Bei ihm arbeitete sie als junge Frau sieben Jahre lang in der Apotheke als Apothekenhelferin. Einerseits zeigte er sich äußerst großzügig und wohlwollend gegenüber seinen halbwaisen Töchtern, andererseits konnte er rigide und vereinnahmend sein wie sonst kaum jemand in Helga Brömsers Leben. So wollte er zum Beispiel nicht, dass seine Töchter studierten: „Heiratet einen Apotheker, das genügt!" war seine Devise. Wie zum Trotz heirateten alle drei Schwestern Männer aus anderen Berufen.

Als ob ihr das Schicksal einen mildernden Ausgleich für ihre traurigen, einsamen Kinderjahre bestimmt hätte, lernte sie noch als Teenager den Mann fürs Leben kennen: Georg-Peter Brömser (1906–1991), der aus einem alten Rüdesheimer Rittergeschlecht stammte und als Verkaufsleiter für Henkel in zwölf Bezirken von Hessen bis Niedersachsen arbeitete. „All die Jahre bei Henkel war ich praktisch seine engste Mitarbeiterin", sagt Helga

Brömser. „Ich musste zu Hause alles regeln, denn mein Mann war ständig unterwegs. Ich habe die ganze Post für ihn gemacht, und auch fürs Telefon musste ich immer da sein. Aber es war eine schöne Zeit. Die Angestellten haben wir oft zu uns nach Hause eingeladen und als wir in Frankfurt ansässig wurden, gab es immer wieder rauschende Feste zu den runden Geburtstagen."

Es war eine große Liebe, die schon 1941 zur Verlobung und 1943 zur Hochzeit führte. „Ich fühlte mich als Mädchen nirgendwo zugehörig. Mein Vater war in Hamburg, meine zukünftigen Schwiegereltern lebten in Wiesbaden. Ich wollte weg von zu Hause, weg aus dem Einflusskreis meines Vaters, der nicht wollte, dass mein Verlobter und ich noch während des Krieges heirateten."

Als Georg-Peter aus Russland auf Heimurlaub kam, war es soweit: „Jetzt wird geheiratet", sagte er, „damit du endlich weißt, wo du hingehörst." Das Hochzeitsfoto zeigt ein strahlendes Paar, auf keinem anderen Bild, das sie mir zeigt, sieht Helga Brömser so glücklich aus. „Wir waren 49 Jahre lang verheiratet, und es war eine fantastische Ehe. Ich zehre heute noch davon. Wenn der November kommt und es draußen kalt und grau wird, dann hol´ ich schon mal die Fotoalben hervor …", sagt sie mit brüchiger Stimme, aber ohne ihr Lächeln zu verlieren.

„Als mein Mann aus Russland zurückkam, wurde er auf Grund seiner sprachlichen Fähigkeiten nach Frankfurt verlegt, um dort den feindlichen Funk abzuhören. Das war sein Glück: Alle seine Kameraden sind in Russland ums Leben gekommen, entweder durch Partisanen oder durch Bomben."

1945 wäre Frau Brömser fast selbst Opfer des Krieges geworden. Im Januar jenes schrecklichen Jahres bekam sie die Erlaubnis, Georg-Peter an der Front zu besuchen. Auf dem Rückweg über Limburg machte sie bei ihren Schwiegereltern in Wiesbaden Halt. In der Nacht begann das bohrende Geräusch von alliierten Fliegereinheiten den Himmel über der Stadt zu füllen, wenig später versank Wiesbaden im Bombenhagel. Helga Brömser und ihre Schwiegereltern wurden im Keller verschüttet, das Haus mit allen Habseligkeiten der wohlhabenden

Brömsers war getroffen worden. 17 Menschen starben im brennenden Keller, nur Helga Brömser und ihre Schwiegereltern kamen mit Rauchgasvergiftungen davon.

So blieb ihr nichts anderes, als nach Hamburg zurückzukehren. Im Oktober kam dann ihr eben aus der Kriegsgefangenschaft entlassener Mann nach und fand seine Helga mit schwerem Scharlach im Krankenhaus wieder: Während eines Fliegeralarms war sie in einen Bunker gelaufen und hatte sich dort angesteckt. Als sie noch dazu an Rheuma erkrankte, empfahl ihr der Arzt eine Kur in Wiesbaden. Dort wohnte das junge Paar in einem Untermietzimmer. 1946 kam ihr Sohn Bernd auf die Welt.

Die Jahre verstrichen, die Brömsers waren in den Henkel´schen Familienbetrieb eingebunden, es folgte der Umzug nach Frankfurt, der Wiederaufbau begann, 1978 ging Bernd aus dem Haus und man zog wieder in eine kleinere Wohnung. Helga Brömsers Rheuma war in all dieser Zeit nicht wesentlich besser geworden, im Jahr 1994, drei Jahre nach Georg-Peters Tod, kam dann auch noch ein fataler Sturz auf dem vereisten Gartenweg hinzu.

Ihr behandelnder Arzt vermittelte sie in die Klinik Niederbayern. Dort wurde ihr starke Osteoporose diagnostiziert: Helga Brömsers Knochendichte liegt bei nur 54 Prozent. Wie viele in ihrer Generation litt sie als Kind unter Mangelernährung, denn frische Vitamine und kalziumreiche Milchprodukte standen in den 20er-Jahren nicht für alle auf dem täglichen Speiseplan. Also setzte sie sich mit Kalktabletten und ausgedehnten Bädern gegen die Porosität ihres Skeletts zur Wehr. Schon nach den ersten Bädern wusste sie, dass Bad Füssing genau das Richtige für sie ist. Von Hans Klier erhielt sie den sportlichen Rat, sich immer aufrecht zu halten, um die Muskeln im Rücken zu stärken. Zudem verfügt sie über ein hübsch besticktes Stützkorsett in zweifacher Ausführung, falls eines davon in der Wäsche ist. Beim Spazierengehen zwischen den Behandlungen entdeckte sie erstmals das neu erbaute Seniorenheim und erkundigte sich gleich nach einer Unterkunft.

Ihre soziale Ader hatte sie schon kurz nach dem Tod ihres Mannes entdeckt. „Irgendwas muss ich doch tun", dachte sie sich damals. Beim Deutschen Roten Kreuz arbeitete sie für „Essen auf Rädern" und sammelte schnell Kompetenz, die bei der Heimleitung des Bad Füssinger Seniorenheims auf positive Resonanz stieß. Schon im ersten Jahr wurde sie gefragt, ob sie nicht Beiratsvorsitzende werden möchte. Ihr Aufgabenbereich umfasste die Vermittlung zwischen der Heimleitung und den Bewohnern des Hauses. Ein hartnäckiges Gerücht im Speisesaal besagte geflissentlich, dass Helga Brömser immer extra bekocht würde, was vielleicht mit ihrem vornehmen Auftreten zu tun hatte. In Wirklichkeit schmeckten ihr die Gerichte einfach, und da sie die einzige war, die ihren Teller immer leer aß, erntete sie vorübergehend die Missgunst kulinarisch unzufriedener Altersgenossen.

Wichtige Kleinigkeiten waren in Angriff zu nehmen: Zum Beispiel die Vergabe von Trinkgeldern an das Personal der Cafeteria. Früher war es den Hausbewohnern untersagt, Zuschlag zu geben. Helga Brömser besorgte eine kleine Kasse mit Einwurfschlitz, die zu Weihnachten aufgestellt wurde, damit sich die Senioren wenigstens einmal im Jahr für die Dienstleistungen der 16 Köche und Kellnerinnen dankbar erweisen konnten.

Während ihrer Amtszeit entstand auch der Fuß-weg entlang der Münchner Straße. Ein schwieriges und langwieriges Unterfangen, in dessen Verlauf sie Bekanntschaft mit dem damaligen Bürgermeister Franz Gnan machte – und dieser wiederum mit ihrer hanseatischen Beharrlichkeit: Als sich nach zweimaligem Vorbringen des Projekts zur Sicherung des Gehwegs nichts änderte, wandte sich Frau Brömser an das Fernsehen und an die „Passauer Neue Presse", um ihrer Sorge und ihrem Bemühen medienwirksamer Ausdruck zu verleihen. Kurz darauf gab es einen gesicherten Fußweg, eine 30-km/h-Beschränkung, ein Hinweisschild und eine Bushaltestelle vor dem Seniorenheim. Beim fünfjährigen Jubiläumsfest brachte Bürgermeister Gnan das „Duell" um den Gehweg zur Sprache und sagte in seiner Rede: „Sie können froh sein, dass Sie jemanden wie die Frau Brömser haben, die sich so mit mir angelegt hat, dass ich den Gehweg habe ausbauen lassen!"

Helga Brömser machte es sich zum Ziel, den mitunter sehr anstrengenden und nicht selten traurigen Alltag des Heims für alle Beteiligten erträglicher zu machen. „Der Tod ist hier Dauergast", vertraut sie mir auf einer Kurzführung durch das Haus an. An allen Ecken und Enden, in jeder Windung des Ganges, begegnen wir auf unserer Exkursion gebrechlichen Geschöpfen mit schneeweißem Haar, verwirrte Seelen in Rollstühlen, die meinen Gruß mit zahnlosem Lächeln oder mit leeren, befremdeten Augen entgegnen. Eine hutzelige Lady mit rostrotem Bubikopf winkt mir zu, als ob sie mich schon mein Leben lang kennen würde.

Woher nimmt Helga Brömser die Kraft, hier menschlich zu bestehen? „Ich habe natürlich mein Zimmer als Rückzugsmöglichkeit", sagt Helga Brömser, „und ich gehe auch jeden Tag zum Schwimmen ins hausinterne Becken." Was ihr an Bad Füssing besonders gefällt? „Bad Füssing ist schon was ganz Besonderes! Es ist hier sehr eben, man braucht keine Hügel rauf- und runterzulaufen. Vor allen Dingen kann ich hier als Single sehr viel unternehmen. Ich kann jeden Tag, wenn ich will, zwei- oder dreimal ins Konzert oder zu Arztvorträgen gehen: Uns Einwohner kostet das nichts, genau wie die Kurbesucher, die können auf Kurkarte gehen. Das habe ich in anderen Heilbädern nicht erlebt." Hier sei ständig was los. Es gebe jede Woche einen Markt, einmal im Monat sogar einen ganz großen Bauernmarkt. Jeden Sonntag könne man auf ein Fest gehen. „Dann setz´ ich mich zu den Leuten und unterhalte mich mit denen und frage was so los ist", erzählt Helga Brömser. „Und das ist für mich das Schöne, dass man nicht nur hier in seinem Reich sitzt, sondern auch rausgehen und was erleben kann!"

Ihre Lieblingstherme ist die Europa Therme (Therme II) wegen ihrer Vielseitigkeit und Übersichtlichkeit. Außerdem gibt es dort Sprudelliegen und einen Strömungskanal. Die Osteoporose macht Helga Brömser nach wie vor zu schaffen, hat sich aber auf ein erträgliches Maß eingependelt. Viel Bewegung und Bäder haben das ihre dazu beigetragen. Außerdem isst Helga Brömser leidenschaftlich gerne Joghurt.

Und wenn ihr noch etwas fehlt zum Glück, dann wieder mal ein Besuch von ihrem Sohn Bernd. ●

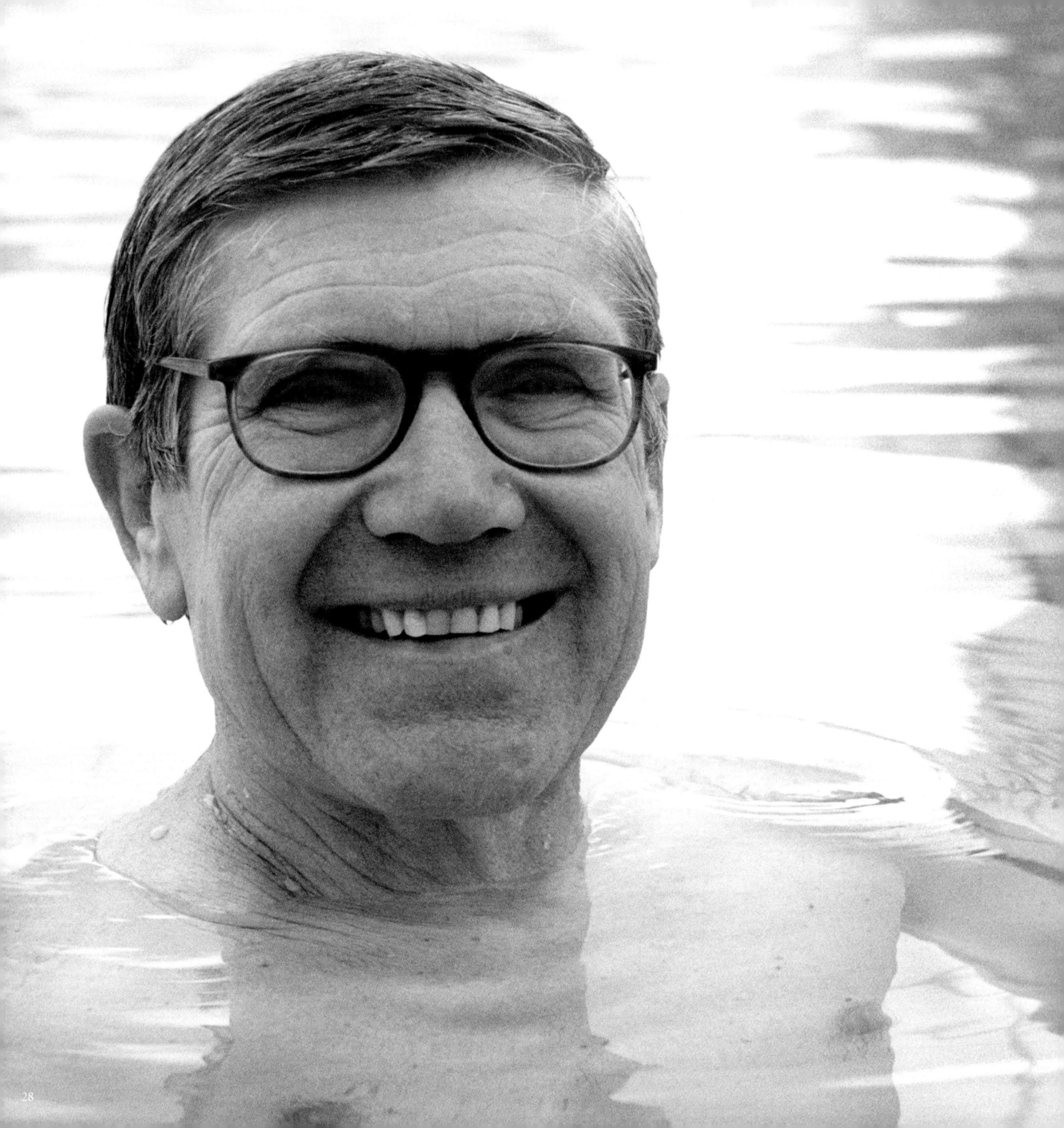

»Wenn ich ein paar Mal in Folge im Wasser war, bin ich wie neu geboren.«

Manfred Reichert

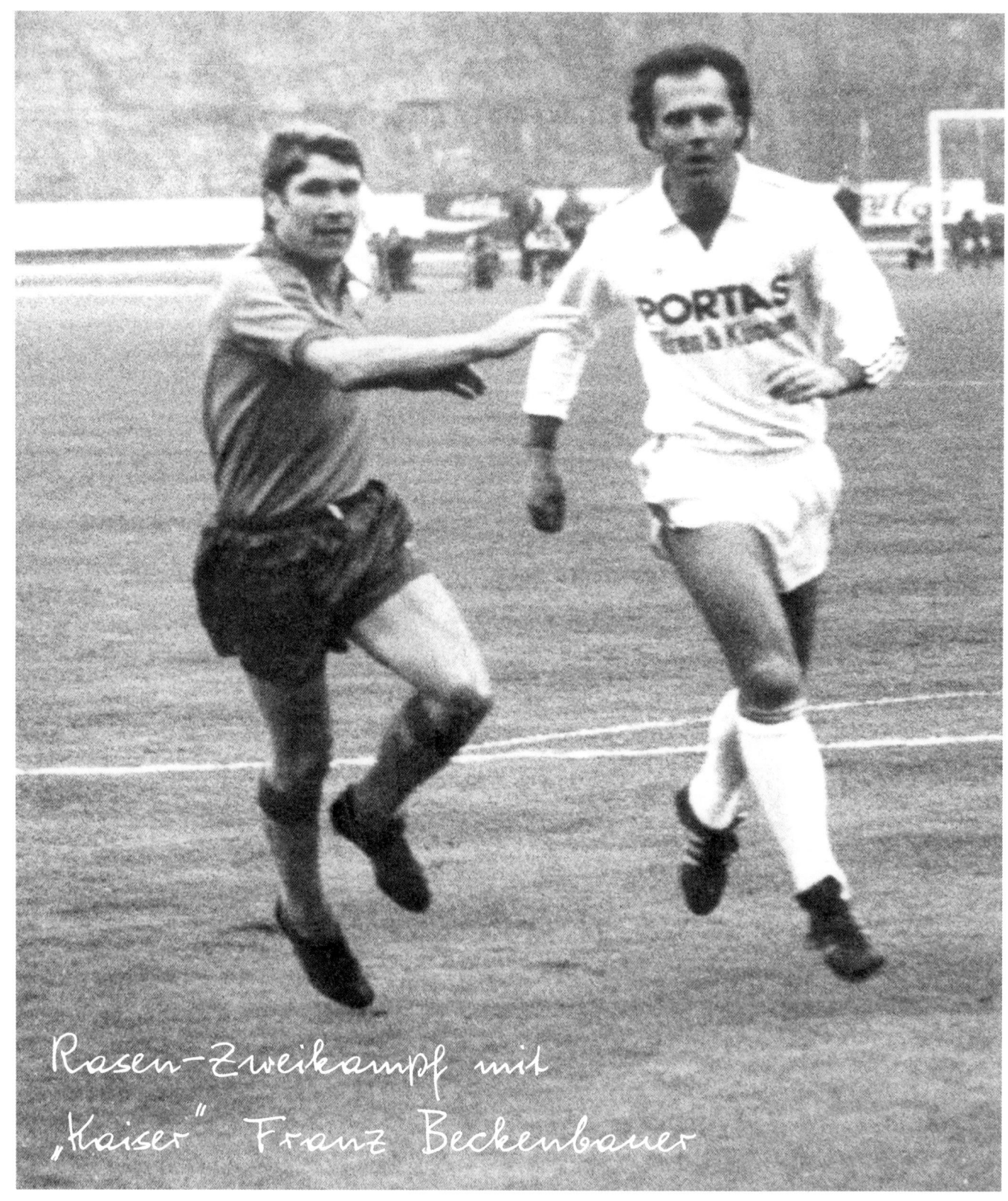

Rasen-Zweikampf mit „Kaiser" Franz Beckenbauer

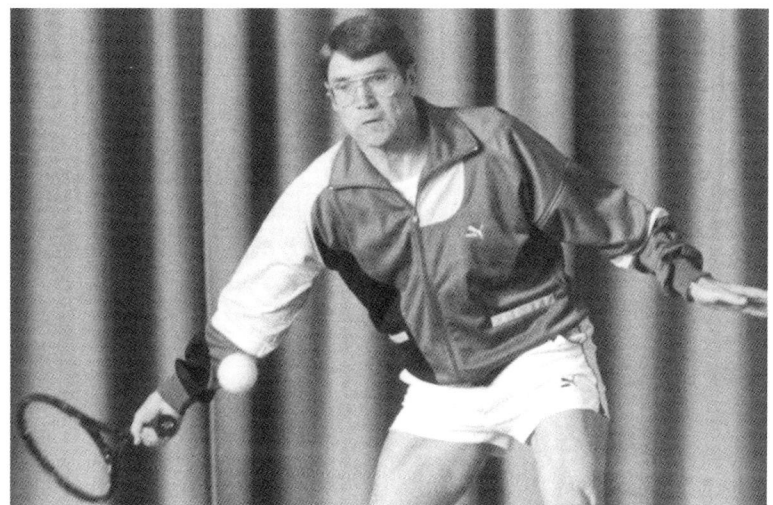
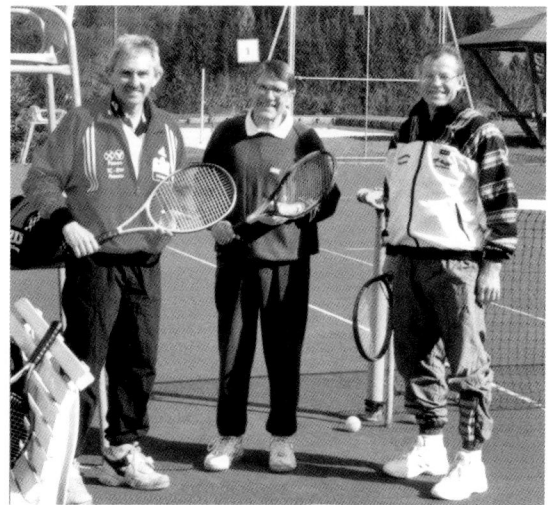

Manfred Reichert

Manfred Reichert hat Biss. Das sieht man auf den alten Fotos, die ihn im Rasen-Zweikampf mit Gerd Müller, Willi Neuberger, Günter Netzer oder „Kaiser" Franz Beckenbauer zeigen. Oder auf dem Foto, auf dem er einen goldenen trommelförmigen Pokal hält. Das merkt man auch im Gespräch auf der Veranda vor Reicherts Domizil in Kirchham. Eine kompakte Erscheinung mit schneidendem Hinterglasblick, sauberem Scheitel und der Präsenz einer Kobra. Reichert ist einer von denen, die nie abschalten, sondern immer Aufmerksamkeit ausstrahlen.

Manfred Reichert hat nur einen Arm. Im April 2004 musste er seinen linken Arm vom Schulteransatz an amputieren lassen. Knochenkrebs. 1996 erfuhr der damals 56-Jährige zum ersten Mal von der Krankheit. Nach einem Armbruch diagnostizierten die Ärzte des Klinikums Passau den malignen Tumor im linken Oberarmknochen. Glück im Unglück hatte er trotzdem: Der Krebs wuchs nicht weiter, zerfraß aber den Knochen um den Herd herum so sehr, dass eine Amputation schließlich unausweichlich wurde. Die Operation verlief problemlos, sechs Tage später wurden die Klammern entfernt, eine Woche nach diesem einschneidenden Tag in Manfred Reicherts Leben konnte er schon duschen, einen Monat später stand der unermüdliche Mann wieder auf dem Tennisplatz.

Beim Aufschlag bedient er sich eines Tricks: Mit dem Fuß und dem Schläger zieht er einen Ball in die Höhe, lässt ihn bis über den Kopf steigen, geht in die Knie und zieht den Aufschlagarm durch. Treffsicher und kraftvoll! Den Mangel an Oberkörperbalance merkt man ihm im Spiel kaum an. Das Fehlen des linken Arms macht er durch subtile, flinke Beinarbeit wett. Als absolut vollwertiges Mitglied des Passauer Tennisclubs „Rot-Weiß" stieg er bereits zweimal hintereinander in der Clubmeisterschaft auf, und im Jahr 2000 wurde Reichert bayerischer Senioren-Einzel-Meister und sogar Dritter bei der Europameisterschaft der Senioren in Pörtschach. Als wir seine Fotosammlung durchstöbern, fällt mir die Bescheidenheit der Kommentare auf: Bilder, die ihn mit Stars des Fußballs zeigen, Reichert mit Pokal,

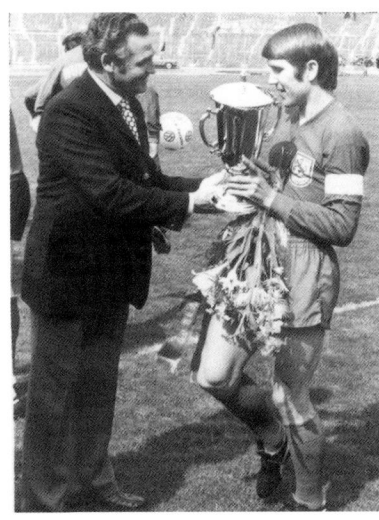
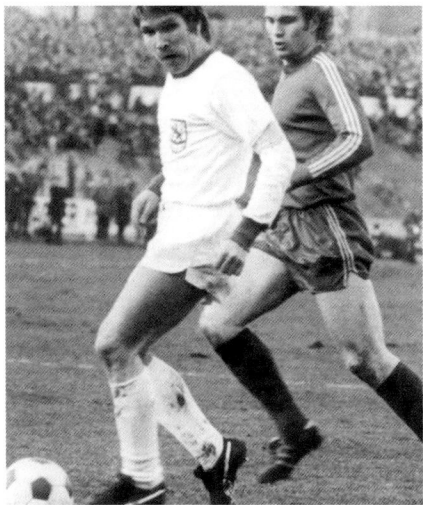
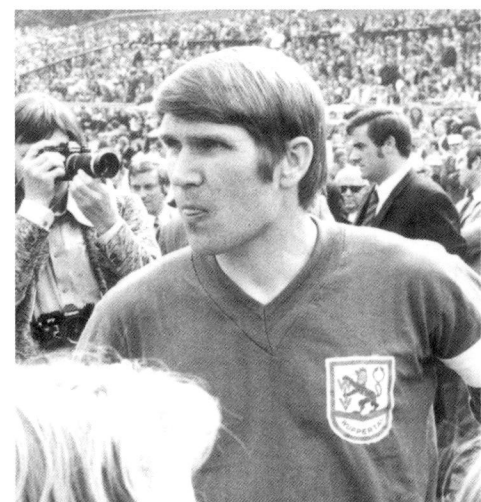

Reichert mit Siegerkranz, Reichert als zielbewusster Mannschaftskapitän. Trotz allem spricht er über seine glorreichen Zeiten mit einer Frische und Freude wie ein Sechsjähriger, der einem eine Fingerfarbenzeichnung zeigt und sagt: „Schau mal – das hab' ich g'rad gemacht! Toll, gell?! Hat Spaß gemacht …"

Willensstärke, Disziplin und ein Kämpferherz zeichnen den heute 64-Jährigen aus – aber die Angst vor dem Krebs wird er so schnell nicht los. Für Reichert ist der Sport eher eine Art sich abzulenken und sich nicht immer mit der Möglichkeit einer weiteren Erkrankung konfrontiert zu fühlen. Der Nebeneffekt dieser aktiven Ablenkung: Der Sport steigert nicht nur seine Lebensmotivation, sondern auch sein Immunsystem und hält die gesamte physische Konstitution auf Trab. In Kombination mit dem Bad Füssinger Wasser die beste Rüstung im Kampf gegen den Krebs.

Sport war seit jeher Reicherts Lebenselixier. Mit Tischtennis und Fußball fing seine Karriere an: Als Jugendlicher war er einer der zwölf besten Tisch-

tennisspieler in Westdeutschland. Bald darauf entschied sich der junge Manni jedoch für das runde Leder und zeigte auch am Rasen, wo der Bartel den Most holt. „Mich musste nie ein Trainer motivieren", verriet er einmal dem „Wuppertaler General-Anzeiger". Von 1963 bis 1974 kickte er als „Kraftwerk" und Kapitän des Wuppertaler Sportvereins, wurde mit dem WSV Westdeutscher Meister und stieg 1972 unter Trainer Horst Buhtz mit der Bergischen Elf in die Erste Bundesliga auf. Während dieser aktiven Zeit arbeitete er acht Stunden am Tag bei den Kabelwerken in Reinshagen. Später war der gebürtige Remscheider Werksleiter bei einem Automobilzulieferer in Pforzheim, Berlin und in der Oberpfalz, bevor er sich in den wohlverdienten Ruhestand zurückzog. Seine beiden Söhne Dirk und Frank leben heute noch im Bergischen Land. Reichert liebt die Gegend um Wuppertal zwar, aber das Wetter in Niederbayern sei einfach viel besser als im hügeligen, wasser- und niederschlagsreicheren Westen.

Bad Füssing war 1992 Gastgeber eines Tenniscamps, an dem Reichert mit dem Tennisclub „Rot-

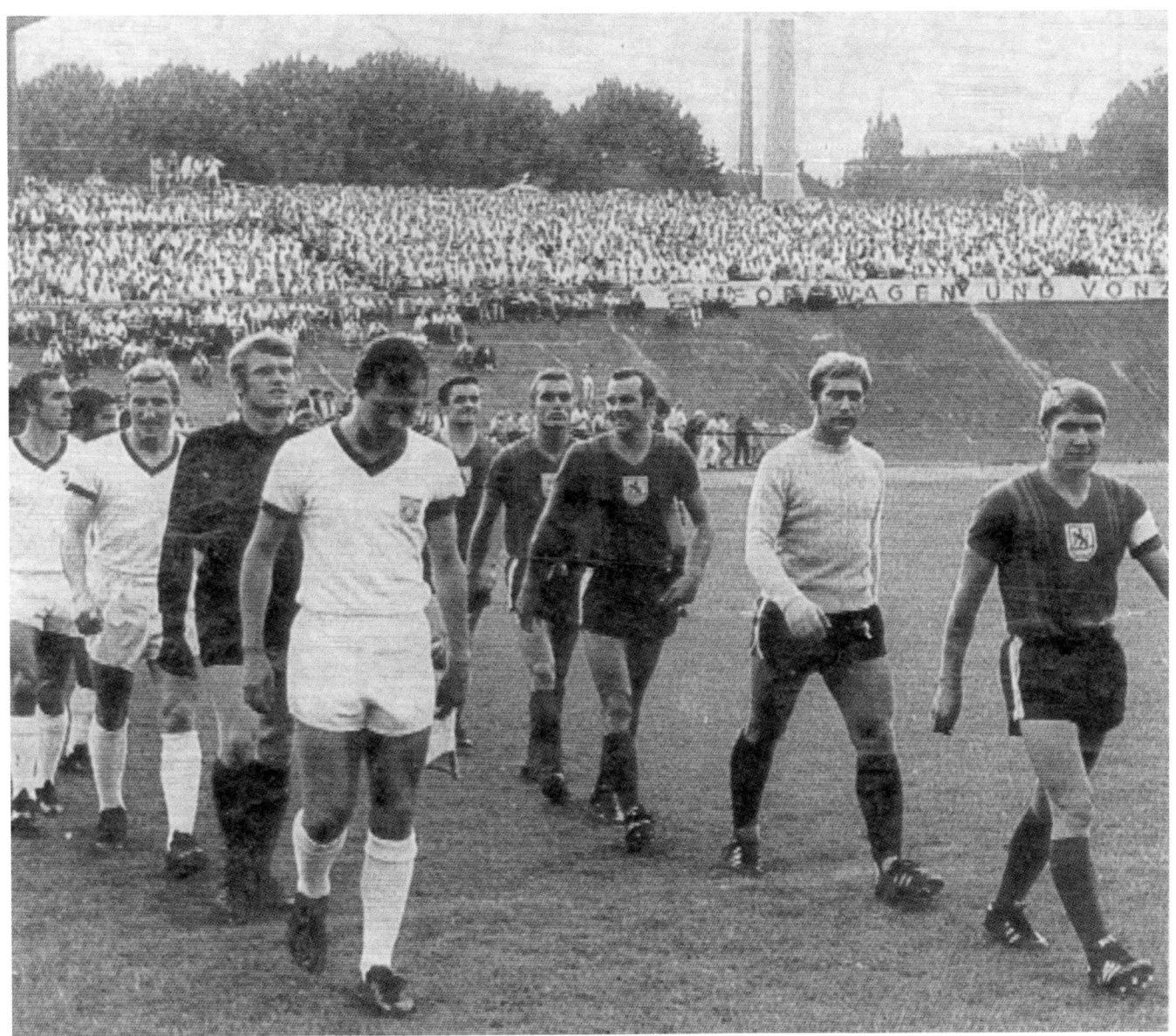

„Mich musste nie ein Trainer motivieren."

Weiß Passau" teilnahm. Tennis war seit 1979 Manfred Reicherts bevorzugte Sportart, und die Tennisanlagen im Kurort waren sehr gut gewartet. Wenig später kauften die Reicherts ein Haus in Kirchham, nicht zuletzt, um der Therme nahe zu sein, die den beiden Senioren sehr gut bekommt. „Das Wasser hilft", sagt Reichert, „da bin ich ganz sicher, und das können auch meine vielen Freunde bestätigen, die regelmäßig aus Wuppertal und Remscheid zu Besuch kommen. Wenn ich ein paar Mal in Folge im Wasser war, bin ich wie neu geboren!" ●

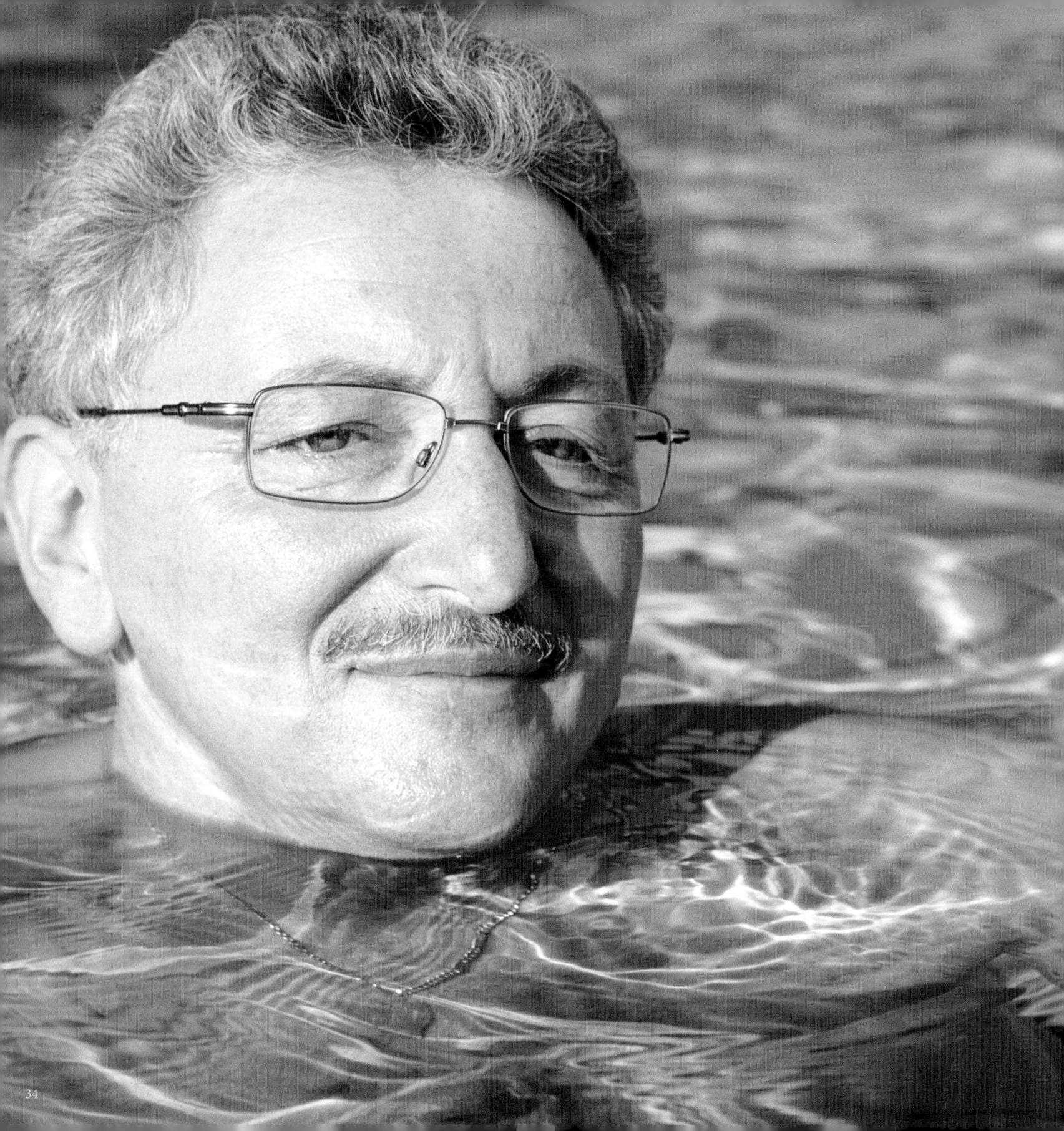

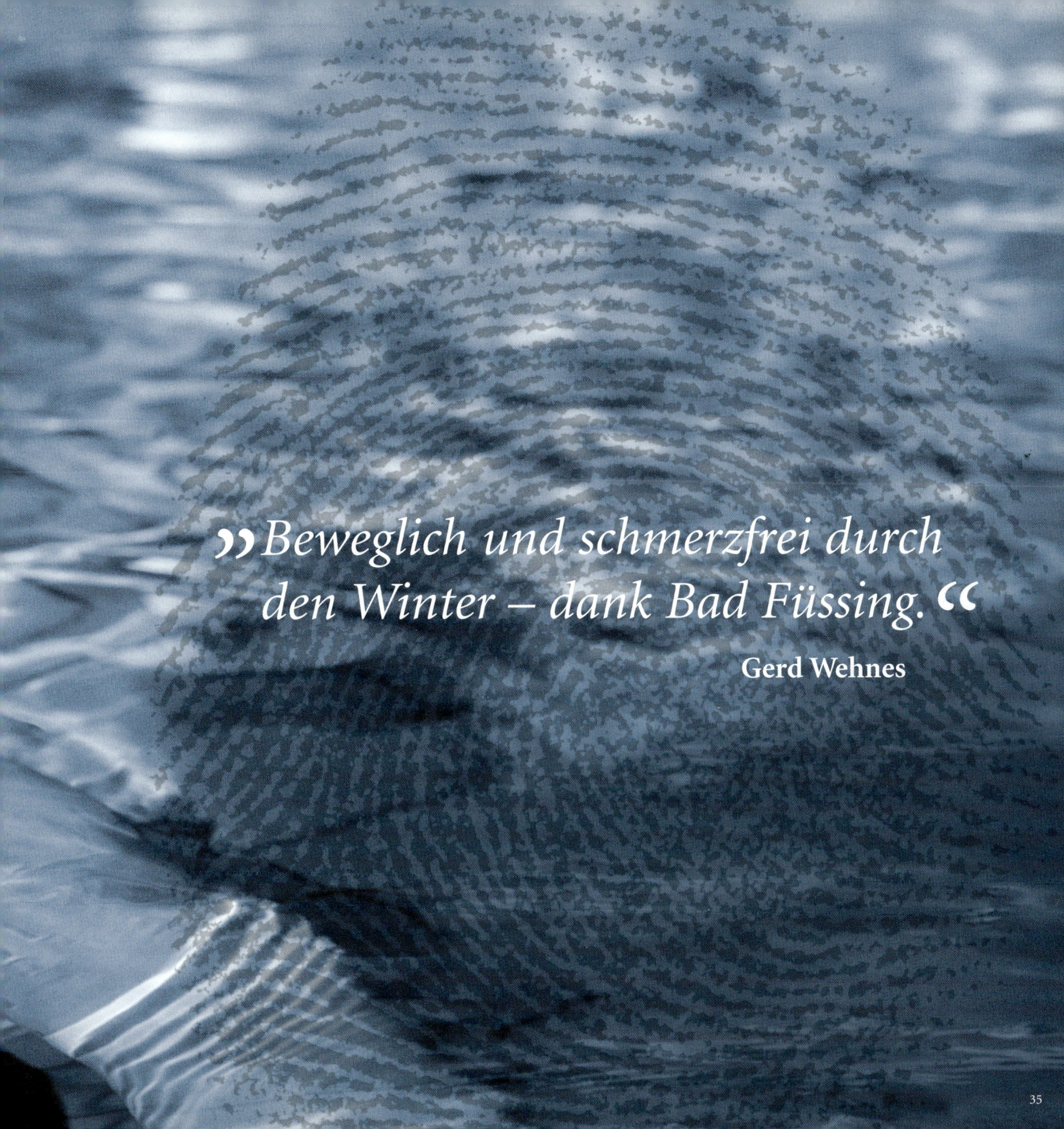

»*Beweglich und schmerzfrei durch den Winter – dank Bad Füssing.* «

Gerd Wehnes

Gerd Wehnes unterwegs mit Freunden

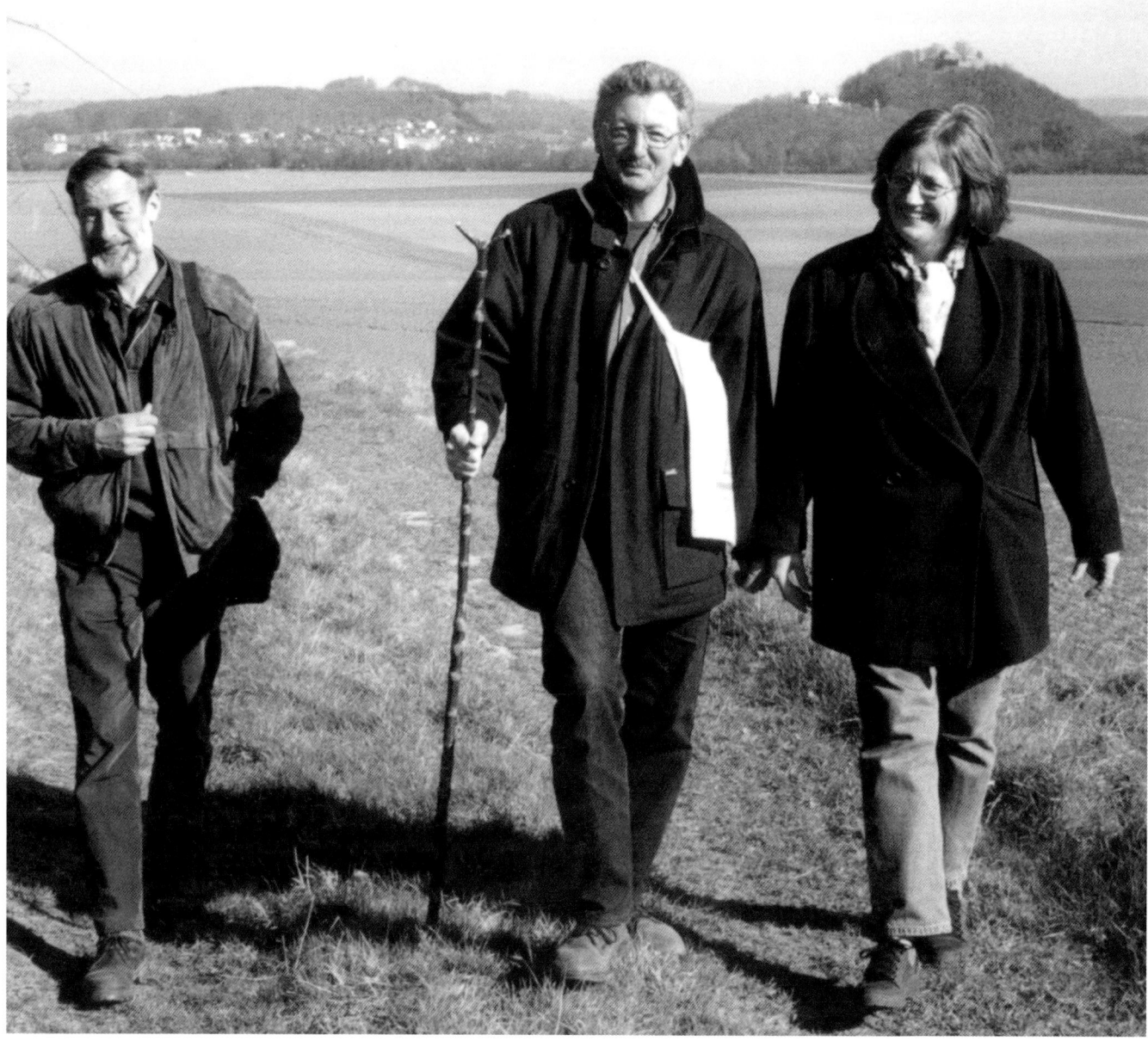

Gerd Wehnes

Gerd Wehnes ist ein Mann des Waldes. Er mag es gern still und grün. Der Ort unseres Gesprächs – die Klinik Niederbayern – ist daher ganz nach seinem Geschmack. Draußen werden die Laubbäume schon bunt, und nur vereinzelte Patienten und Kurgäste spazieren vor den Pforten der Heilanstalt auf und ab. Drinnen sitzen ein paar Leute bei Kaffee und Kuchen im Foyer, und ein gottverlassenes Radio spielt Schlager, die irgendwann in den 70er-Jahren die Charts angeführt haben müssen.

Da sitze ich nun und halte Ausschau nach meinem Gesprächspartner. Der lässt nicht lange auf sich warten und erscheint pünktlich um 17 Uhr, erkenntlich an zwei blauen Krücken und einem scheuen Ausdruck im Gesicht, der so viel sagen will wie: „Sie müssen Sie sein."

Gerd Wehnes spricht ruhig und bedächtig und führt mich in den Leseraum der Klinik, wo wir ungestört reden können. Die Krücken begleiten ihn seit seiner Operation vor einer Woche und er freut sich schon darauf, sie bald wieder ins Eck zu stellen. Bis

zum OP-Termin konnte Wehnes problemlos ohne Stock gehen.

Gleich zu Beginn weist er meinen Enthusiasmus in die Schranken und meint: „Grundsätzlich muss man ja sagen, dass das nicht wissenschaftlich belegbar ist, was mir widerfahren ist. Ich habe so meine Erfahrungen gemacht und ich weiß nicht, ob es unter anderen Umständen anders gelaufen wäre. Alles, was ich Ihnen erzählen kann, ist meine eigene Wahrnehmung." Ich beschwichtige ihn, dass es genau um die gehen soll. Dennoch gibt es keinen anderen Kurort, an dem das Phänomen der Heilung so evident ist. Und kaum ein anderes Kurbad hat sich bisher die Mühe gemacht, die Wirkungen seines Wassers durch Patientenberichte zu dokumentieren.

Als junger Mann jedenfalls wollte Wehnes in seiner Heimat Hessen Förster werden. 1972 hatte er einen schweren Autounfall, bei dem er sich einen linksseitigen Beckenbruch zuzog. Ein Teil der Gelenkpfanne war abgesprungen, kleine Knochensplitter waren in der Hüfte verstreut und Lähmungen des linken Beins sind bis heute Folgen von Nervenschädigungen. Aus der Traum von der freien Wild-

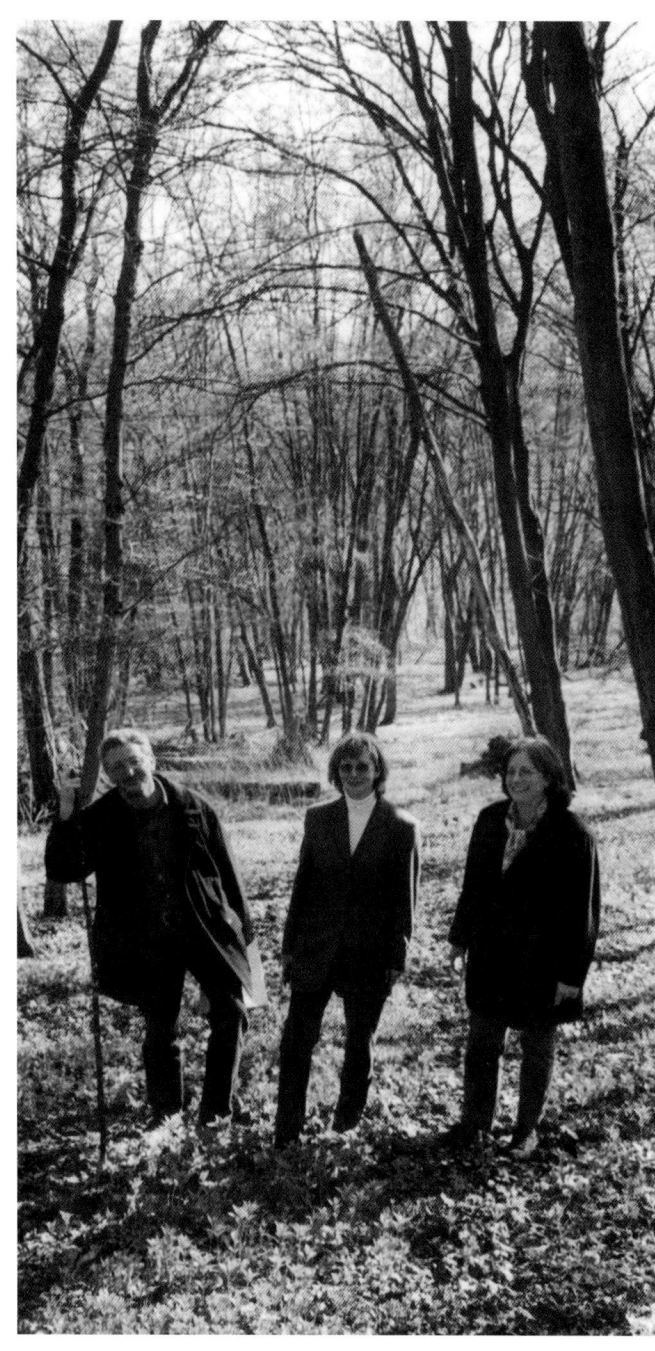

Schon drei Jahre nach dem Unfall entwickelte sich eine Coxarthrose, die mit Gelenkspritzen und starken Schmerzmitteln behandelt wurde und deren Nebenwirkungen Wehnes bald im Magen zu spüren bekam. 1979 wurde ihm in der ENDO-Klinik Hamburg zu einem künstlichen Hüftgelenk geraten. Bereits drei Jahre zuvor war Gerd Wehnes zum ersten Mal in Bad Füssing gewesen, übrigens auf Anraten seiner Eltern, die damals schon begeisterte Bad-Füssing-Gäste waren.

Und auch Wehnes sollte wieder und immer wieder kommen. Das Erstaunliche am Wasser von Bad Füssing ist für ihn die Dauer der Wirkung: „Wenn ich im Herbst auf Kur kam", sagt er, „konnte ich sicher sein, beweglicher und schmerzfreier durch den Winter zu kommen." Seine Spaziergänge wurden ausgedehnter und so überlegte er, sich ganz der Wirkung des Heilwassers zu verschreiben anstatt sich einer Operation zu unterziehen.

Eine Ärztin, bei der er sich in den 90er-Jahren untersuchen ließ, sagte: „Herr Wehnes, ich habe noch nie einen Menschen mit so einer Hüfte gesehen, der so läuft wie sie!" Und auch wenn er mit Leidens-

bahn also. Und das erst mit 22 Jahren. Nach seiner Abschlussprüfung wurde Wehnes in den Innendienst versetzt, der Beckenbruch wurde in der orthopädischen Klinik in Kassel verschraubt.

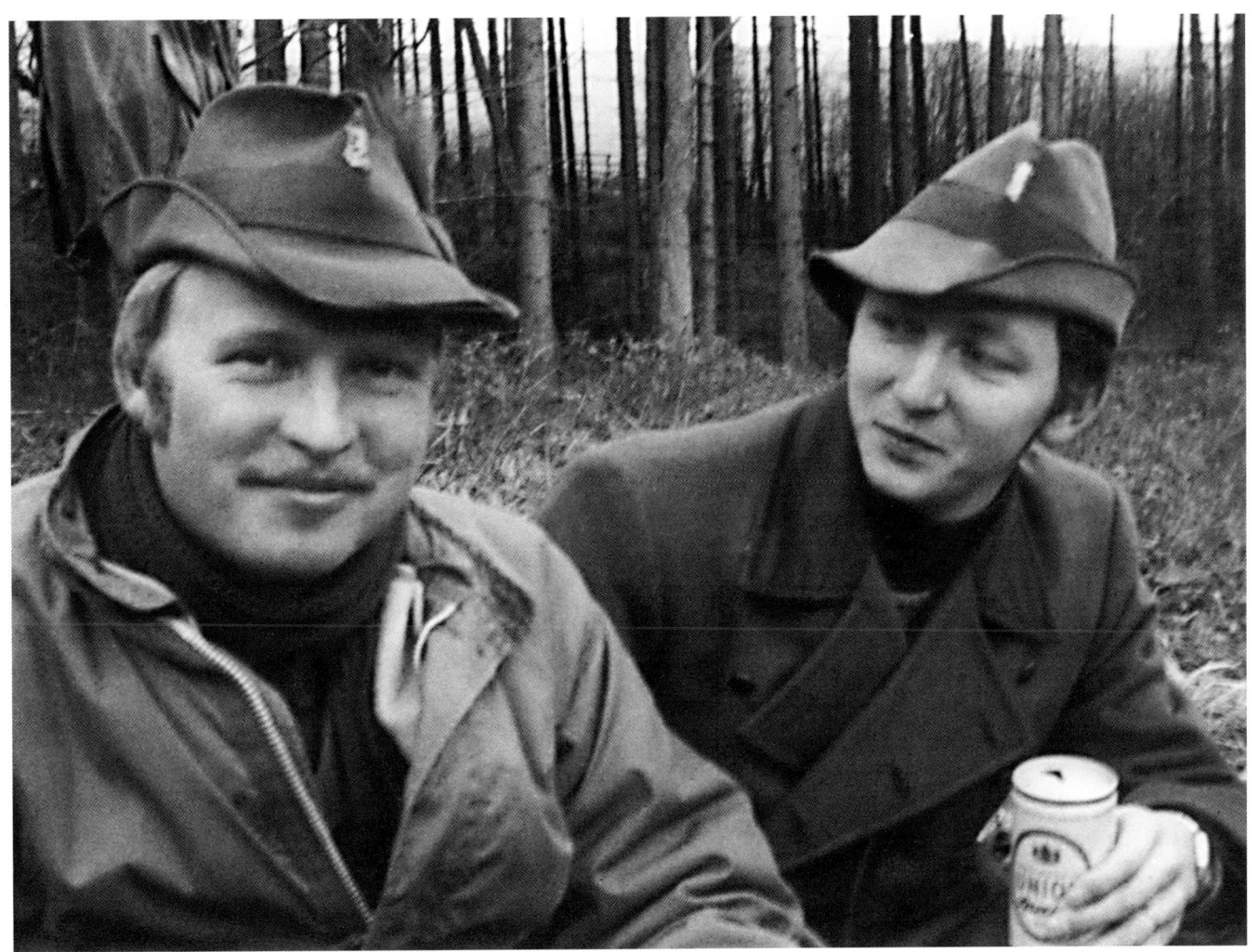

Lustig ist das Weidmanns-Leben ...

genossen zusammenkam, die ihn nach Neben-
beschwerden befragten – zum Beispiel das nächtliche
Aufwachen mit starken Schmerzen im Bein – musste
Gerd Wehnes nur mitleidig verneinen. „Solche
Symptome hatten sich bei mir dank Bad Füssing
über die Jahre hinweg verflüchtigt", sagt er.

Mittlerweile ist Gerd Wehnes zum 24. Mal in Bad
Füssing. Das künstliche Hüftgelenk ersparte er sich
bis heuer. Während all seiner Aufenthalte wohnte der

Hesse im Sanatorium „Der Tannenhof", das über
Thermalwasserbäder im Haus und über einen vor-
züglichen Service verfügt.

Von einem Badearzt bekam er den Tipp, etwa
zehn Minuten lang im Wasser zu baden, sich dann in
seinem Zimmer niederzulegen, um die Mineralien
nachwirken zu lassen und erst anschließend mit
„neutralem" Wasser zu duschen. Ich muss an mein
erstes Badeerlebnis in Bad Füssing denken und

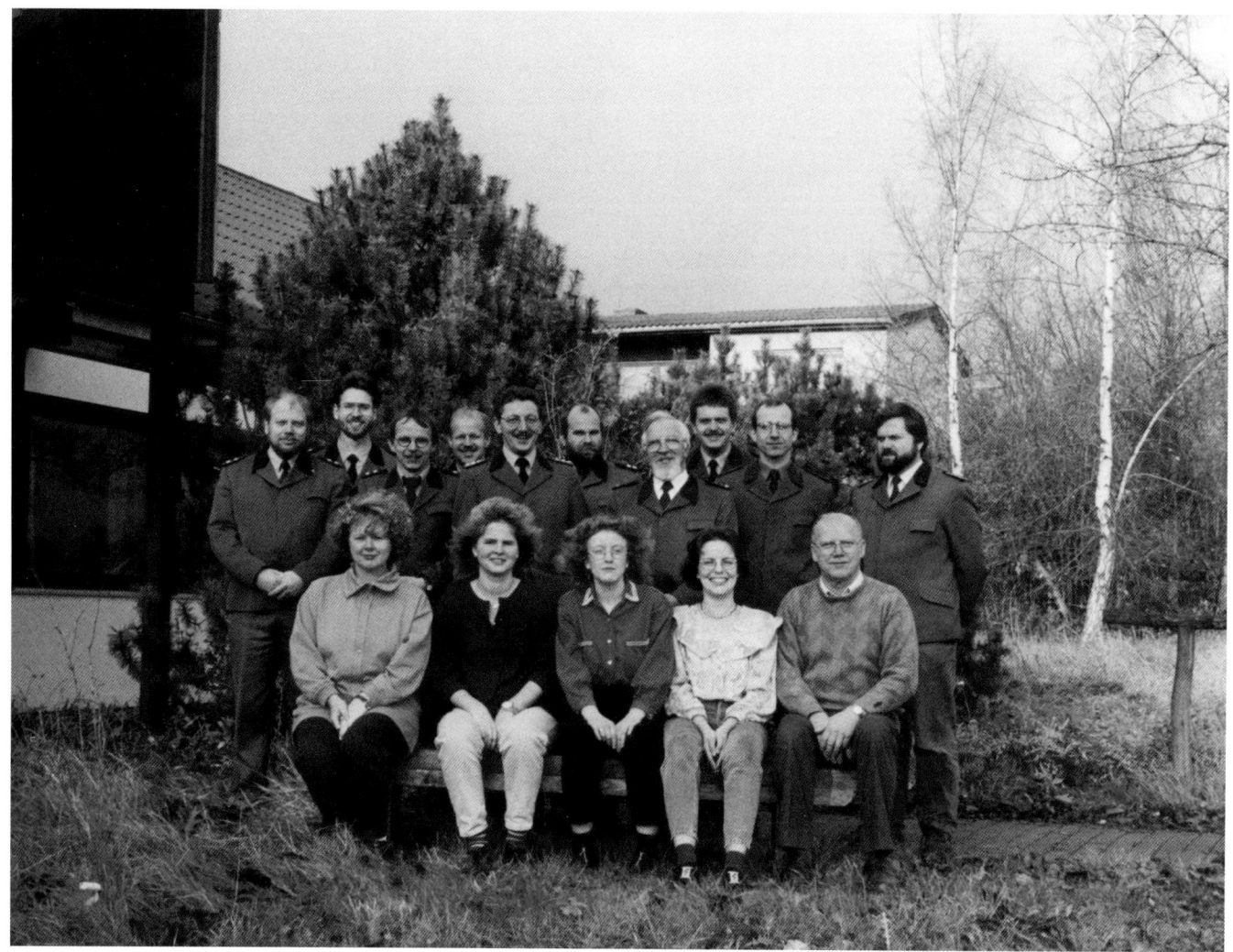

Wehnes (5. von links, hinten) inmitten seiner Kollegen

erzähle Gerd Wehnes davon. Ohne jedweden Rat war ich eine gute Stunde lang in der Europa Therme umhergeschwommen und merkte erst beim Abtrocknen in der Kabine, dass ich eigentlich auf der Stelle hätte einschlafen können. In der Tat schlief ich am nächsten Vormittag bis halb elf und fühlte mich den ganzen Tag über angenehm ermüdet, wie nach einer langen Wanderung.

Gerd Wehnes ist amüsiert über meine „Überdosis". Er bestätigt, dass sich auch bei ihm Ermüdungserscheinungen bemerkbar machen, sobald er einige

Tage in den Thermen war: eine Art Entspanntheit, die den ganzen Körper warm und weich durchwirkt. Ein Arzt hatte Gerd Wehnes einmal erklärt, dass die Haut die Bestandteile des Wassers aufnehme, bis sie gesättigt ist und ein weiteres Verbleiben im Bad medizinisch gesehen nicht mehr viel bringe. 20 bis 30 Minuten sollen schon ausreichen. Genug badefreie Zeit also. Da unternimmt Gerd Wehnes gerne Ausflüge mit dem Auto quer durch das Bayerische Thermenland, mal in Richtung Bad Griesbach, mal in Richtung Pfarrkirchen. Unterwegs macht er Halt

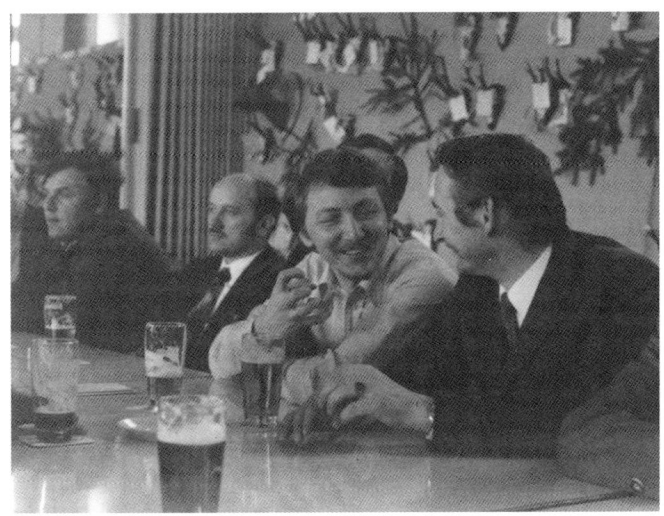 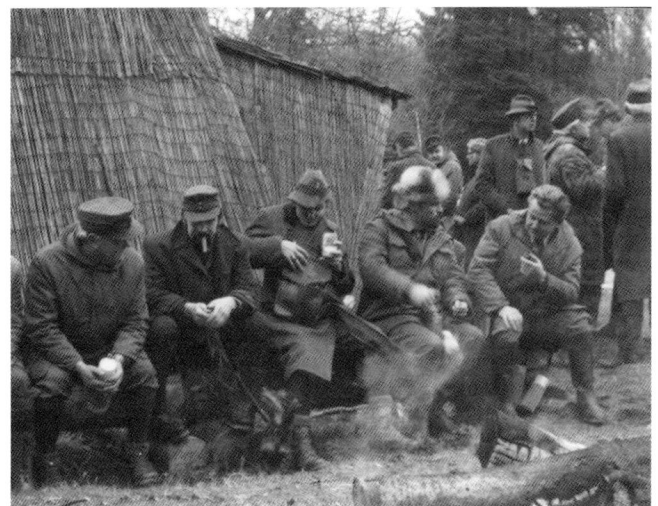

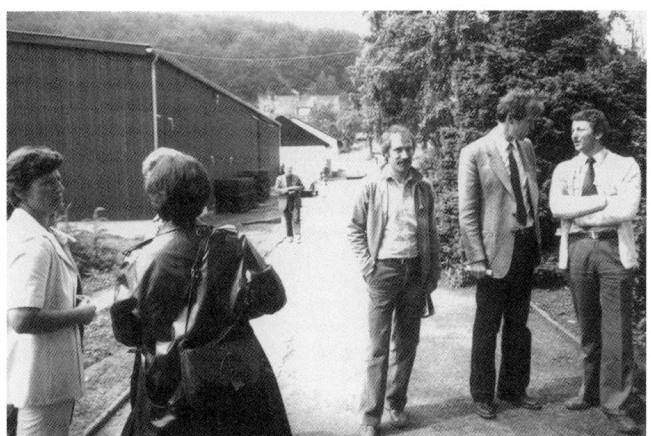

in dem einen oder anderen Café. Autofahren sei für ihn kein Problem, erzählt er, früher bevorzugte er eine Automatikschaltung, machte aber bald die Erfahrung, dass die geringfügige Motorik des Kuppelns bei einem Schaltgetriebe das linke Bein auf angenehme Weise in Bewegung hielt. Zumal bei neueren Autos die Kupplung auch wesentlich geschmeidiger als vor zehn, fünfzehn Jahren funktioniert.

Daheim in Hessen arbeitet Wehnes unterdessen nicht nur im Innendienst, sondern verbringt auch immer wieder Zeit im Forst, wenn das Gelände nicht zu beschwerlich ist. Dank Bad Füssing kommt er auch beruflich dorthin, wo es grün und still ist. ⬥

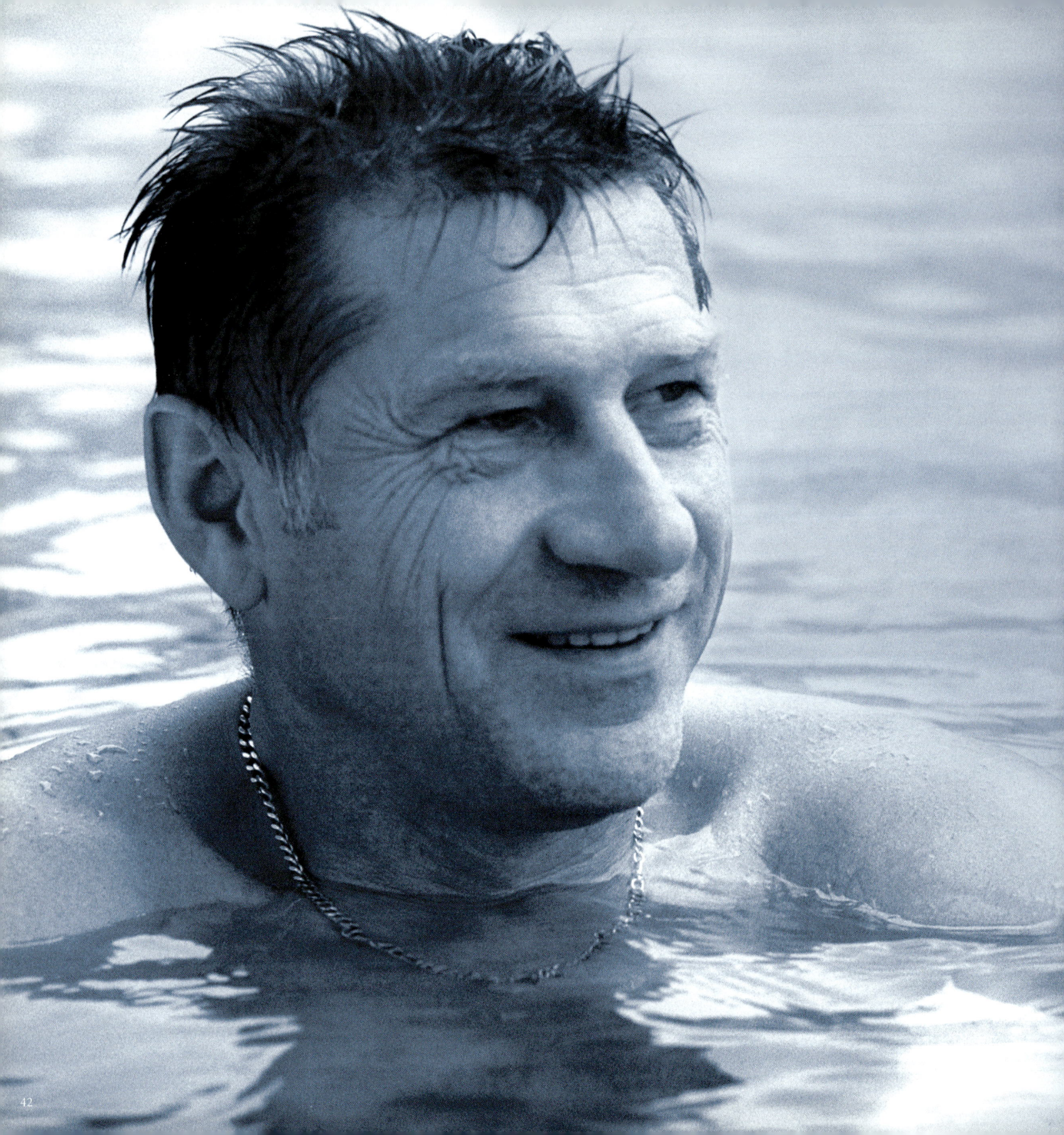

*»Das ist ja eine traumhafte Sache:
Wenn man im Grunde genommen
tot ist und dann lebt man noch mal.«*

Oswald Merz

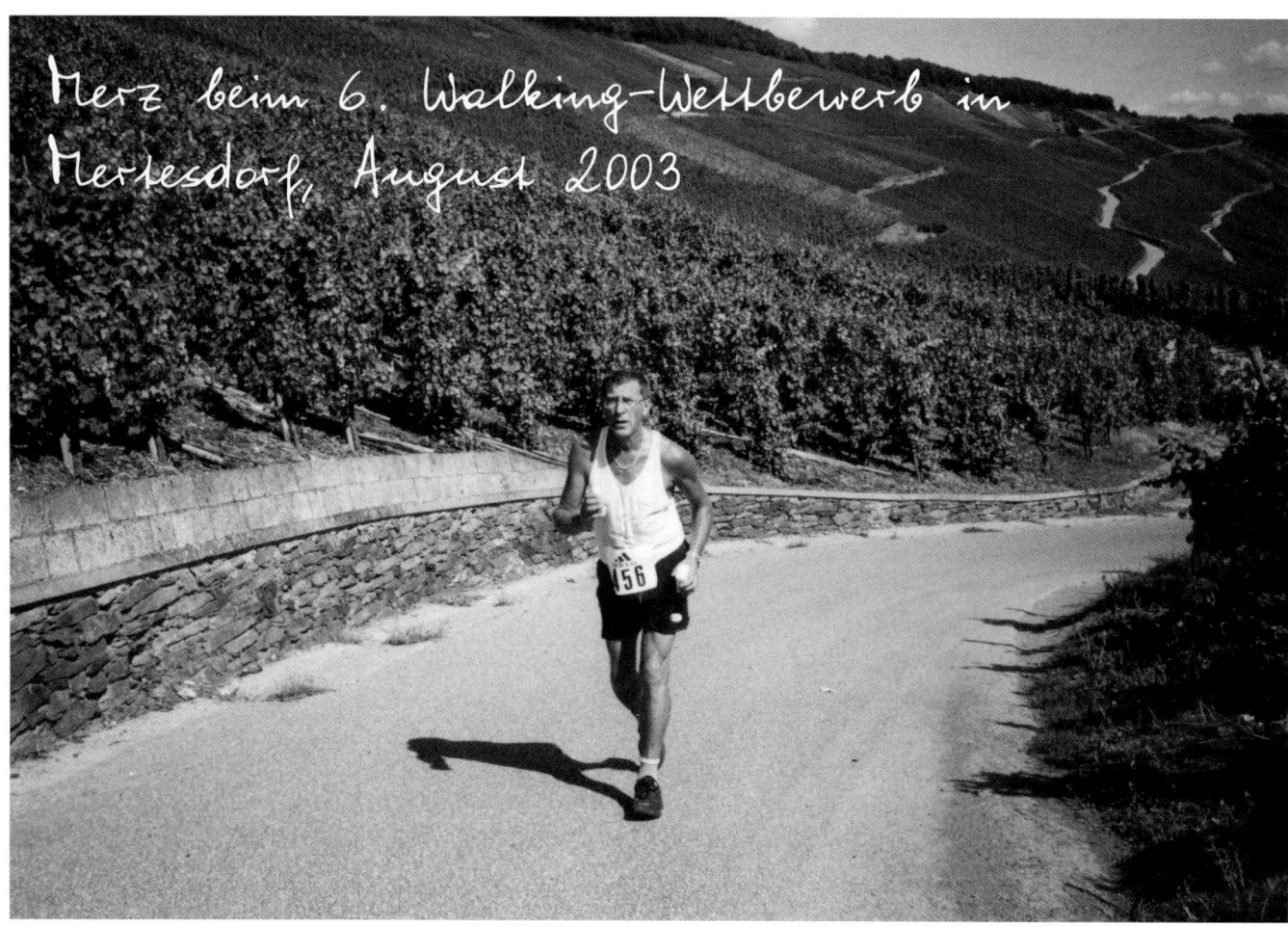

Merz beim 6. Walking-Wettbewerb in Mertesdorf, August 2003

Oswald Merz

Bad Füssing, Johannesbad, 11. August 2004: Es ist sieben Uhr abends, ein wunderschöner Sommertag geht zu Ende. Vor dem Eingang der Klinik habe ich eine Verabredung mit Oswald Merz. Wir sind uns noch nie begegnet, aber wir erkennen uns auf Anhieb, obwohl sich sicherlich 20 Patienten und deren Angehörige vor den Glasschiebetüren des Gesundbrunnens tummeln.

Merz ist etwa 1,85 Meter groß, trägt eine Brille und hat mittelbraunes Haar. Wenn er geht, bemerkt man ein leichtes Knicken in seiner Hüfte. Ansonsten

sieht er aus wie ein Sportler in seinen besten Jahren. Es ist etwas Ungestümes, Stures an ihm, und ich fühle mich zuerst ein wenig unsicher in seiner Gegenwart. Die Art, wie er meinen Hemdkragen mustert, der zwei Knöpfe weit geöffnet ist, verrät ein gewisses Misstrauen. Mir scheint, als zweifle er daran, ob ich in der Lage sei, ihn würdig zu interviewen und zu porträtieren.

Doch wie vom Himmel geschickt, steht plötzlich eine kleine, temperamentvolle Dame mit schwarzem, lockigem Haar und Glutaugen neben uns – Hilde Merz, die Frau meines Gesprächspartners. Sie wird in den nächsten zwei Stunden vermitteln, medizinische

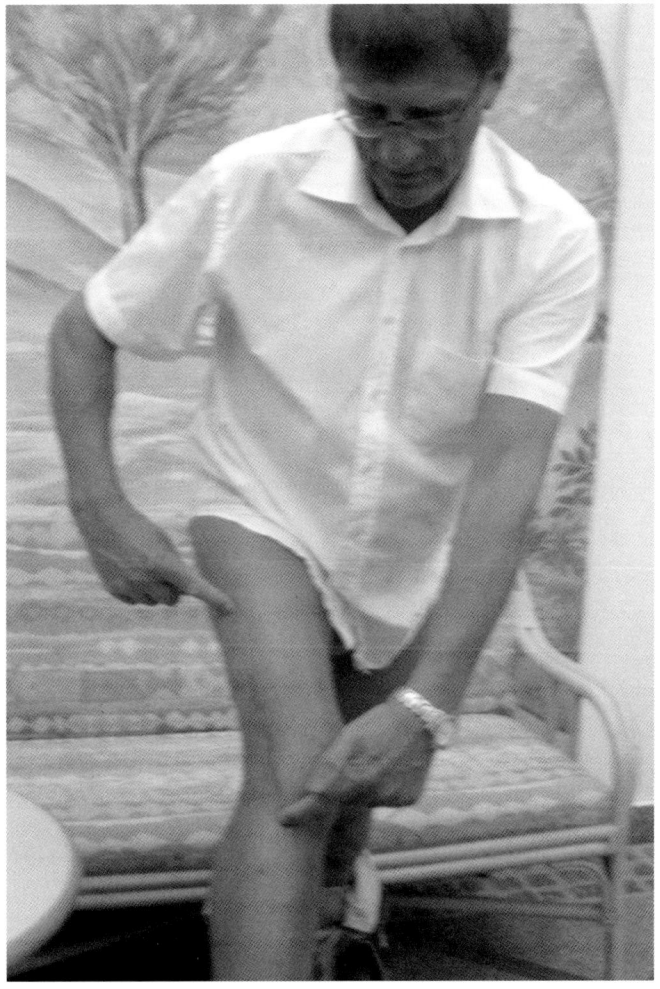

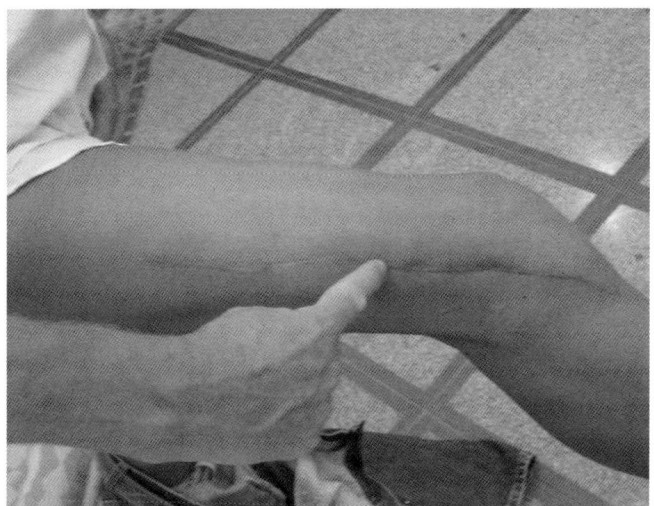

Fachbegriffe dolmetschen, ihren Mann beschwichtigen sowie seine Erzählungen kommentieren und ergänzen. Wir beschließen, zu einem nahe gelegenen Griechen essen zu gehen, obwohl ich nicht hungrig bin, aber einen Ouzo und einen griechischen Kaffee könnte ich noch gut vertragen.

Der Wirt scheint ein alter Bekannter zu sein. Freundlich begrüßt er uns und führt uns über die gut gefüllte Gastterrasse an einen Tisch am Rand des regen gastronomischen Treibens. Die Kinder am Nachbartisch sind fröhlich gelaunt und dementsprechend lautstark. Wir bestellen.

„Sehen Sie sich das an", sagt Oswald Merz, öffnet seine Gürtelschnalle und zieht sich die Jeans bis zu den Socken hinunter. Die Kinder am Nachbartisch sind plötzlich stumm. Wir ernten verstörte Blicke von den essenden Gästen um uns herum, aber wenigstens weiß ich nun, dass mein Gegenüber ein Mensch ist, der sich nicht zu genieren braucht. Er könnte bereits die Radieschen von unten betrachten, aber er lebt. Alles andere ist oberflächliche Lebenskosmetik. Über seinen entblößten Oberschenkel läuft eine etwa 30 Zentimeter lange Narbe von der Kniescheibe aufwärts. Mir wird ganz flau im Magen, und ich beschließe nun doch, einen Grießkuchen mit Zimt zu bestellen. Die letzte Narbe solchen Ausmaßes sah ich an einem australischen Surfer, der von einem Weißen Hai zum Frühstück angeknabbert wurde.

Oswald Merz kommt ohne Umschweife zur Sache: „Die ganze Geschichte von mir, die müsste man ins Fernsehen bringen. Das ist ja eine traumhafte Sache: Wenn man im Grunde genommen tot ist und dann lebt man noch mal. Bei mir kann man sagen: Das Wunder von Bad Füssing. Ich denke, mit

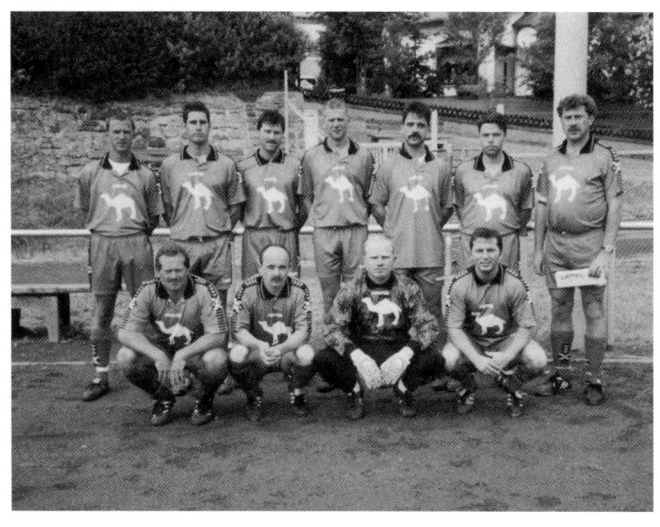

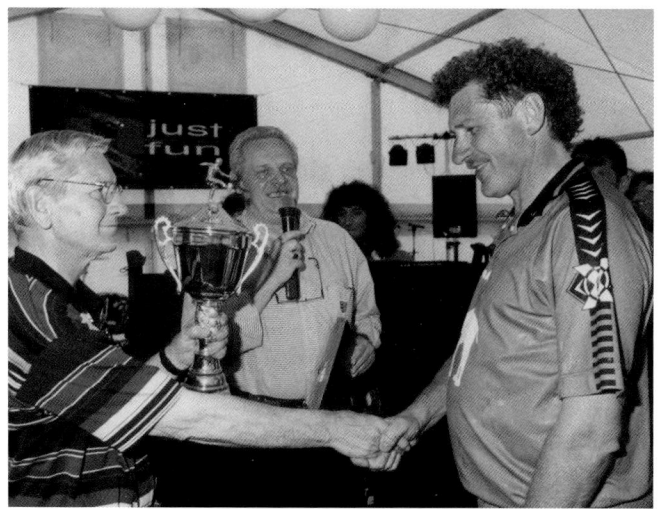

meiner Geschichte kann man vielen Leuten helfen. Was die meisten Leute nicht haben, ist nämlich Motivation. Hier sind so viele, die sind den ganzen Tag über nur am Jammern und am Meckern. Nur zum Essen, da sind sie pünktlich!" Keine Frage – der Mann hat starke Meinungen und hält damit auch nicht hinterm Berg. Dass er ein Meister der Selbstmotivation ist, kann man angesichts seiner Krankengeschichte nicht bestreiten.

Merz legt mir einen Zeitungsausschnitt und einen dünnen, aber klein gedruckten Stoß Befundberichte des „Krankenhauses der Barmherzigen Brüder" in Trier neben meinen gerade eingetroffenen Mokka. Ich lese mich ein. Von malignen, fibrösen Histiozytomen inflammatorischen Typs ist hier die Rede. Weiter stehen dort Furcht erregende medizinische Begriffe, dicht aufs Papier geparkt wie Autos auf einem Großparkplatz. Davor hängt eine Kette von Terminen für stationäre Behandlungen. Allein neun im Jahr 1999.

Am 24. Januar dieses Jahres wurde an Oswald Merz' rechtem Oberschenkel Knochenkrebs diagnostiziert. Beinahe wäre die Krankheit übersehen und

für einen überstrapazierten Meniskus gehalten worden, obwohl am Röntgenbild ein deutlicher Schatten über dem Oberschenkelknochen zu sehen war. Bei einer weiteren Untersuchung stellte sich die grausame Wahrheit heraus. Schwer von diesem Schicksalsschlag getroffen, ging der Todgeweihte am nächsten Morgen zur Arbeit, packte seinen Dienstoverall in eine Tüte und leerte seinen Spind. Ein Kollege sah ihm dabei zu und fragte schließlich, was los sei und ob er noch alle Sachen beieinander hätte. „Das wird heute mein letzter Tag, an dem ich mich hier umzie-

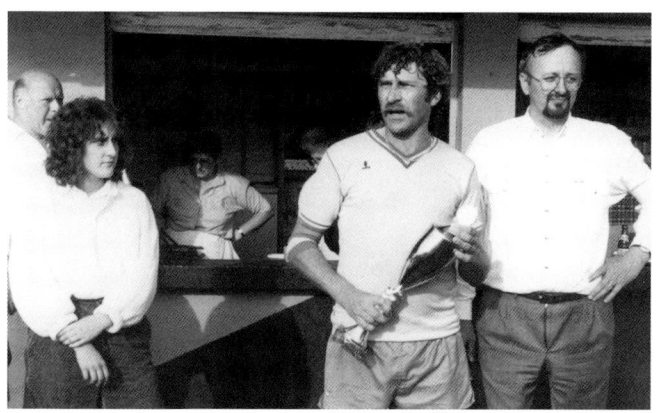

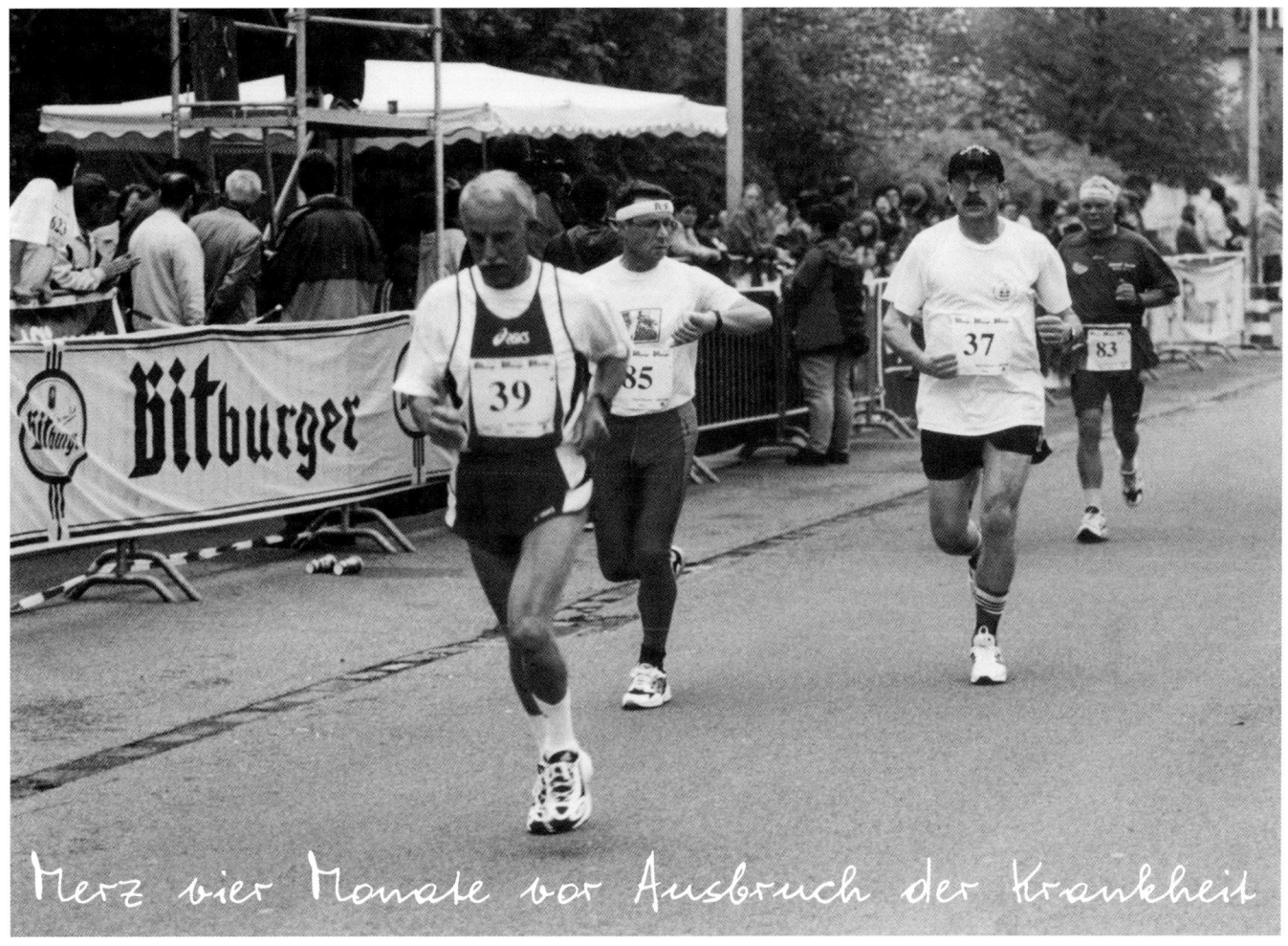

Merz vier Monate vor Ausbruch der Krankheit

he." Der Arbeitskollege lachte ungläubig, woraufhin Merz ihm den Befund und die Kernspintomographie zeigte. Ein beschauliches Leben als Betriebsratsmitglied, Läufer und Fußballer: vorbei. „Seien Sie froh, dass sie noch leben! Und finden Sie sich damit ab, nie mehr weiter als 1 000 Meter gehen zu können", meinte der behandelnde Arzt. Zukunftsängste begannen den 50-Jährigen zu quälen. Er sah sich bereits für den Rest seines Lebens von seiner Hilde in einem Rollstuhl durch die Gegend geschoben.

170 Tage verbrachte Merz im Krankenhaus, wurde wieder und wieder operiert, erlitt vier Thrombosen und eine Lungenembolie. Seine Leukozytenwerte sanken von 4 000 auf 200. Ein tödlicher Wert. Dann wurden 25 Zentimeter Oberschenkel entfernt und durch eine Hightech-Prothese ersetzt. Chemotherapie, die volle Dosis. Merz ging auf wie ein Hefeteig, verlor jedes Haar am Körper.

Doch das war erst der Beginn eines Marathonlaufes gegen die Krankheit. Die Bestrahlung half und löschte den Metastasenherd aus. Nun galt es, wieder auf die Beine zu kommen. Die Balance zwischen den unterschiedlichen Leistungen der beiden Beine

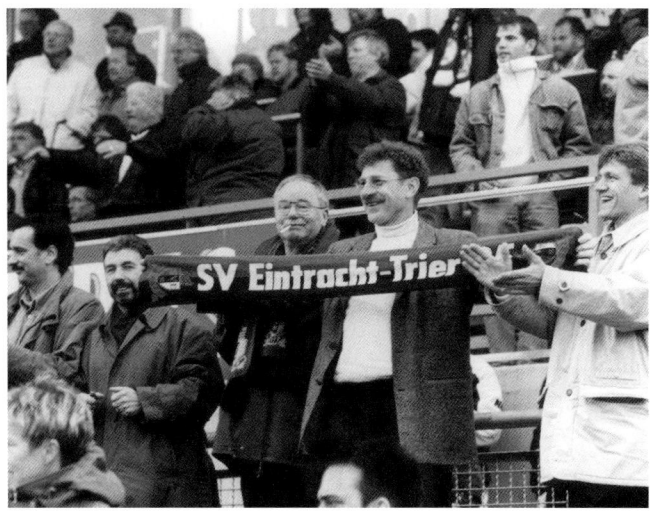
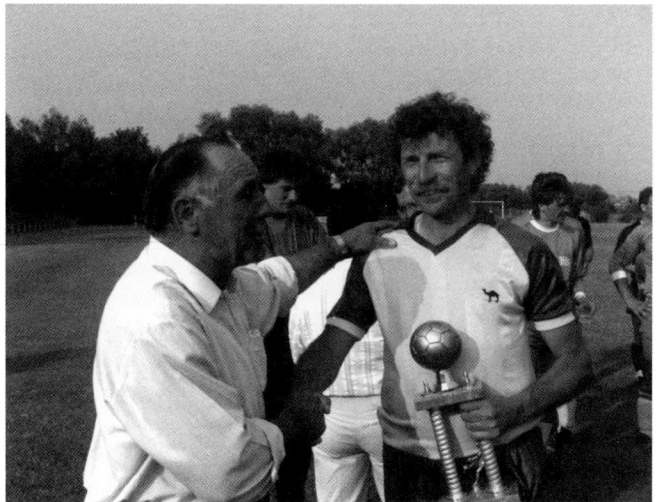

musste wiederhergestellt werden. Zunächst waren es nur zwölf Prozent Leistung, die dem rechten Oberschenkel zumutbar waren. Zeit für ein umfassendes Aufbautraining: Massagen, Lymphdrainagen, Gehtraining und balneologische Anwendungen im Wasser. Seine Krankenkasse vermittelte ihn nach Bad Füssing.

Merz erfand für sich selbst eine Sportart, die sowohl gelenkschonend als auch konditionell anspruchsvoll ist: Water-Walking in der Gegenstromanlage des Johannesbades, wo er in Rehabilitierungsbehandlung war. Zu den „Special Olympics" und zu „Wetten dass ..?" möchte er damit unbedingt und den aktuellen Sprint-Champion in seiner Leibdisziplin herausfordern. Bis jetzt hat Thomas Gottschalk noch nicht angebissen. Der kaut zurzeit lieber Gummibärchen.

Oswald Merz kommt ursprünglich aus Trier, nahe der luxemburgischen Grenze. Er bezeichnet sich selbst als einen sehr ehrgeizigen, verbissenen Menschen. Während einer Kunsttherapie nach der Krebsoperation erfuhr er viel über sich selbst und über die

möglichen Ursachen seiner Erkrankung: Dem immer nach Höherem strebenden Merz war der Boden seines Selbstbewusstseins unter den Füßen weggezogen worden, indem er als freigestelltes Betriebsratsmitglied in einer Zigarettenfirma nicht wiedergewählt wurde und erneut in seinem ursprünglichen Metier als Schlosser arbeiten musste. Damit hatte er ein profundes, existentielles Problem. Merz selbst hält es für sehr wahrscheinlich, dass seine Selbstaufopferung für Mitarbeiter und Unternehmen sowie einige Enttäuschungen in anderen Lebensbereichen psychosomatische Auslöser für die Erkrankung gewesen sein könnten: Er hatte das Gefühl, nicht am richtigen Fleck im Leben zu stehen oder vom „vorgezeichneten" Weg abgekommen zu sein.

Eine besondere Quelle der Zuversicht und der Bestärkung in dieser harten Zeit waren seine Frau Hilde und seine beiden Kinder. Hilde war vor zehn Jahren selbst an (Brust-)Krebs erkrankt und hatte die Krankheit ebenfalls besiegt, was ihren Mann zusätzlich anspornte, den „Marathonlauf" zur Gesundheit zu Ende zu bringen. Durch ihre Erfahrung konnte sie

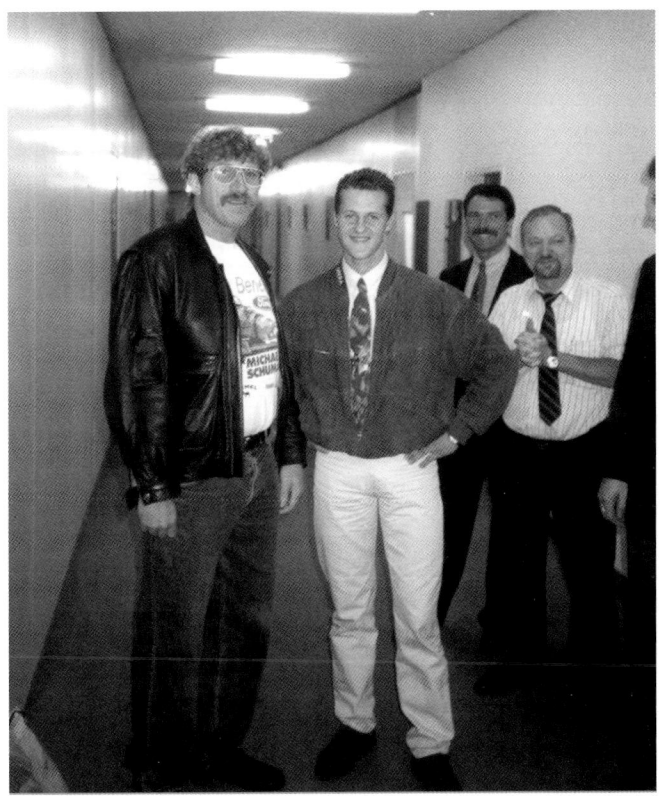
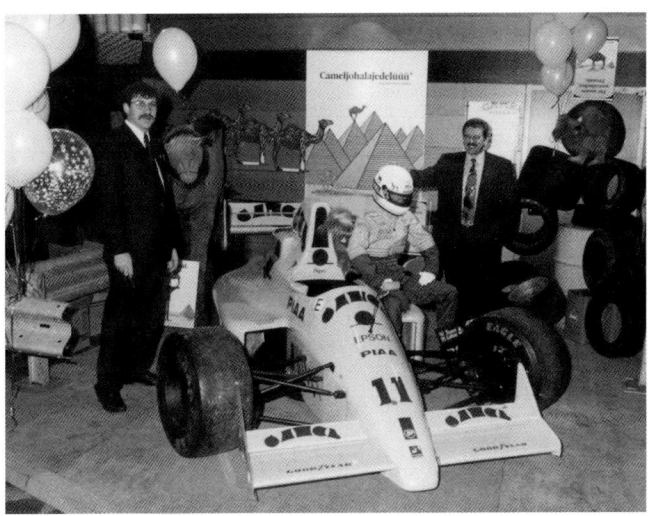

Michael Schumacher zu Besuch in der Camel-Fabrik Trier

nachvollziehen, was in Oswald vor sich ging, und ihn somit vor allem mental unterstützen. Als Merz während der Chemotherapie im Krankenhaus lag, hatte er große Probleme, die dortige Nahrung aufzunehmen. Schon beim Lüften der Aluglocke über den dampfigen Speisen wurde ihm übel. Deshalb nahm sie sich ein Herz und tischte ihm seine Lieblingsspeisen auf: Brötchen mit Gehacktem und gebratene Blutwurst mit Kartoffeln und Salat.

Während dieser Zeit wandte er sich auch alternativen Heilmethoden zu, lernte psychologische Kriegsführung gegen den inneren Schweinehund, sprach persönliche Mantras („Ich komme auch mit Schwierigem zurecht und kann mich wieder freuen!"),

arbeitete mit Meridianen, um energetische Körperströmungen und das positive Denken anzuregen. „Um wieder über der Sache zu stehen", wie er es selbst formuliert. Nahrungszusätze wie Algen, Bärlauch und Vitamin C besserten seine Blutwerte und seinen Zellschutzhaushalt. Es war eine Zeit der Introspektive und der Selbsterkenntnis. Autogenes Training, Auspendeln und Kunsttherapie waren wichtige Durchgangsstadien auf dem Weg zum „neuen" Oswald Merz. Auch „Walken" stand 2002 auf dem Programm, dreimal in der Woche trainiert Merz seitdem mit einer Gruppe von 30 Kollegen über Distanzen von 5 000 Metern. Damit ist aber nicht das „Nordic Walking" mit Skistöcken gemeint, sondern eine besonders weiche, abgerundete Art des beschwingten Gehens.

Was für Merz oft schmerzlicher war als sein Bein, waren Menschen, die er früher als Freunde bezeichnet hatte, und die ihn in seiner gesundheitlichen Not fallen ließen wie eine heiße Kartoffel: Arbeitskollegen, für die er sich als Betriebsrat eingesetzt hatte, Sportfreunde und Kumpane, die sein soziales Umfeld

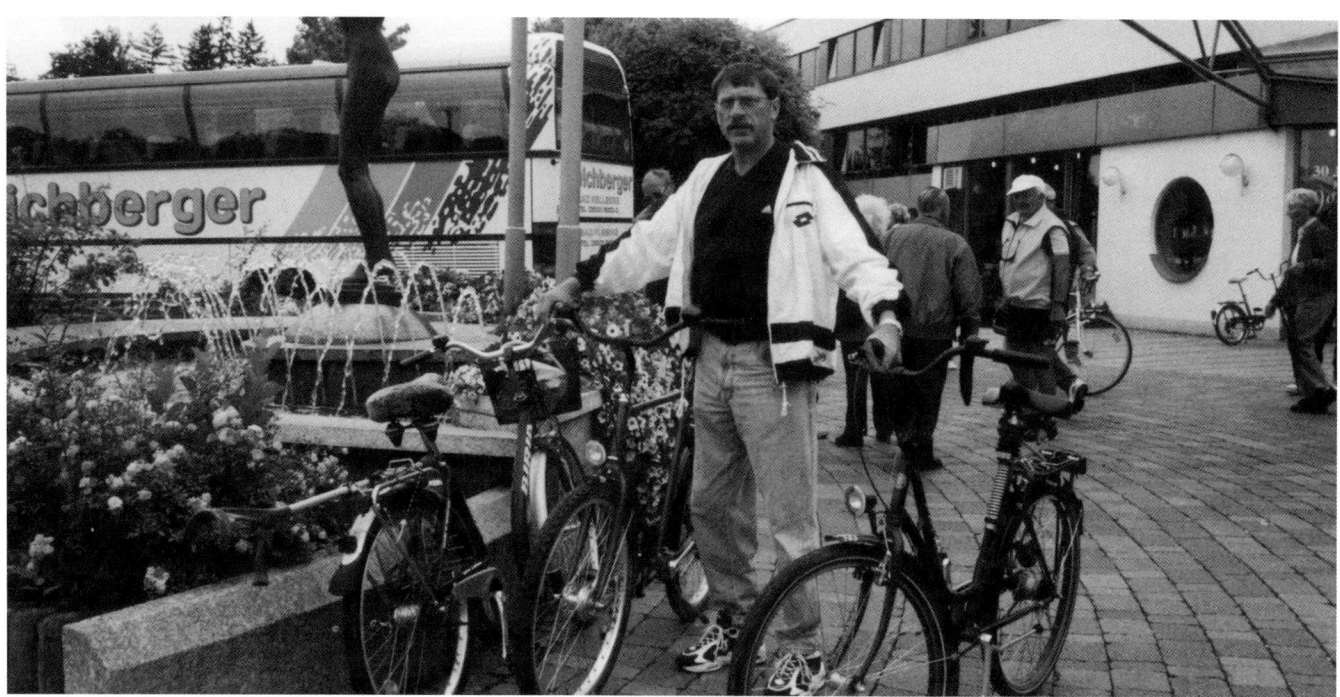

ausgemacht hatten. Sie wandten sich ab, riefen nicht einmal an, um sich nach seinem Befinden zu erkundigen, weil sie an Besserung gar nicht glaubten. „Ich muss meinen emotionalen Mülleimer leer machen. Mit diesen ‚Freunden' habe ich abgerechnet!", sagt Oswald Merz, während er den letzten Pilz mit der Gabel von seinem Teller pickt. Dabei wirft er mir einen Blick zu, bei dem ich mir wünsche, nie jemand zu sein, mit dem Oswald Merz abrechnet.

Doch im Grunde war es sein altes „Ich", mit dem er offene Rechnungen zu begleichen hatte. Hilde Merz erzählt, dass er nach seiner Rückkehr nach Hause öfter mitten in der Nacht aufwachte und anfing, seinen Kleiderschrank auszuräumen, alte Fußballdresse auszusortieren und wegzuwerfen. „Ich konnte das alles nicht mehr sehen", sagt er.

Was Merz umso lieber sieht, sind Dinge, die wachsen. Er ist seit seiner Krankheit ein begeisterter Gärtner. Er liebt es, im Garten umherzuspazieren,

Gemüse, Trauben, Brombeeren und Himbeeren anzupflanzen, den Wind in den Bäumen rauschen zu hören und die Natur in ihrem Reifen und Vergehen aufzunehmen. In Bad Füssing liebt er den Kräutergarten und den Kurpark besonders. „Ich bin auch viel frommer geworden", sagt Merz, „spiritueller. Ich gehe gerne in Kirchen. Hier in der Gegend gibt es ja so viele. Herrlich!"

Mehr als je zuvor hört Oswald Merz auf seine innere Stimme, die ihm hilft, Entscheidungen zu treffen. Und es war ja auch Inspiration, die Merz nach Bad Füssing gebracht hatte: Als es darum ging, in welches Kurbad er sich begeben sollte, zog er aus einer Hand voll Kärtchen, auf die verschiedene Kurorte geschrieben waren, das „richtige", wie er heute sagt. „Für mich kommt überhaupt gar nichts anderes in Frage als Bad Füssing. Isch fahr doch nirgends hin, wo's wenisch bringe tut! Wenn ich

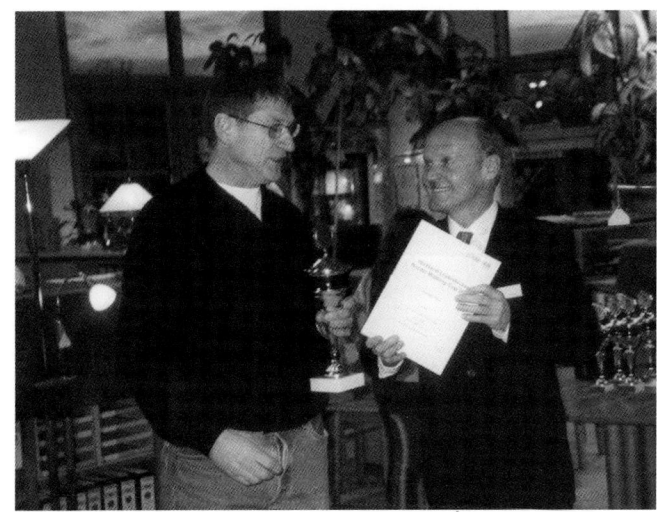

Urkunde

Oswald Merz
Lauftreff Mertesdorf

hat am

6. Walking
"Rund um die Klüsserather Bruderschaft"
teilgenommen

Zeit 5,5 km: **36** : **13** Minuten

SV Blau Weiß 1934 Klüsserath e.V.

Klüsserath, den 23. August 2003   Alex Regnery, 1. Vorsitzender

---

mir die Bäderlandschaft hier anschaue, dann kriege ich Lust, zehn Stunden am Tag zu trainieren, so motiviert bin ich", sagt er im Grundton der Überzeugung. „Bad Füssing ist vielleicht zwei Stunden weiter entfernt als ein anderes Bad. Aber diese zwei Stunden bringen mir ein halbes Jahr Energie." Merz hat durch seine Krankheit so viele schöne Sachen kennen gelernt, die sein Leben schöner gemacht haben als in der Zeit vor der Krankheit. „Ich kann zum Beispiel meinen Gefühlen freien Lauf lassen. Wenn ich einen berührenden Film sehe oder wenn jemand eine Goldmedaille gewonnen hat, da freu´ ich mich so drüber, dass ich weinen muss."

Bad Füssing ist über die Jahre so etwas wie eine zweite Heimat für Oswald Merz geworden. Die Merzens genießen hier die schön ausgebauten Rad-

wege, den nahen Inn, die vielfältige Gastronomie und das Kulturangebot. „Bad Füssing hat mir bei meiner Genesung wahnsinnig viel geholfen. Ich habe auch schon selbst mindestens 100 Leute hierher vermittelt, allein durch Mund-zu-Mund-Propaganda."

Das Hauptkriterium für ihn ist die gute Stimmung im Ort: „Hier ist immer was los. Bad Füssing könnte man als Mallorca von Deutschland bezeichnen. Hier stimmt einfach alles zusammen: das Klima, die Stimmung und das therapeutische Angebot … fantastisch!"

Er zeigt auf das Diagramm, das die Leistungskraft seiner beiden Beine im Vergleich zeigt. Die Bioelektrizitätskurve des rechten Beines ist rot markiert, die des linken blau. Deutlich höher schwingt sich diese Kurve, aber auf dem nächsten Blatt, das jüngere Testergebnisse anzeigt, schmiegt sich die Belastbarkeitskurve schon wesentlich näher an die des gesunden Beines an: 36 Prozent – Tendenz steigend. ◆

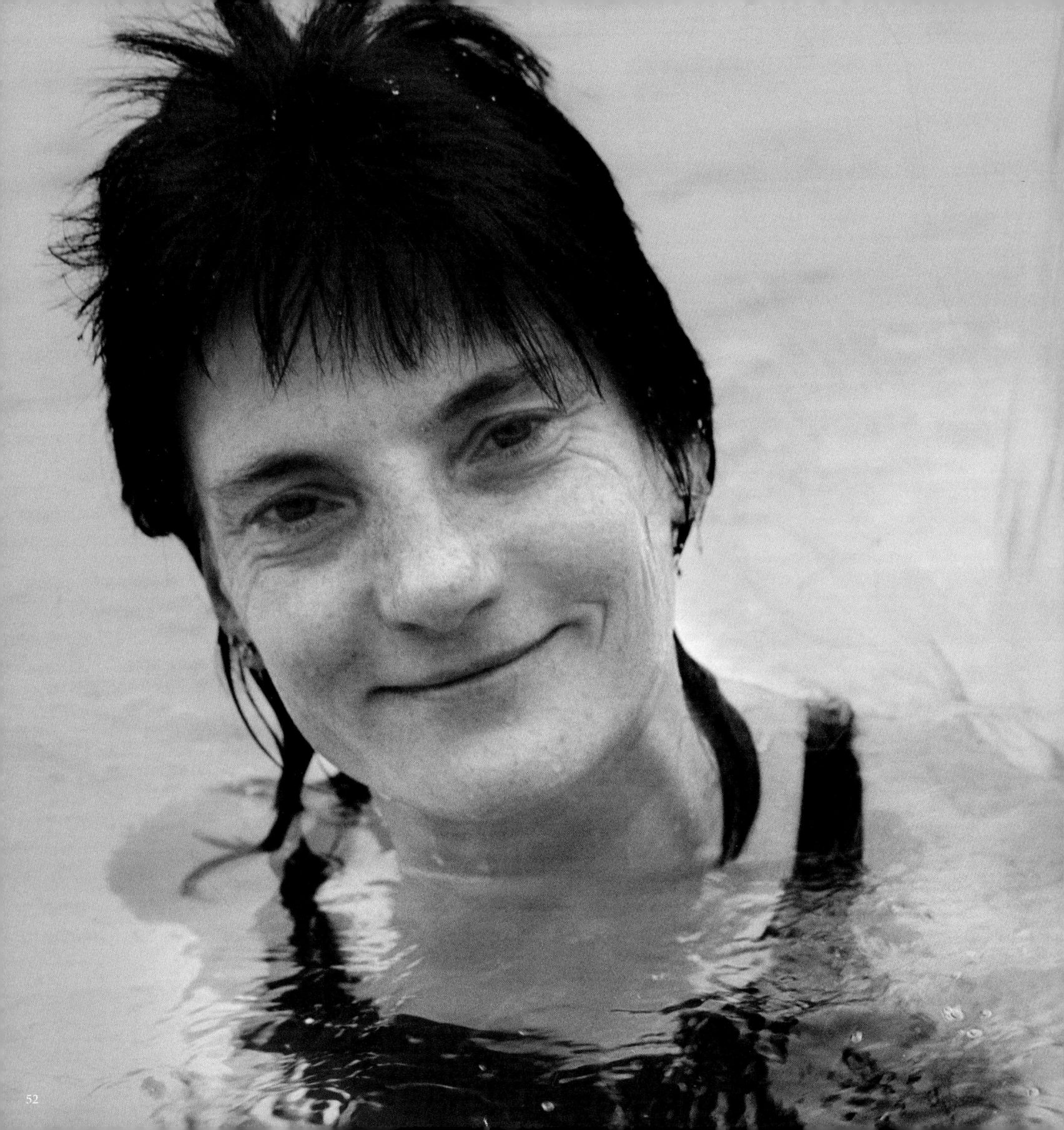

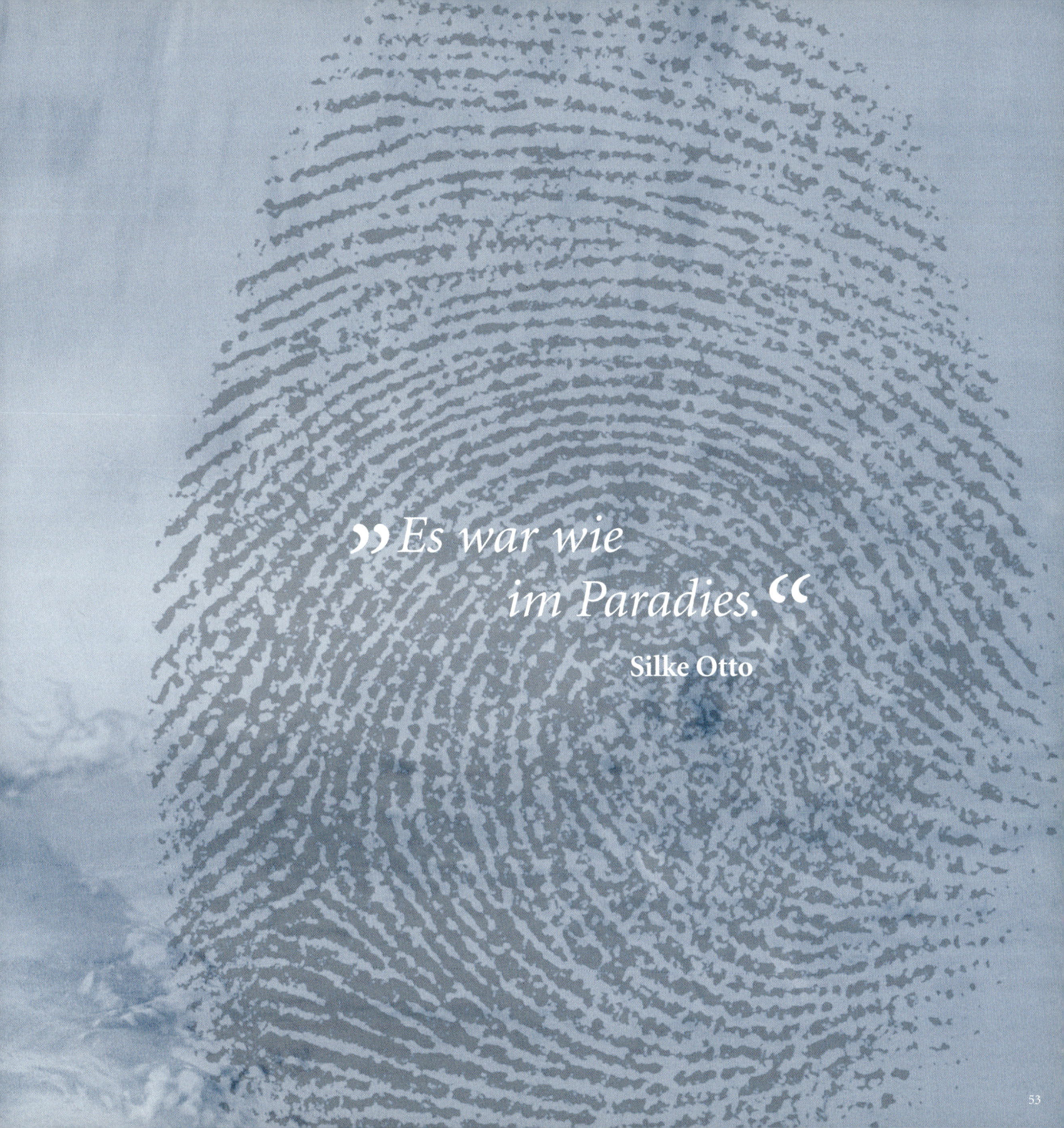

» Es war wie im Paradies. «

Silke Otto

Silke Otto

Die junge Frau ist zerbrechlich. Sie holt sich Brötchen vom Frühstücksbuffet, stakst zurück zum Tisch, lässt es sich schmecken. Weil sie weiß, dass sie Kraft für einen anstrengenden Tag in den Thermen benötigt. Aus ihren Augen spricht leise ein tiefer Kummer, doch ihre Haltung ist gerade und voller Willen, die Bewegungen ein wenig eckig, aber dennoch katzenhaft zielstrebig. Ihre Frisur hat was von Nena, aber der Violett-Rost-Ton nimmt keinerlei Anleihen bei den 80er-Jahren. Sie ist sehr hübsch, aber das scheint ihr egal zu sein.

In der Therme I treffen wir uns zum Fototermin. Dichte Menschenmengen füllen bereits den Kassenraum. Ich berate mich mit der Fotografin, ob wir lieber in eine weniger frequentierte Therme weiterziehen sollen, aber nach einem kurzen, klärenden Gespräch mit einem sehr freundlichen Asiaten in der Verwaltung bekommen wir zwei Paar schicke, blaue Plastiktüten für unsere Straßenschuhe und einen Kabinenschlüssel. Die leicht überforderte Dame an der Kasse winkt uns durch das Drehkreuz und zehn Minuten später schwimmt Silke Otto freudestrahlend durch das dampfende Trapez-Becken. Selbst als es leicht zu nieseln beginnt, bleibt sie gut gelaunt und konzentriert. Ihr fragiles Gangbild scheint sie in der Garderobe gelassen zu haben. Hier im Wasser ist sie gewandt und schwerelos. Mit dem furchtbaren Zustand ihrer Beine, von denen das linke geschient ist, geht sie spielerisch um, als hätte sie im Leben nie etwas anderes getan.

Silke Otto ist am 26. Januar 1963 geboren und gelernte Fleischfachverkäuferin. Sie kommt aus Leipzig, wo es „an jeder Ecke ein Lokal oder ein Café gibt – eine sehr belebte Stadt." In ihrer Jugend lief sie gerne Ski, vornehmlich im heutigen Tschechien. Als sie im Hotelzimmer von dieser sorglosen Zeit erzählt, muss sie ein paar Mal ganz schön schlucken.

Drei Jahre ist es nun her, dass Silke Otto einen schweren Reitunfall hatte: Zusammen mit acht Freunden unternahm sie einen Ausflug zu Pferd in Mecklenburg. Die Reitergruppe war am Rand einer Landstraße unterwegs, Silke Otto und ihr Brauner

September 2004 auf Kreta: Erster Badeurlaub seit langem

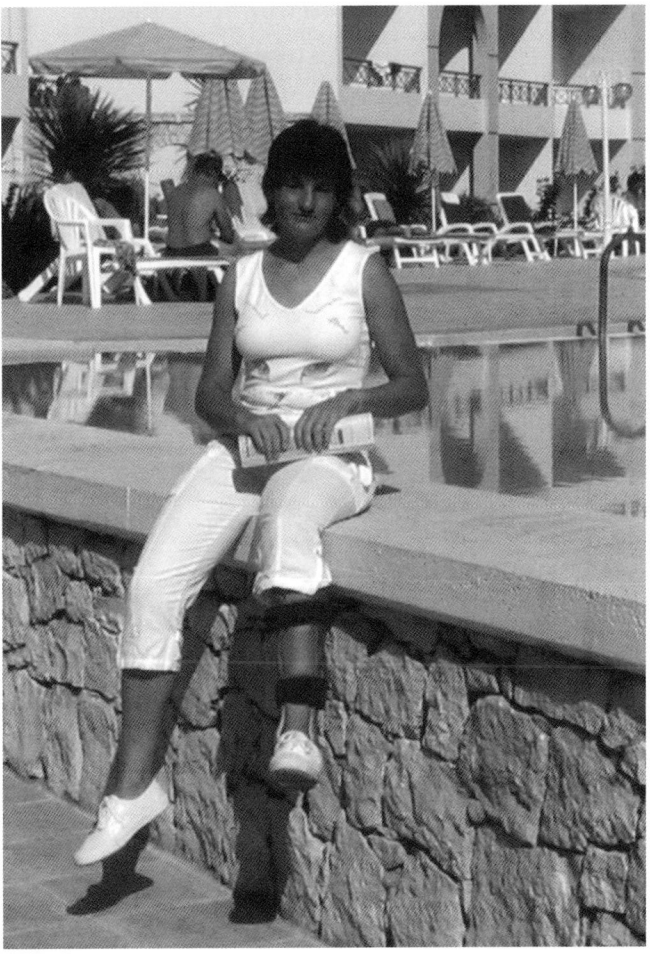

waren das Schlusslicht. Ihre Erfahrung mit den stattlichen Vierbeinern hatte sich bis dato in Grenzen gehalten. Es wäre noch ein angenehmer Tag an der frischen Luft geworden, hätte sich nicht ein dumpfes, lautes Knattern hinter ihr bemerkbar gemacht. Als auf einmal ein Traktor aus einer gerade passierten Seitenstraße tuckerte, warf ihr Pferd den Kopf hoch und nahm Reißaus. Silke Otto wusste nicht, wie ihr geschah und klammerte sich tonlos an seinem Hals fest, während sie an der verblüfften Reitergruppe vorbeischoss. Nicht einmal der Reitlehrer konnte die Verfolgung schnell genug aufnehmen. Nach 200 Metern ohnmächtiger Angst auf dem galoppierenden Tier verlor Silke Otto den Halt. Mit lautem Knall schlug sie auf der Straße auf und tauchte ein in ein schwarzes Meer aus Schmerz.

Im Laufe der nächsten Tage und Wochen kam sie immer mal wieder zu Bewusstsein, und immer war es ein anderes Krankenhaus, in dem sie erwachte: Kiel, Halle, Berlin … An die 20 Heilanstalten durchlief sie in zwei Jahren. Doch die Schmerzen in Kopf, Rücken und Beinen blieben. Ein gelähmtes Bein, Bandschei-

benvorfall, Oberschenkelhalsbruch und Gehirnerschütterung waren die Ingredienzen in der Mischung ihrer Qualen. Sie wurde zur Kur ins Allgäu geschickt, musste aber nach wenigen Tagen wieder abreisen, da niemand dort ihre intensiven Schmerzen lindern konnte. Während einer anstrengenden physiotherapeutischen Einheit stürzte sie nochmals, diesmal von einem Medizinball, und verschlimmerte somit ihren Zustand durch eine Wirbelsäulenverletzung, die zu einer chronischen Blasenlähmung führte.

Wieder Krankenhaus, wieder weiße, nach Kakao und Desinfektionsmittel riechende Zimmer, Ärzte, die den genauen Zustand ihres Körpers weder exakt

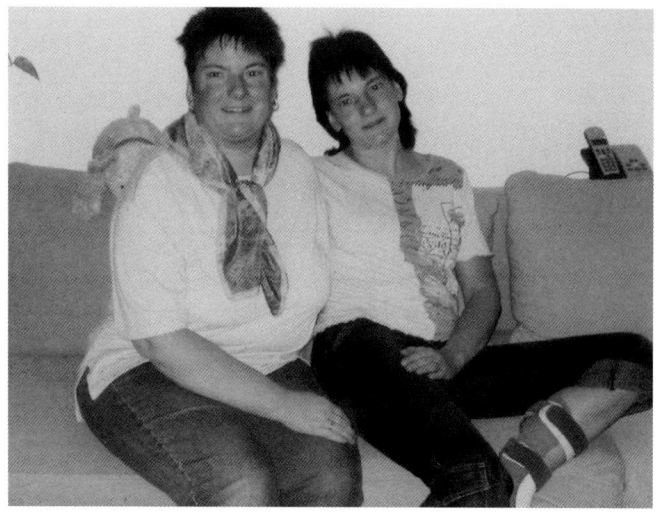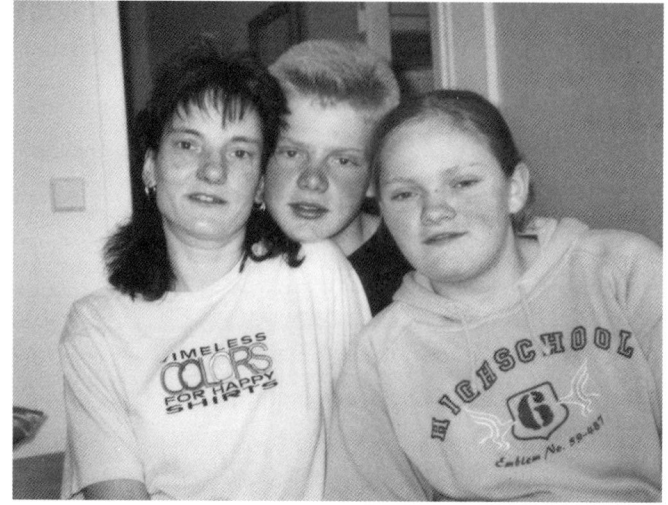

Zwillingsschwester Simone; die Kinder Marcus und Doreen

analysieren, noch einen schmalen Lichtblick für die ganzheitliche Besserung ihres Zustands in Aussicht stellen konnten. Ihrem Mann wuchs die Situation über den Kopf, und die Trennung folgte auf dem Fuß. Ihre Kinder Marcus und Doreen leben seither bei ihm.

Silke Ottos Eltern jedoch hielten zu ihr, ebenso ihre Zwillingsschwester Simone, mit der sie ein beinahe telepathischer Kontakt verbindet. Zudem sind beide Hasenbesitzerinnen und große Verehrerinnen des blonden Troubadours Howard Carpendale. Wann immer es einer von beiden Schwestern schlecht geht – die andere spürt es. So hatte auch ihre Schwester in dieser Zeit viel zu leiden. Doch die dunkelste Stunde ist immer die vor dem Tagesanbruch.

Am Ende einer ebenso schmerzvollen wie deprimierenden Tournee durch Deutschlands Kliniken stand Silke Otto eines Tages am Beckenrand des Johannesbads und zog den schwefeligen Geruch eines ganz besonderen Wassers durch die Nasenflügel. Nach einer Woche Bewegungstherapie, Massagen, Strombehandlung, gezieltem, sanftem Mus-

kelaufbau und intensivem Baden ging es ihr schon um einiges besser und sie war fähig, länger als zehn Minuten zu Fuß zu gehen. „Die Leute in der Johannesbadklinik haben sich rührend um mich gekümmert – und das Wasser tat mir sooo gut! Die Hitze, die Weichheit – ich konnte mich fast nicht mehr bremsen. Ich musste den ganzen Tag lang im Wasser bleiben, ich wollte gar nicht mehr raus."

Nach drei Wochen konnte Silke Otto ihre Schmerzmittel absetzen und vorerst einmal nach Hause fahren. In Leipzig wurde sie Nachuntersuchungen unterzogen, ging regelmäßig zur Physiotherapie und Akupunktur. Auch mit einer chiropraktischen Behandlung landete sie ein Erfolgserlebnis auf dem Weg zur Besserung.

Nach Bad Füssing kommt sie wieder und wieder, verbringt ganze Tage in der Therme. „Von der Früh bis zum Feierabend: schwimmen, schwimmen, schwimmen! Ich mach' nichts anderes. Nach jedem Aufenthalt in Bad Füssing bin ich für fünf, sechs Monate beschwerdefrei."

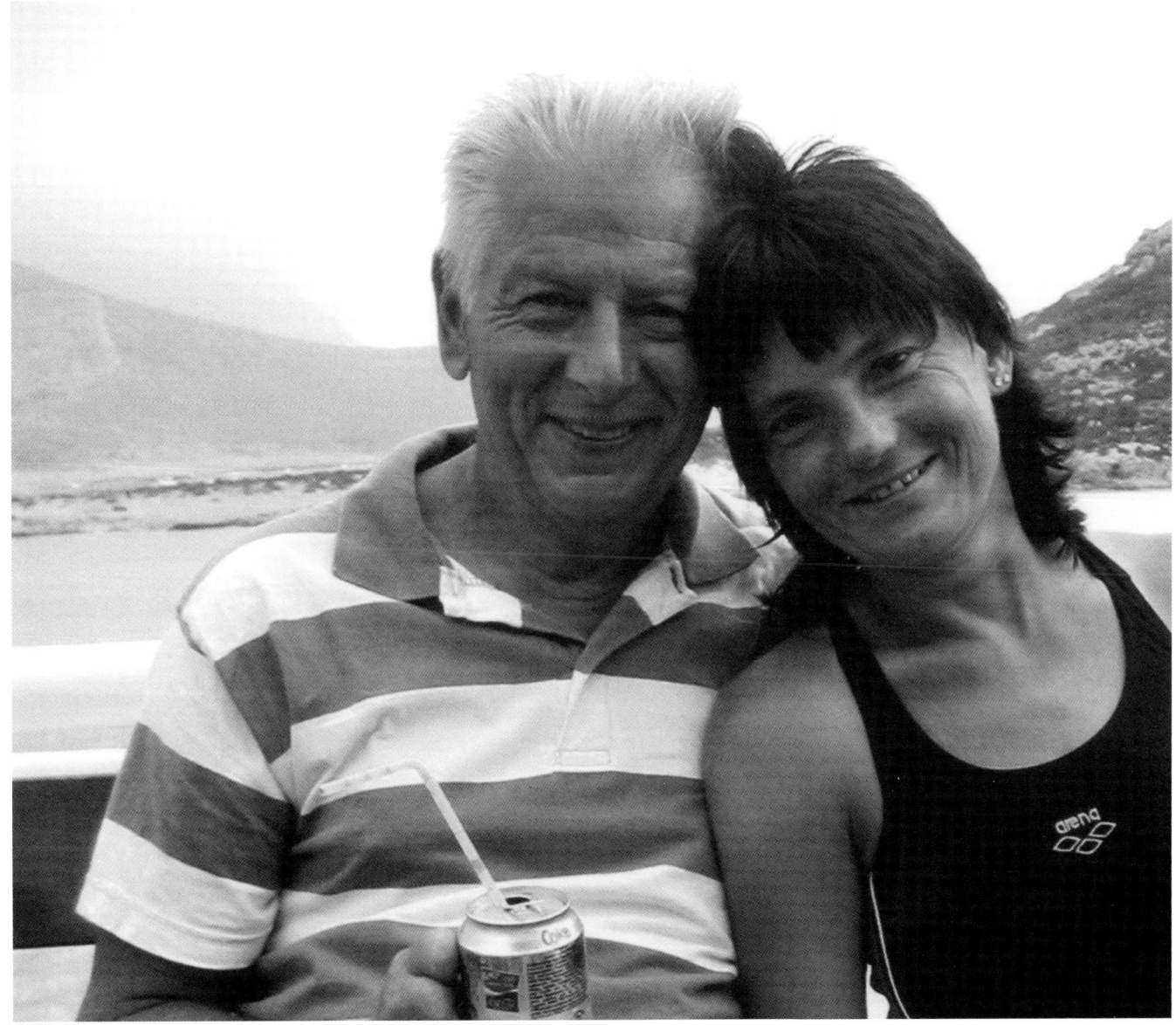

Silke Otto mit ihrem Lebensgefährten

Dann hat sie auch die Muße zu lesen: „Dramen, Rosamunde Pilcher, eher traurige Geschichten." Und wie sieht es mit Reisen aus? „Ich bin viel lieber in Bad Füssing unterwegs als in der Weltgeschichte. Das bringt mir mehr Entspannung und Erholung."

Nur das Reiten ist für Silke Otto ein rotes Tuch. „Auf ein Pferd steige ich nie wieder", sagt sie und schenkt mir ein fragiles Lächeln. ◆

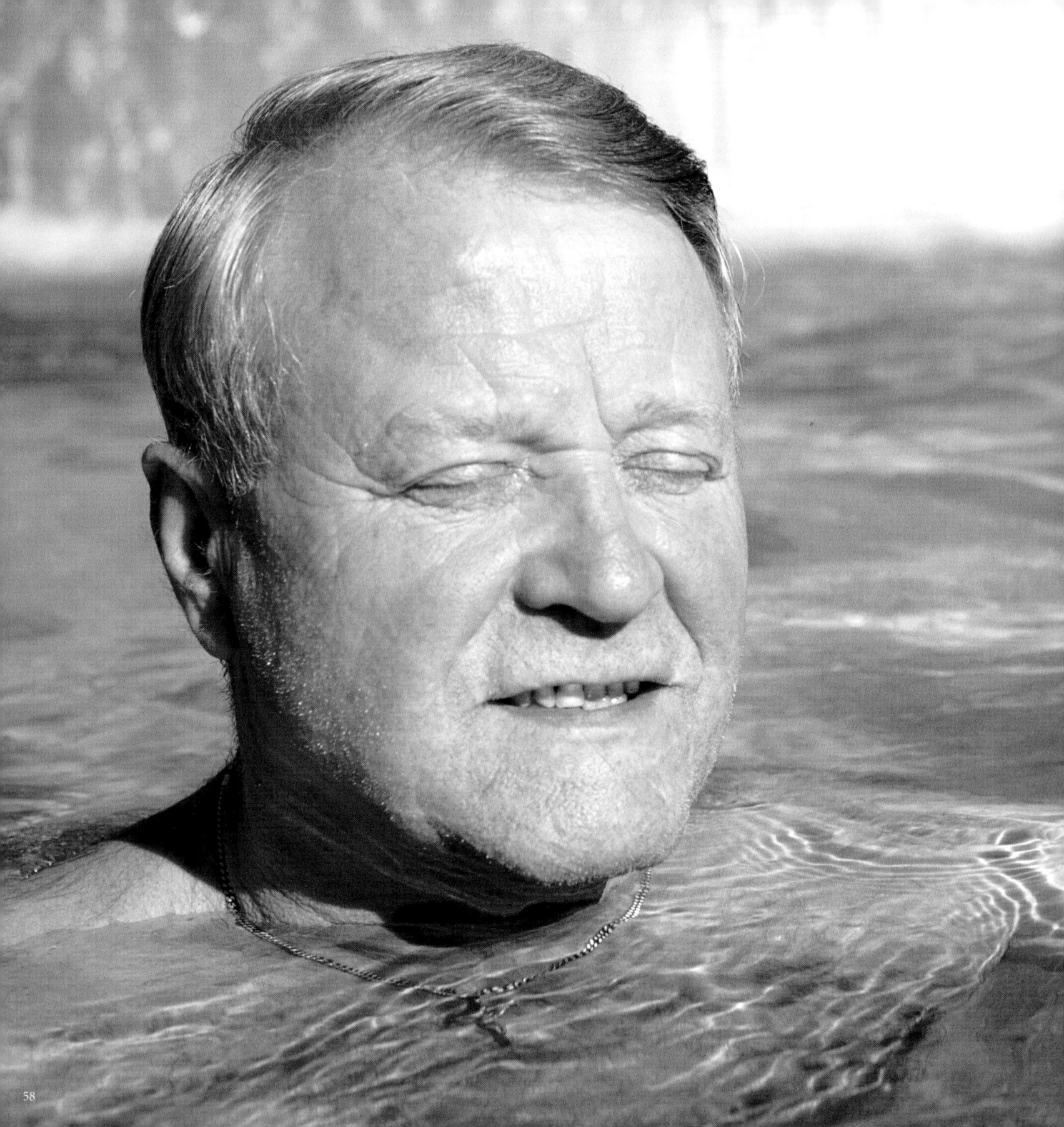

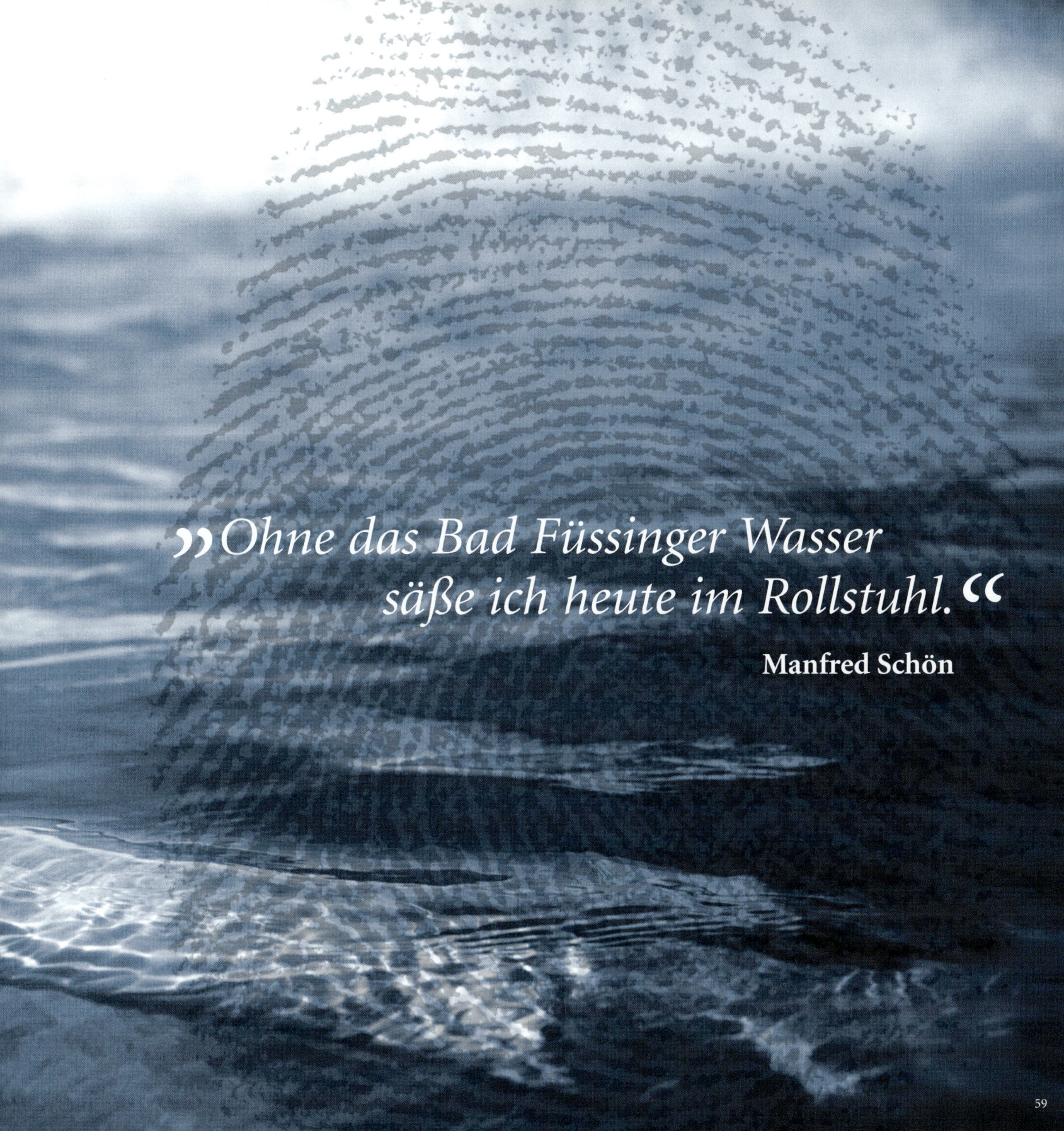

*»Ohne das Bad Füssinger Wasser
säße ich heute im Rollstuhl.«*

Manfred Schön

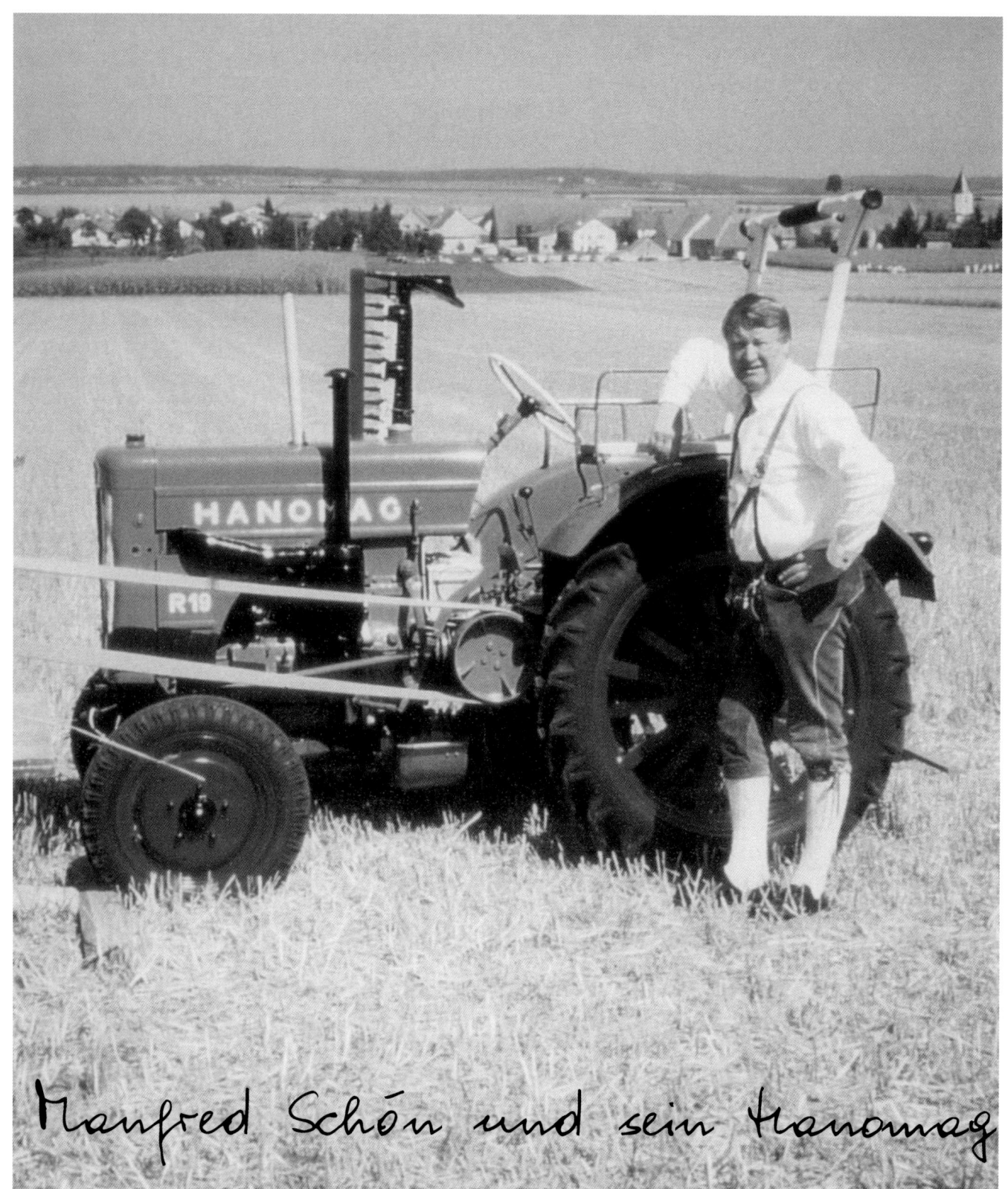

Manfred Schön und sein Hanomag

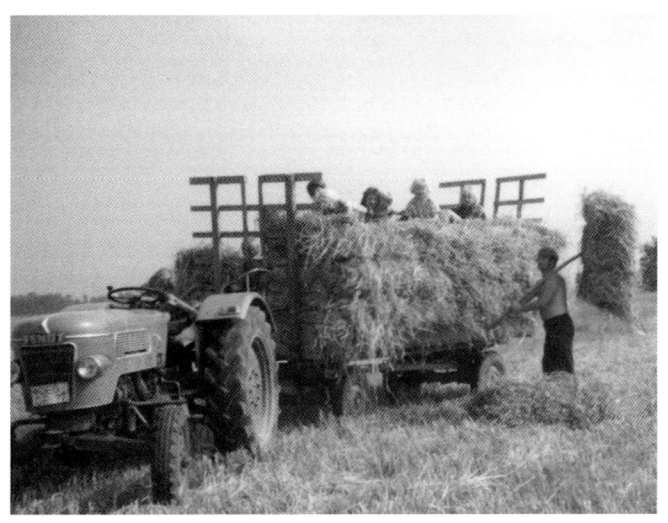 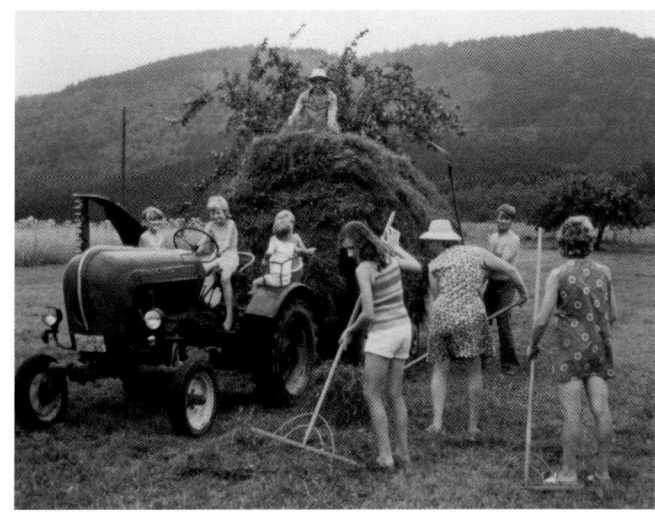

Manfred Schön

Ich bin spät dran. Um 15 Uhr 30 habe ich einen Interviewtermin mit Manfred Schön. Das ist in vier Minuten, ich bin aber erst kurz vor der Abzweigung Richtung Obernberg. Höchste Konzentration und ab in den fünften Gang.

Die 30-km/h-Beschränkung am stillgelegten Grenzübergang reizt mein Geduldspotential aufs Äußerste aus. Einen Kreisverkehr und eine lange Gerade später halte ich bei einem Hirschgehege, dessen vierbeinige Bewohner mir ihre ganze Aufmerksamkeit schenken. Der späte Nachmittag riecht nach Herbst und hat mit seiner neblig diesigen Atmosphäre mehr von einem frischen Morgen an sich. Pfirsichfarbene Lichtstrahlen bahnen sich ihren Weg durch den barocken Föhnhimmel.

„Eichenhof" heißt das Gehöft. Irgendwo bellt ein Hund, streng, aber gerecht und zum Glück durch einen Drahtzaun von mir getrennt. Hier haben Manfred Schön und seine Frau Hannelore die Urlaubstage der letzten 15 Jahre verbracht. Im Gästehaus duftet es heimelig nach Bohnerwachs und

Hausmannskost. Eine ehrliche Umgebung für ein ehrliches Gespräch: Ich fühle mich geerdet, als mir Manfred Schön im Flur begegnet.

Sein Tonfall erinnert mich eindeutig an Bruno Ganz. Er trägt Jeans, ein weißes Leinenhemd und eine schwarze, gewalkte Wollweste mit eingenähtem Edelweißmuster. Ich werde in eine gemütliche, kleine Wohnküche geführt. Hannelore Schön kocht Kaffee. Die beiden passen gut zusammen. Ein eingeschworenes Team. Die akademische Viertelstunde Verspätung nehmen sie mir nicht übel.

Manfred Schön, Jahrgang 1942, ist gelernter Landwirt. Von 1957 bis 1962 bewirtschaftete er zusammen mit seinem Vater einen gepachteten Hof mit 42 Hektar in Baden-Württemberg. Eines Nachts brannte der gesamte Hof ab. Brandstiftung. Der Verantwortliche wurde zwar gefasst, bekam aber auf Grund des § 51 StGB mildernde Umstände wegen mangelnder Zurechnungsfähigkeit. Die Schöns waren vollkommen mittellos: Es blieb dem jungen Manfred nichts anderes übrig, als in einer Gießerei anzuheuern. Wie sich bald herausstellte: ein gefährlicher und kraftraubender Job. Immer wenn Manfred

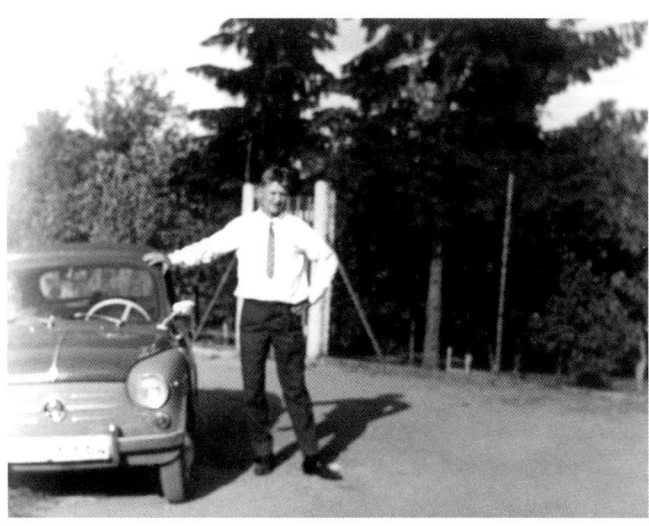

Schön und der Fiat 600

Schön gefragt wurde, wo er arbeite, antwortete er im Brustton der Überzeugung: „In der Hölle!"

Dreißig Jahre rackerte er unter fragwürdigen Umständen: Giftige Dämpfe und sengende Hitze füllten die Lungen der Arbeiter. Presslufthämmer gaben den Takt an. „Dort gehörten eigentlich Kinderschänder hin", sagt Schön kopfschüttelnd, „oder ein paar von unseren Politikern!" Jede Woche kamen neue Arbeiter, die auf Herz und Nieren geprüft wurden, ob sie für diese Schwerstarbeit überhaupt geeignet seien. Wenn ein Arbeiter nicht recht „zog", wurde er in die Halle der Gießerei strafversetzt. Dort hielten es die meisten zwischen acht und vierzehn Tagen aus, dann kündigten sie von selbst.

Nicht so Manfred Schön. Er war als mittlerweile erfahrener Kranführer beinahe unverzichtbar, denn kein anderer beherrschte das gefährliche Spiel der Bedienungsknöpfe und die Feinarbeit an der Hydraulik so wie er. Tagein, tagaus beförderte er einen Kessel hin und her, der mit zehn bis dreißig Tonnen 1 400 °C heißem flüssigen Eisen gefüllt war. „Man musste als Kranführer die Nerven behalten", sagt Schön. „Ein Millimeter zuviel und der Arbeiter

unter mir hätte das Eisen im Schuh gehabt! Man hatte nicht einmal genug Zeit, zur Toilette zu gehen! Jede Minute dieser Arbeit ließ mich mit einem Bein im Grab und mit dem anderen im Zuchthaus stehen."

April 1986: Es war ein Arbeitstag wie jeder andere auch, als Manfred Schön seinen Dienst in der Kanzel beendet, sich in der Dusche Staub und Mühsal des Tages abwäscht und um circa 22 Uhr 30 müde in seinen Kleinwagen steigt. Auf dem etwa 20-minütigen Heimweg spürt er plötzlich eine sonderbare Taubheit in den Beinen und starke Schmerzen im unteren Rücken. Er schafft es gerade noch auf den Parkplatz, kann vor Schmerzen kaum noch die Kupplung treten und fährt beinahe durch das geschlossene Garagentor. Es bleibt ihm nichts anderes übrig als zu hupen. Sogleich stürmt Hannelore aus dem Haus: „Spinnst du, oder was!? Es ist fast elf Uhr …", weiter kommt sie nicht, denn das schmerzverzerrte Gesicht ihres Mannes macht jede Erklärung überflüssig. Sein Bauch ist aufgebläht, aber eine gleichzeitig mit den Schmerzen aufgetretene Blasenlähmung hindert ihn am Wasserlassen. Wer jemals einen Bandscheiben-

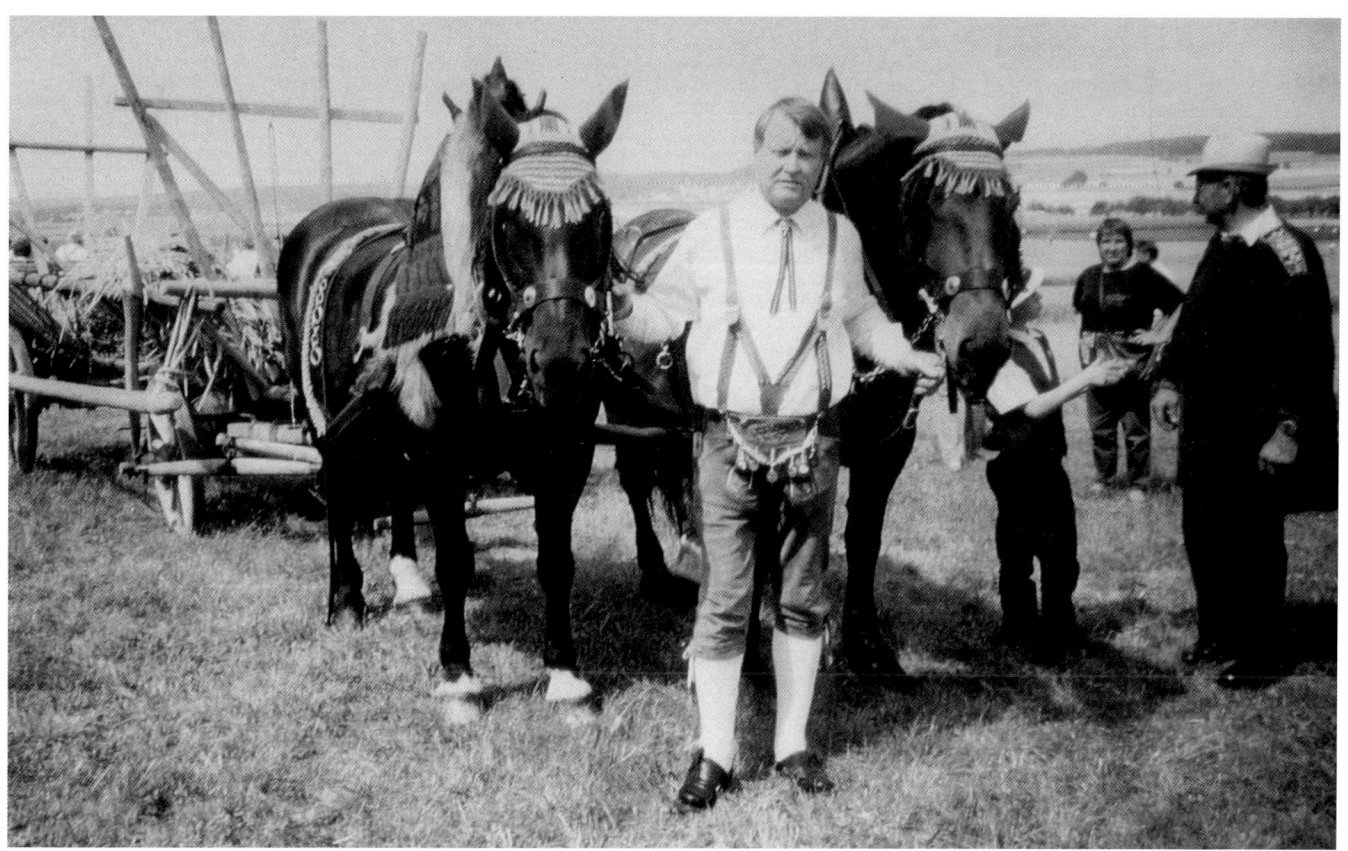

Landwirtschaftsmesse und zünftige Tracht

vorfall erlebt hat, kennt diese Symptome und ihre Heftigkeit.

Am 26. April 1986, dem Tag, an dem der Kernreaktor von Tschernobyl in die Luft ging, wurde Manfred Schön in Ulm von Professor Paultheo Oldenkott operiert und bekam in der Anschlussbehandlung eine Kur in Bad Wurzach im schönen Allgäu verordnet. Dort bestanden die Behandlungsmethoden aus angenehmen Torf- und Fangopackungen, die aber keine Besserung herbeiführten. Zurück in Ulm, erfuhr Schön via Röntgenschirm von einem Narbengewebe, das sich durch die OP gebildet hatte und auf einen Bandscheibennerv drückte. Daher rührte auch die leichte Paralyse in seinem linken Bein, die sich durch den Kuraufenthalt hätte verflüchtigen sollen. „Das Bein fühlte sich aber immer noch so taub an", erinnert sich Manfred Schön, „dass man Nadeln hätte hineinstechen können, ohne dass ich den Schmerz gespürt hätte." Zwei Optionen standen zur Auswahl: Entweder eine weitere Operation, um das Gewebe zu entfernen, oder eine Alternative, die Professor Oldenkott nach Hörensagen in Erwägung zog. Tief in der niederbayerischen Ebene gäbe es einen Ort, an dem zahlreiche Patienten aus Oldenkotts Bekanntenkreis durch das lokale Thermalwasser Heilung und Linderung ihrer Schmerzen erfahren hätten. Drei Tage später waren die Schöns auf dem Weg nach Bad Füssing und checkten für sechs Wochen in der Johannesbadklinik ein.

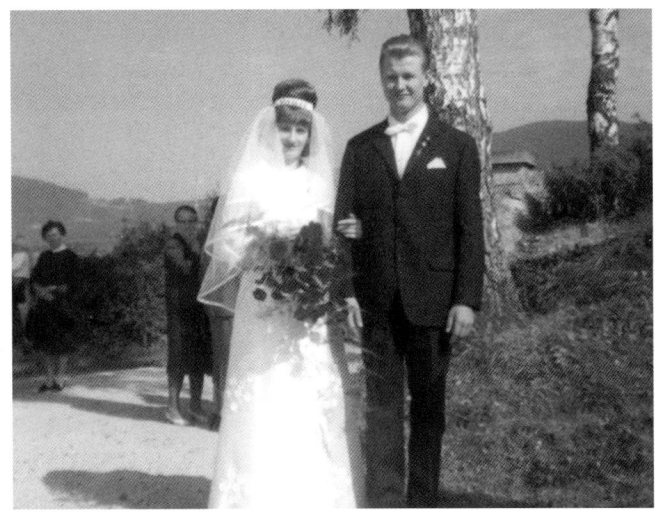 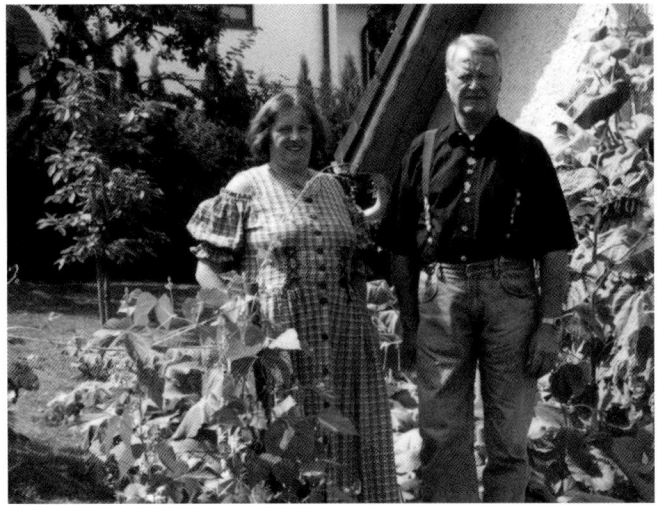

Das Ehepaar Schön bei der Hochzeit und im heimischen Garten

Was Manfred Schön am meisten verblüffte, waren die für ihn ungewöhnlichen Behandlungsmethoden. Eine Strommanschette wurde um das Bein gelegt und ein elektrischer Impulsgeber in der Größe einer Streichholzschachtel wurde sein ständiger Begleiter. Jeden Tag bekam er Einzelbehandlungen in Balneotherapie (Gymnastik im Wasser) und bewegte sich so viel wie möglich in den heißen Thermalbecken. „Ich musste die Zähne zusammenbeißen, aber das fiel mir nicht schwer, denn ich bin ein Kämpfer", sagt Schön. „Das habe ich von meinem Vater. Ich bin wie ein Gummimännchen: Wenn ich falle, stehe ich wieder auf."

Bevor er den Bandscheibenvorfall erlitt, hatte Manfred Schön einen Kredit von 150 000 Mark aufgenommen, um ein Haus in Heidenheim-Großkuchen zu kaufen. Die Schöns wollten raus aus der Stadt und frische Landluft schnuppern, so wie sie es beide in ihrer Jugend gewohnt waren. Als sich sein Unglück in der Stadt herumgesprochen hatte, tauchten plötzlich Leute auf, die sich für das Eigenheim interessierten, weil er doch „so krank" sei. Das ärgerte ihn so sehr, dass er sich dachte: „Jetzt erst recht! Du musst wieder gesund werden, dein Haus gibst du so schnell nicht her." Dafür hatten die Schöns nämlich lange genug gekämpft. Ihr Grundkapital waren 100 Mark, später kam noch die Mitgift seiner Frau hinzu.

Als sich die beiden kennen lernten, waren Manfred Schöns ganzer Besitz ein Bausparvertrag und ein 600er Fiat, bei dem man die Beifahrertür während der Fahrt zuhalten musste. „Armut schweißt zusammen", sagt Herr Schön über den Rand seiner Kaffeetasse hinweg und blickt dabei dankbar seine Frau an. Ein weiteres Credo lautet: „Solange ich atme, lebe ich, und solange ich lebe, kämpfe ich."

Also ging er im Johannesbad auch noch in die Kraftkammer. Der behandelnde Arzt meinte daraufhin zu ihm, man könne es auch übertreiben, aber Schön war über jeden Zweifel erhaben: „Nix! Ich muss was merken, ich muss mein Bein wieder spüren! Ich weiß, wie weit ich gehen kann, und wenn's weh tut, hör' ich schon auf …" Schon nach 14 Tagen merkte er, dass wieder Leben in sein Bein kam, anfangs nur als Kribbeln, dann Tag für Tag

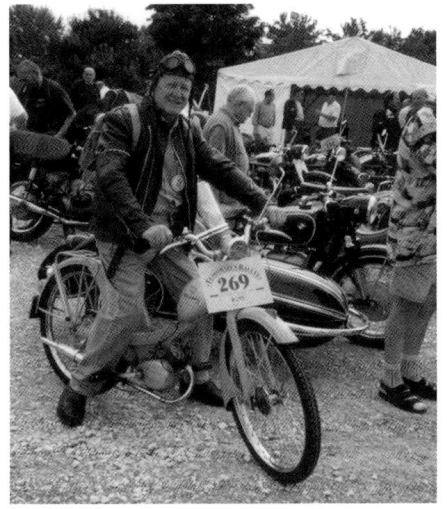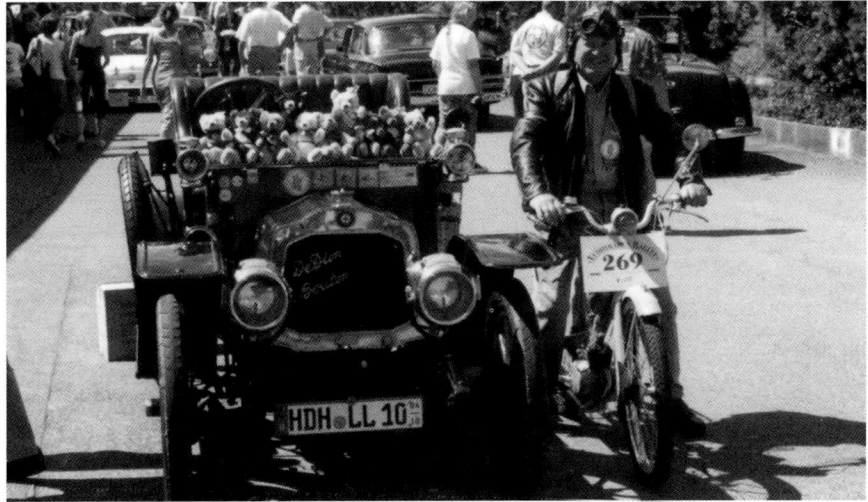

Beim Oldtimer-Treff

massiver und spürbarer. Nach sechs Wochen wurde Manfred Schön als geheilt entlassen.

Auf dem Heimweg nach Heidenheim musste der frisch Kurierte in der Nähe von Plattling an der Isar austreten. Es kommt nicht selten vor, dass Männer während des Wasserlassens in der freien Wildbahn inspirierende Momente haben. Doch als Manfred Schön durch das Staudenwerk und einen kleinen Graben zum Auto zurücklief, als wäre er noch immer der Bauernbub aus dem Fränkischen Wald, wurde er von einem solch intensiven Glücksgefühl durchdrungen, dass er kurzerhand seine beiden Krücken in den Fluss schleuderte. Das Leben hatte ihn wieder.

Zu Hause in Baden-Württemberg fiel er seinem Arzt vor Dankbarkeit um den Hals, so glücklich war er über die Überweisung nach Bad Füssing. Gleich im nächsten Jahr kam er wieder zu einer Nachkur und beschloss, dass das Bad Füssinger Wasser auch in Zukunft Bestandteil seines Lebens werden sollte.

So kommt er seit beinahe 20 Jahren ins Bayerische Thermenland, immer in Begleitung seiner Hannelore. „Ohne das Bad Füssinger Wasser säße ich heute im Rollstuhl." Jedes Mal, wenn er von der Kur heimkommt, sprüht er vor Kraft und fühlt sich, als könnte er Bäume ausreißen. Lässt es aber als Naturfreund sein.

Manfred Schön ist seit 1993 in Frühpension. Finaler Auslöser dafür war ein Brand in der Gießerei im Jahr 1989, in der er auch nach seiner Genesung wieder arbeitete. Durch Rauch und giftige Dämpfe war Schön in der Kranführerkanzel ohnmächtig geworden und wurde mit dem Hubschrauber nach Ulm geflogen, wo er zur Rauchentgiftung tagelang unter einer Art Taucherglocke liegen musste. Ja, auch Heilungen, die an ein Wunder grenzen, schützen nicht vor weiteren Katastrophen.

Seither nimmt es Manfred Schön verdientermaßen lockerer und widmet sich mit Leib und Seele dem Sammeln von Oldtimer-Traktoren – die zweite Passion neben Bad Füssing. Auch diese teilt er mit seiner Frau. Zusammen tuckern sie jeden Frühsommer auf Traktor-Treffen, er vorneweg, sie auf einem winzigen Bulldog hinterher. Zwei wie Pech und Schwefel. ♦

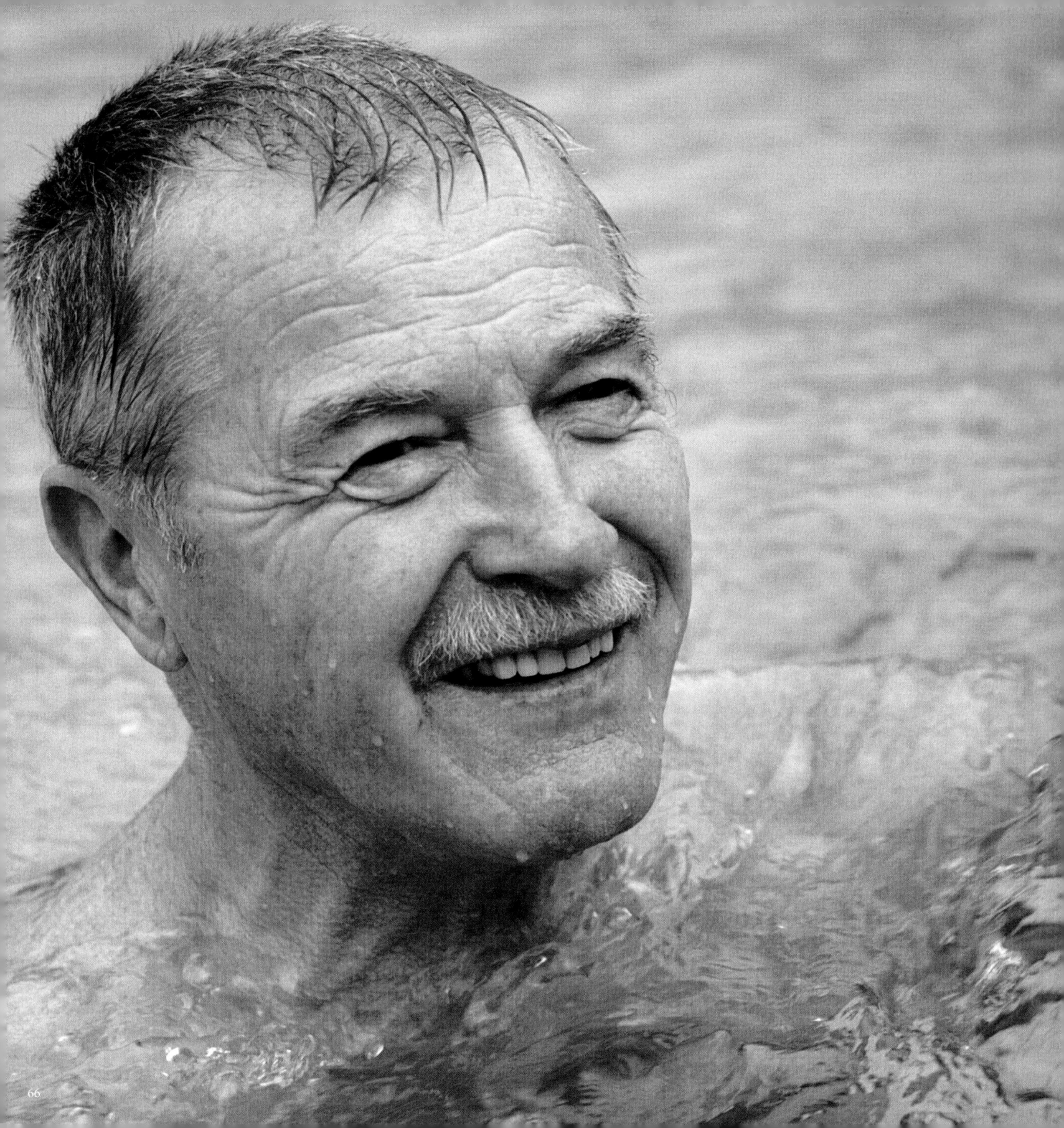

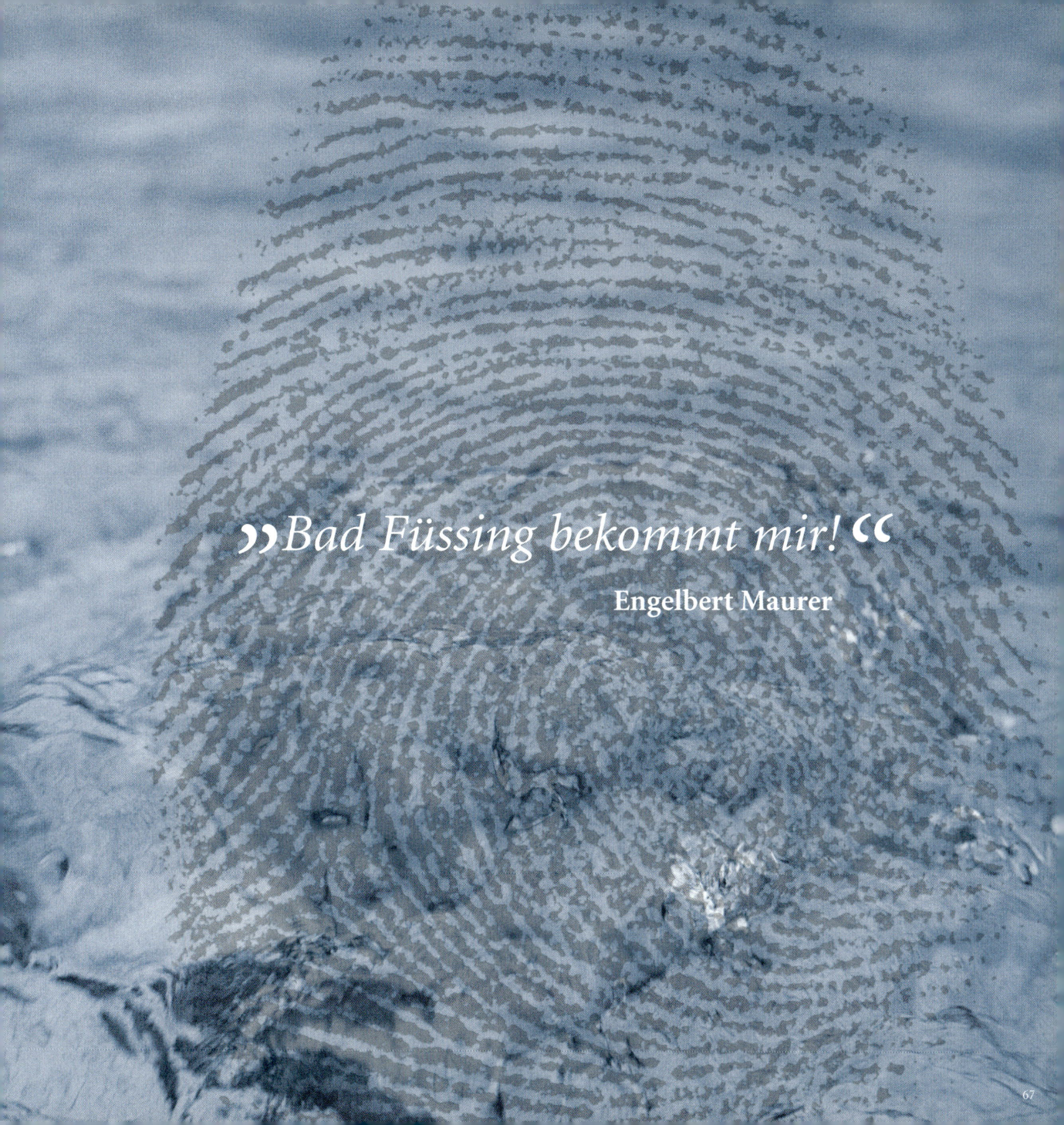

»*Bad Füssing bekommt mir!* «

Engelbert Maurer

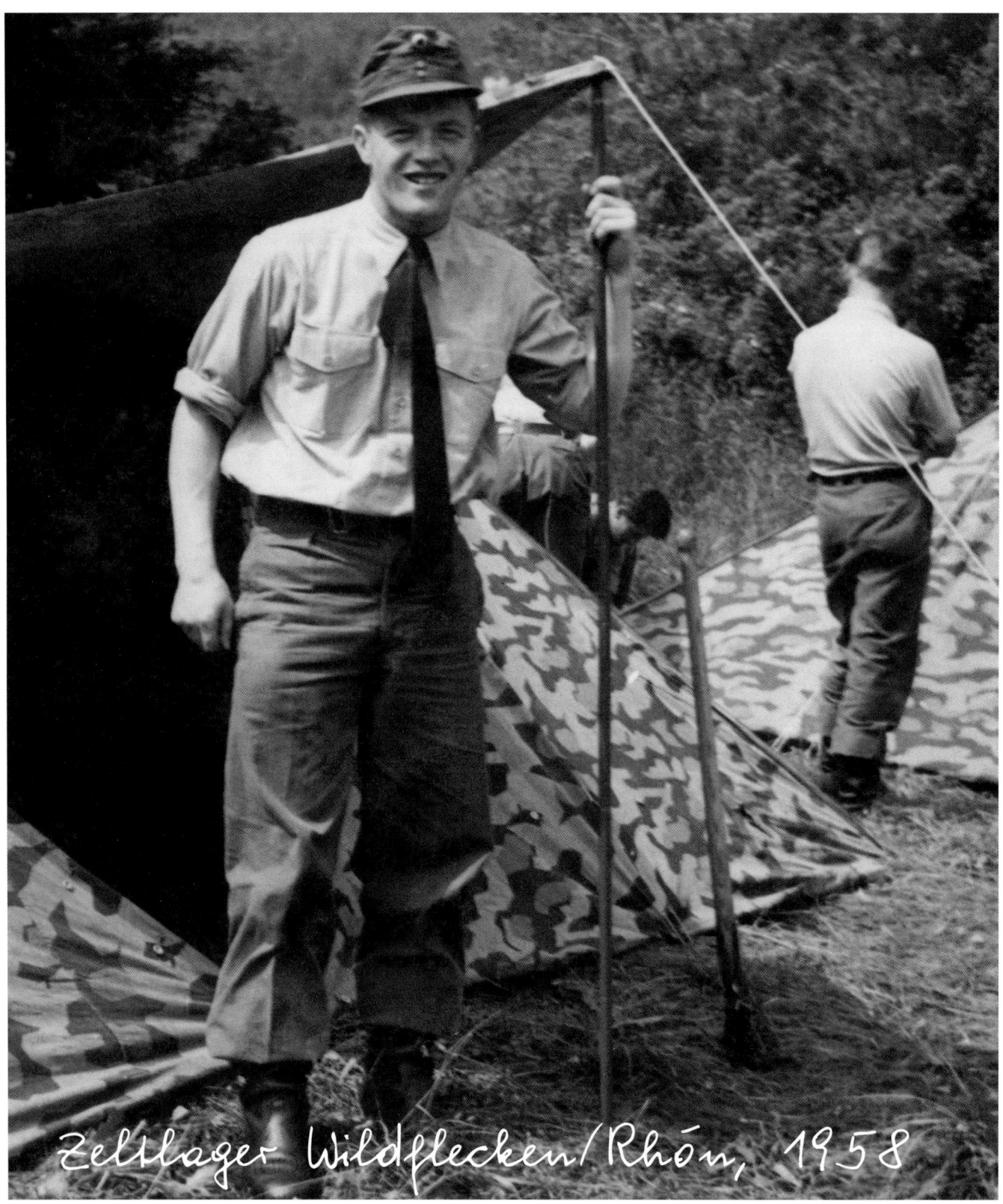

Zeltlager Wildflecken/Rhön, 1958

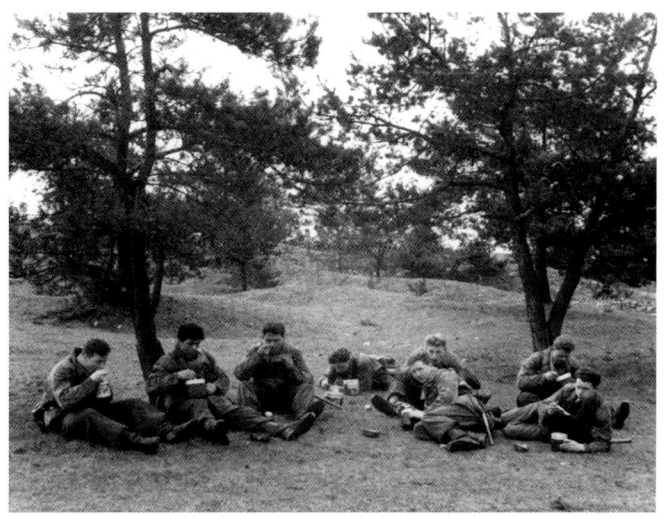
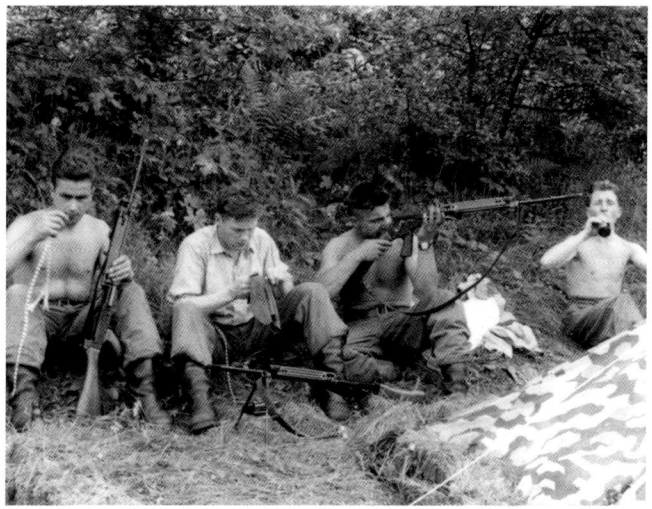

Engelbert Maurer

Ich war gerade bei einem Morgenspaziergang durch den Kurwald unterwegs und spürte, wie warme Lichtflecken sich mit wogenden Schattenmustern auf meiner Haut abwechselten. Die Bocciabahnen mit weichem roten Gummibelag waren schon von den ersten Spielern des Tages in Beschlag genommen, Vögel zwitscherten und haschten sich in spektakulärem Tiefflug über den Köpfen der Senioren. Gerade wollte ich mich auf einer der einladenden Bänke niederlassen, als mich das Vibrieren meines Handys aus meinen Tagträumen auffahren ließ: Engelbert Maurer wäre nun in Dr. Tahlaouis Praxis und würde mir gerne ein Interview geben. Also los und hurtig über die Kurallee, zurück in das Wartezimmer mit seinen Magazinen in den blauen Umschlägen des Lesezirkels, dem geduldigen Ficus und den weiß durchleuchteten Jalousien.

Mein Gesprächspartner ist 69 Jahre alt, wirkt sportlich, gut in Form und sehr aufgeschlossen. In seinen Augen flackert ein kraftvolles Licht und das Timbre seiner Stimme lädt dazu ein, seinen Ausführungen zu folgen, wie man einem Musikstück zuhört. Seit zwei Jahren ist er Patient bei Dr. Essam El Tahlaoui, einem bekannten Bad Füssinger Arzt, dessen Praxis etwas versteckt hinter einem Hotelparkplatz liegt. Wir beschließen das Interview gleich im ruhigen Wartezimmer zu machen und werden nur ab und an von eintreffenden Patienten und Dr. Tahlaouis Sprechstundenhilfe unterbrochen.

Der Beamte Engelbert Maurer kam 1989 zum ersten Mal nach Bad Füssing. Er war damals verwitwet und erhielt von einem Arbeitskollegen den Rat, nicht in ein Sanatorium mit großem Hotel zu gehen, weil das zu unpersönlich und anonym für den Trauernden sein würde. In einer Pension käme man sich schon beim Frühstück schnell näher, die Stimmung sei einfach netter und daher einer (inneren) Heilung zuträglicher. Ein Kurort sei genau das Richtige.

Maurer nahm sich diesen Ratschlag zu Herzen und fuhr nach Bad Füssing, das ihm als „ideal" beschrieben worden war. Dort angekommen, verliebte er sich gleich in die sanfte Landschaft und das angenehme Klima des Bayerischen Thermenlandes.

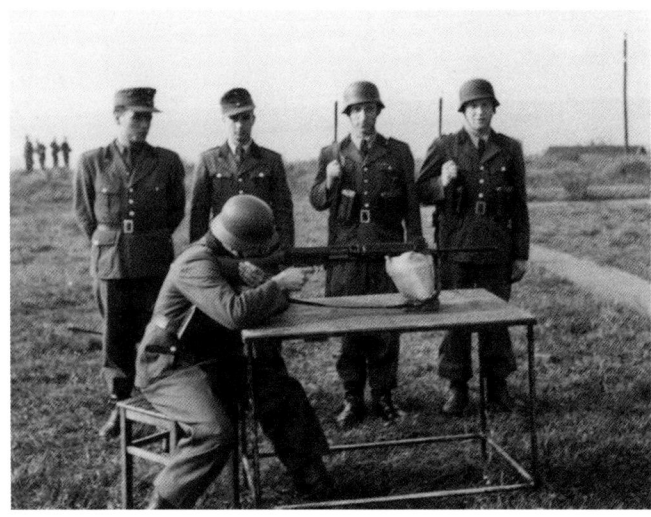

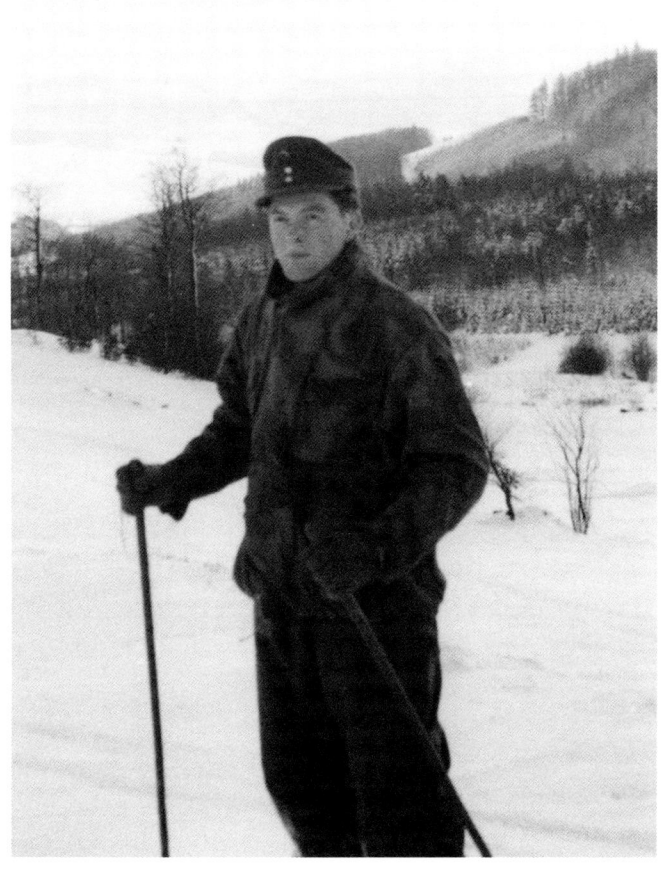

Seither kehrt er alle zwei Jahre wieder und verbringt jeweils drei Wochen, um sich rundum von den Unannehmlichkeiten des Alltags zu kurieren. Maurer reist ausschließlich nach Bad Füssing, ein anderes Kurbad hat er noch nie in Erwägung gezogen. Seit Jahren hat er an immer während Rückenproblemen zu leiden. Nicht, dass er ernsthaft krank wäre, aber ein Lebenslauf als Beamter mit vielen, vielen Stunden im Sessel fordert eben gesundheitlichen Tribut.

Der gebürtige Saarländer wurde ursprünglich als Schlosser ausgebildet. Als das Saarland 1957 wieder an Deutschland angegliedert wurde, begann Maurer eine zweite Karriere in der Sondereinheit des Bundesministeriums für Innere Sicherheit und arbeitete beim Bundesgrenzschutz. Die Rekruten waren 18 bis 24 Jahre alt und durften erst mit 25 heiraten, da eine Familiengründung nicht mit der Gefährlichkeit und Verschwiegenheit dieser Tätigkeit vereinbar war. Es war eine Zeit des Kasernenlebens, der Trillerpfeifen und ständiger mobiler Verfügbarkeit. Als Ausgleich spielte Engelbert Maurer semiprofessionell Tischtennis. „Dieser Sport kann enorm schweißtreibend sein", sagt er und schlussfolgert: „So

waren auch ein verschwitzter Rücken und Zugluft Ursachen für meine Rückenprobleme."

Im heißen Thermalwasser erfuhr er fast augenblickliche Linderung und machte wie so viele Besucher die Erfahrung, dass das schwefelhaltige Wasser ein Tonikum sondergleichen ist, sofern die Wirkung des Wassers in wohldosierten Einheiten erfolgt. Blieb Engelbert Maurer länger als 20 bis 25 Minuten im Thermalwasser, war er schlapp und ausgelaugt – unterhalb dieser Zeitgrenze fühlte er sich wie neu geboren. „Sauwohl!", wie er sagt.

Obwohl Maurer in seiner Jugend Unterwassergymnastik belächelt hatte, nahm er auch an balneologischen Bewegungstherapien teil und profitierte

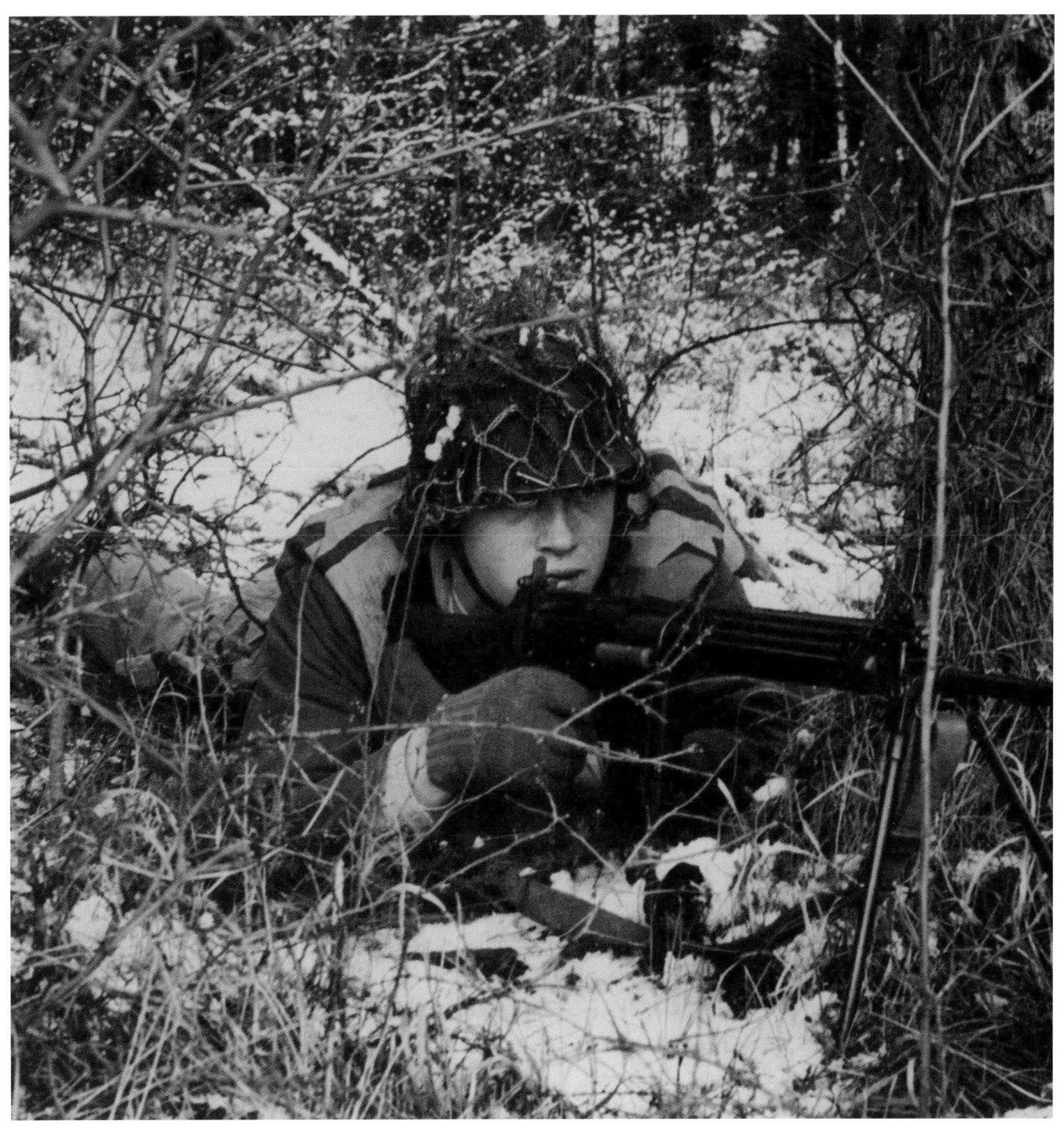

Bei der Grundausbildung im Gelände

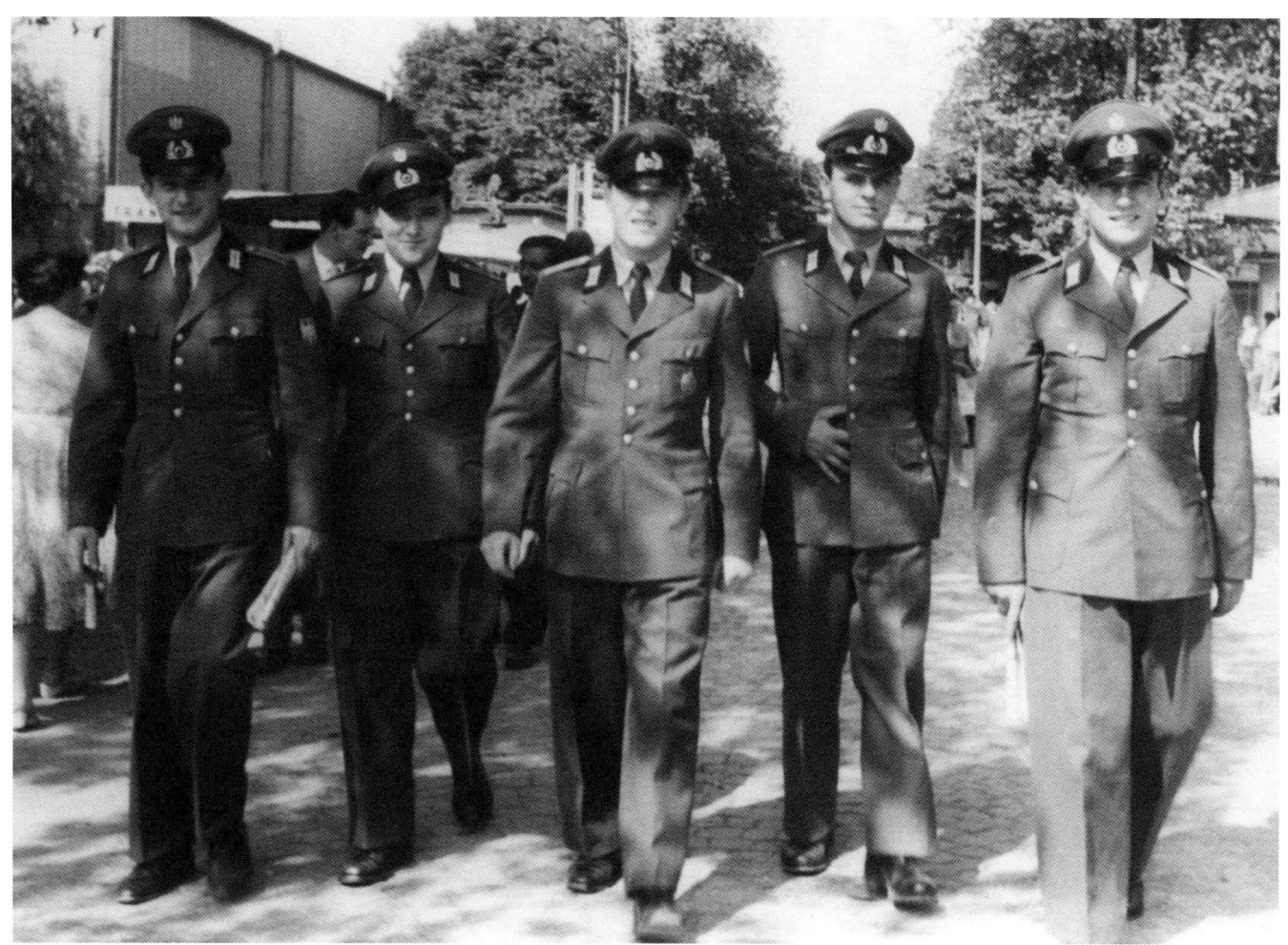

In Ausgehuniform beim Besuch einer Ausstellung, 1960

sehr davon. Seine Schmerzen waren nach einigen Tagen Bad Füssing wie weggeblasen, es gab Fahrradtouren zu unternehmen, die Innauen zu erkunden; auch das Kulturangebot beeindruckte Maurer. Mit Schmunzeln berichtet er vom Treiben der „reiferen Jugend" im „Haslinger Hof". Maurer: „Diese Generation und die meiner Eltern arbeiteten sich krumm, man buckelte früher einfach mehr – und das auf Kosten der Gesundheit. Ohne Rücksicht auf Verluste wurden da schwere Gegenstände durch die Gegend getragen. Dass das in den Rücken geht,

ist klar. Man war damals einfach noch nicht so körperbewusst."

Mir fällt dabei ein, dass ich in einem anthropologischen Seminar davon gehört habe, dass unsere westliche Kultur eine sitzende ist. In anderen Kulturkreisen gibt es kaum Sessel, und es ist sehr fraglich, ob die Konstruktion des menschlichen Körpers überhaupt darauf angelegt ist, fortwährend zu „thronen". In Indien oder in den arabischen Ländern liegen die Menschen mehr oder haben die am Boden hockende Position kultiviert. Das ist

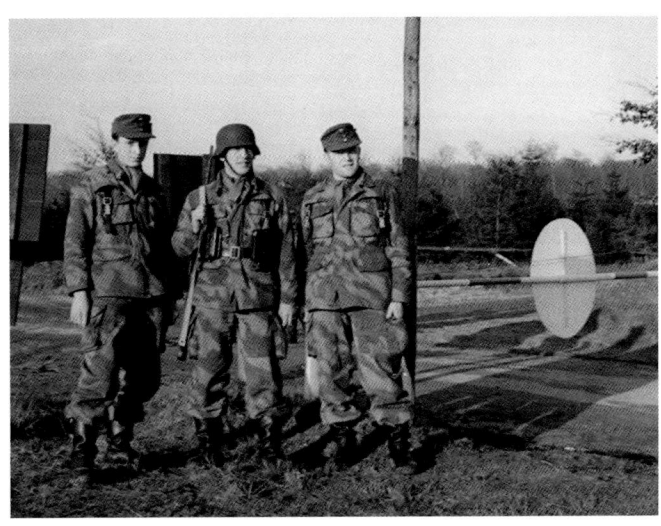

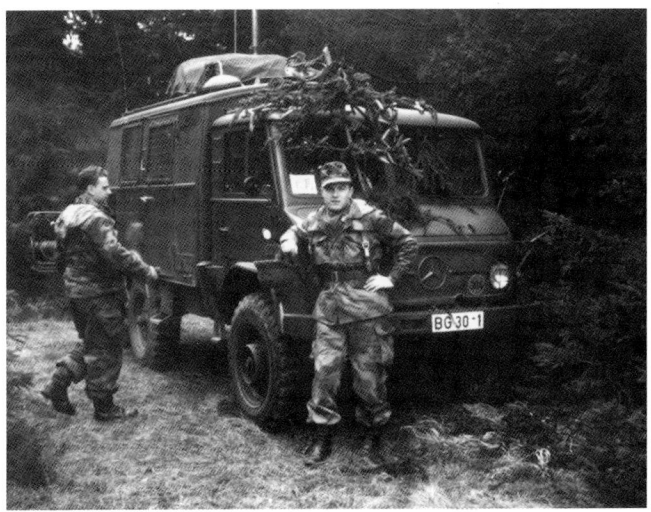

wesentlich Wirbelsäulen schonender und hält einen mehr in Bewegung. Wenn diese Völker ermüden, wechseln sie öfter die Position. Wenn hingegen ein europäischer oder amerikanischer Beamter in seinem Sessel entspannen will, führt das automatisch zu einer zusammengesackten, buckligeren Haltung. Man könnte sagen, wir leiden zunehmend an der Bequemlichkeit unserer Sitzgelegenheiten. Maurer kann das bestätigen.

Als Genießer der kölnischen Bierkultur und Bewunderer der „rheinischen Frohnatur" (Maurer lebt in Pulheim) lässt ihn natürlich die bayerische Gemütlichkeit nicht kalt. Er schätzt das Entspannte und dennoch Geordnete im bajuwarischen Naturell, zum Beispiel die Effizienz und Gründlichkeit der Müllabfuhr hier in Bad Füssing sowie die Pflege der „guten Laune".

Und was hat sich für ihn in Bad Füssing über die Jahre hinweg verändert oder verbessert? „Es gibt mehr Angebot, mehr Struktur, auch der Kreisverkehr ist relativ neu, die 30-km/h-Begrenzung im Ortsgebiet war schon immer da, soweit ich mich erinnern kann. Die hat ja auch ihren Sinn. Was mir besonders gut tut: Ich kann hier besser schlafen, die Probleme bleiben daheim. Und wenn man dann wiederkommt, hat man genug Kraft getankt, um sich den Anforderungen des Alltags zu stellen." Maurers jüngster Sohn hat sich gerade von seiner Frau getrennt. Solche Sachen belasten. Aber in Bad Füssing kann Engelbert Maurer abschalten. „Das bekommt mir." ◊

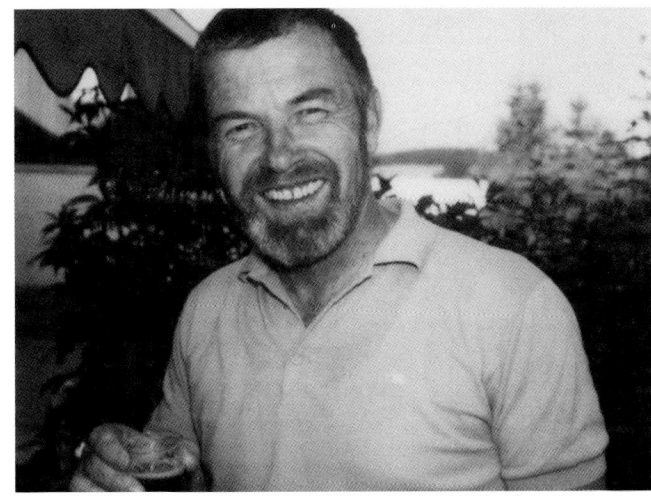

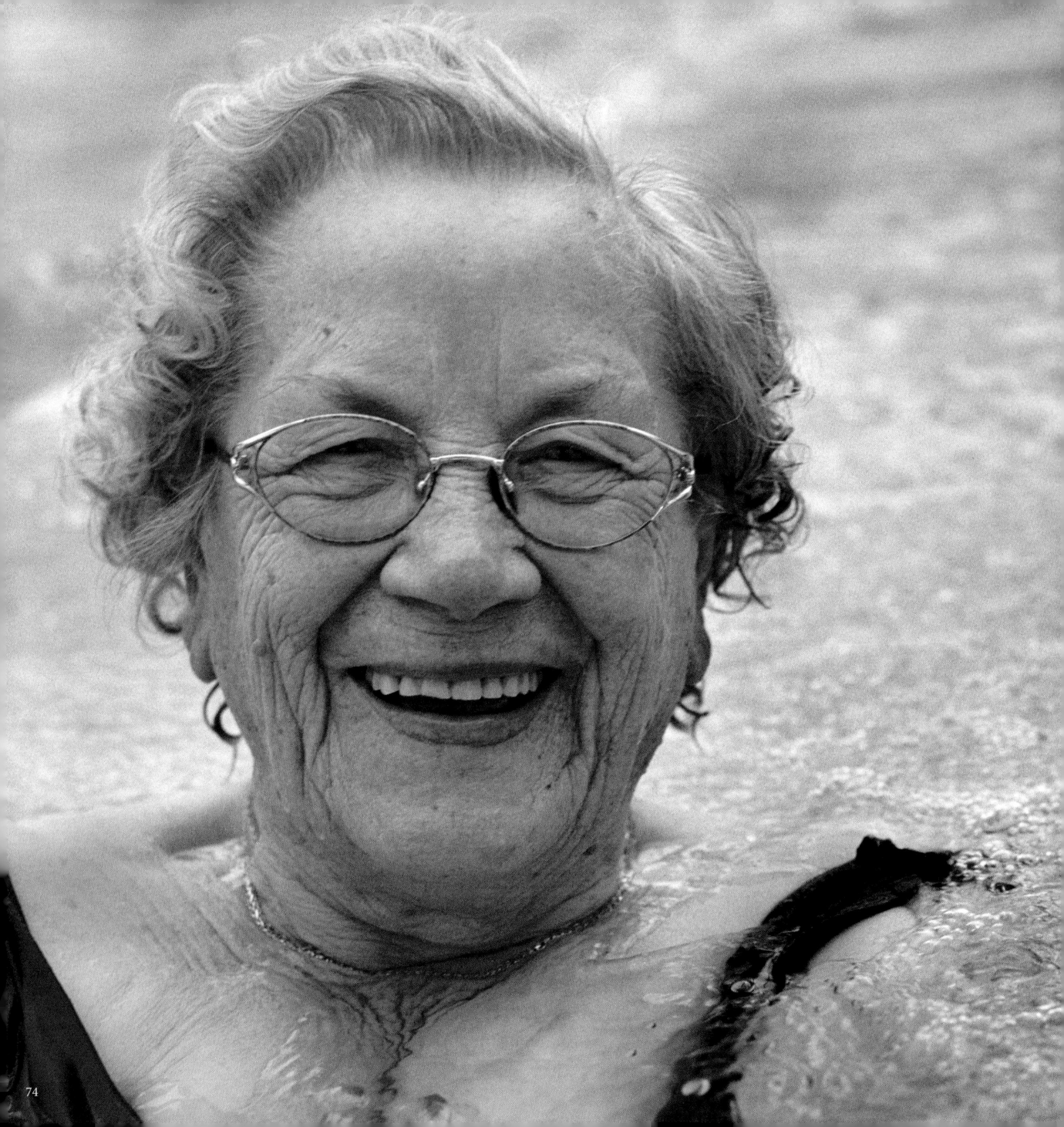

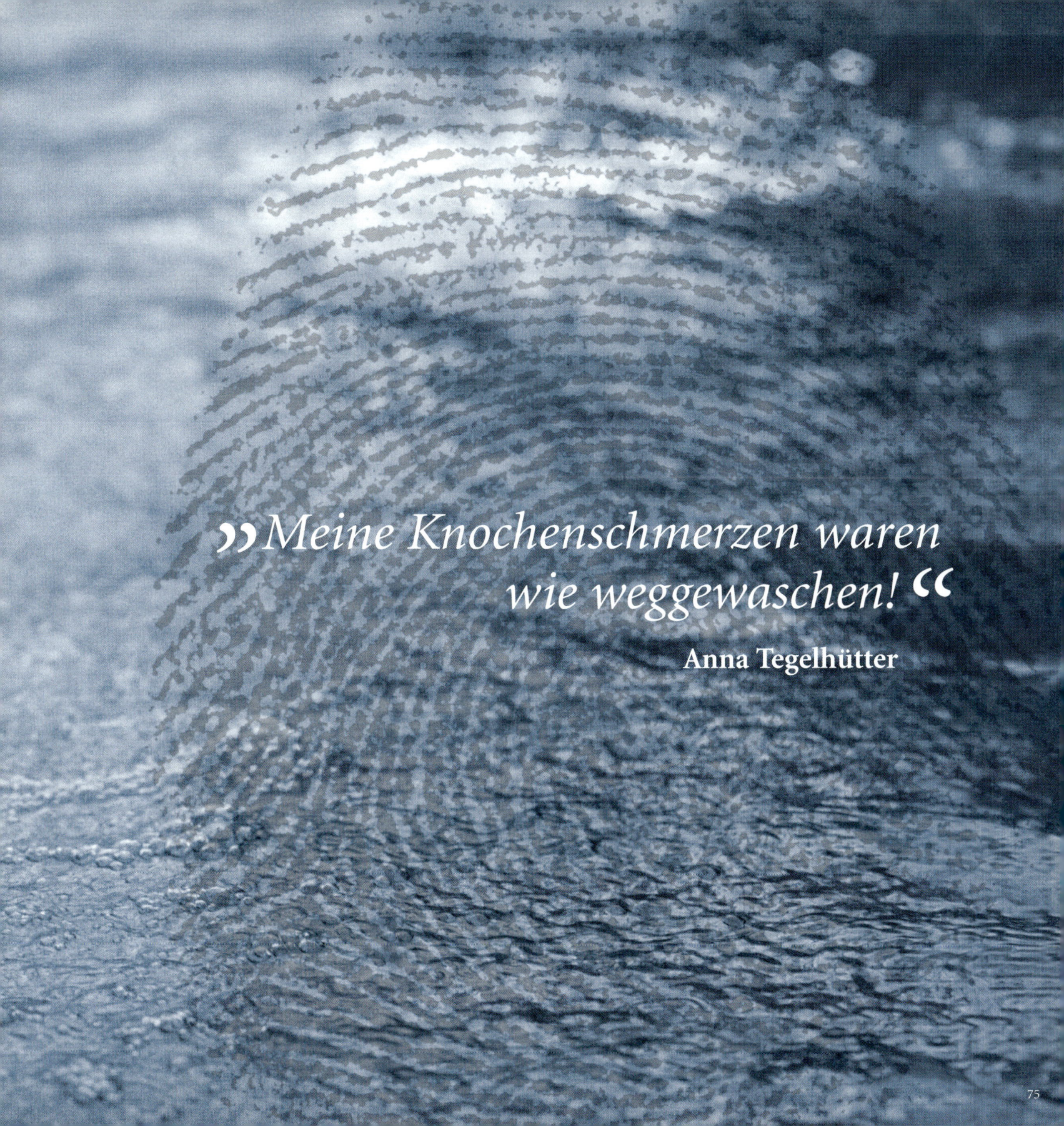

»*Meine Knochenschmerzen waren wie weggewaschen!* «

Anna Tegelhütter

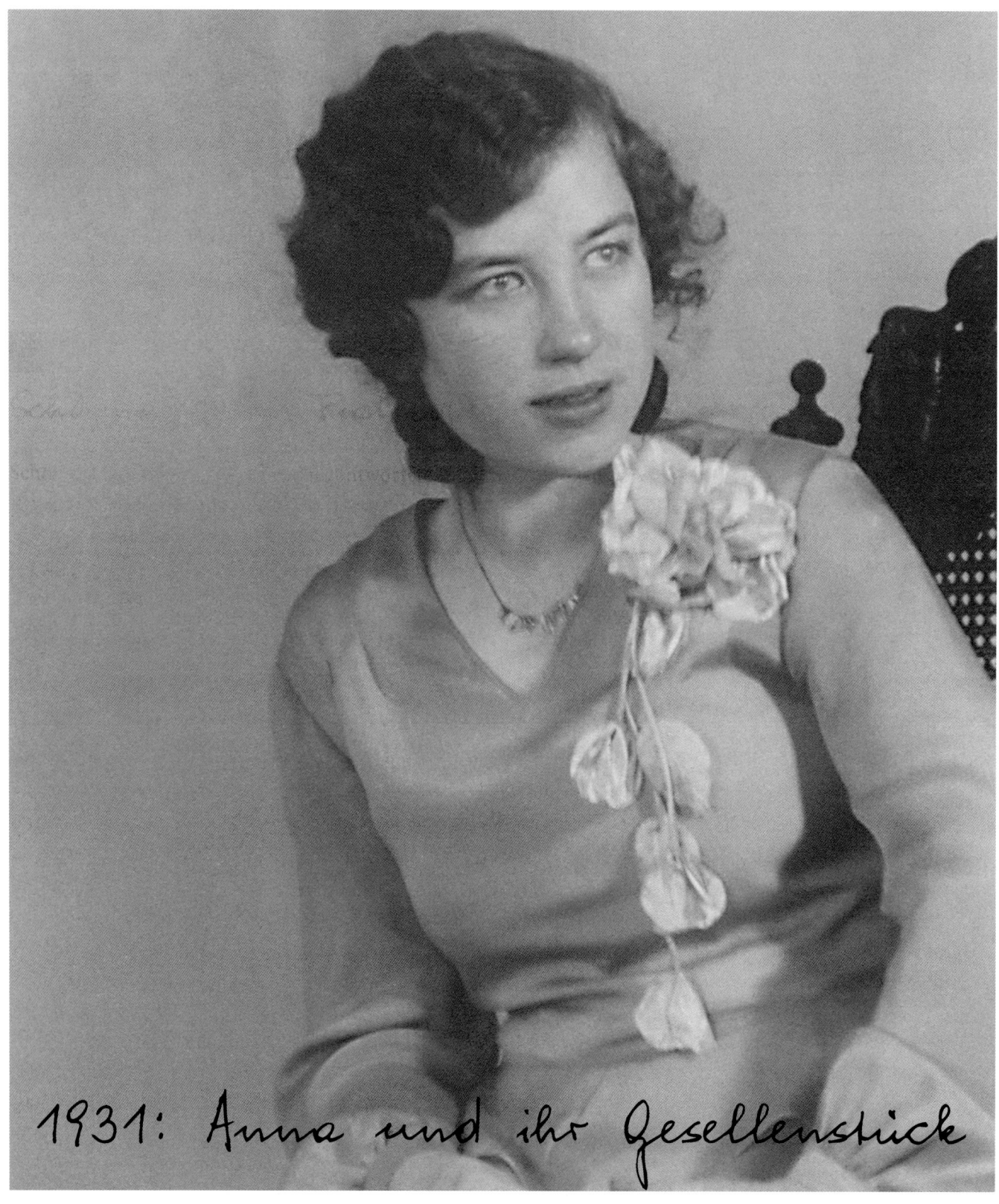

1931: Anna und ihr Gesellenstück

Anna Tegelhütter

Anna Tegelhütter ist eine bezaubernde ältere Dame in Pink. Wie alt mag sie wohl sein? Ich würde sagen 65. Ein paar Jahre jünger als meine Großmutter, die für ihr Alter auch sehr gut aussieht. Als ich mich in Anna Tegelhütters Zimmer niederlasse, reicht sie mir freudestrahlend eine Urkunde, die sie zu ihrem 25. Besuch in Bad Füssing beglückwünscht. Sie setzt sich, zupft am Revers ihrer rosa Jacke und sagt stolz: „Ich bin im März 90 Jahre alt geworden! Dank Bad Füssing, sag' ich immer, wenn ich zu Hause gefragt werde. Ich fahre heute noch jeden Tag Rad, und es tut mir nichts weh."

Das erste Mal in Bad Füssing wohnte Frau Tegelhütter in der winzig kleinen Pension „Waldfrieden" beim Johannesbad. Heute ist diese Pension ein „riesig großes" Sanatorium. Manchmal möchte sie hingehen und fragen, ob man sich noch an sie erinnert, aber die Zeit ihres Aufenthalts dort ist nun schon so lange her, dass sie zweifelt, bei der Spurensuche nach Erinnerungen fündig zu werden.

Osnabrück ist Anna Tegelhütters Heimat. 1914 wurde sie dort geboren und heiratete jung nach Bramsche, in einen Vorort der Stadt. Sie ist Schneiderin. Noch heute näht sie alles selbst, was an kleinen Arbeiten anfällt. Das Kostüm in Pink ist natürlich ihre eigene Kreation. Ihre Kostümkollektion ist auf Fotos verewigt. Als Hausschneiderin zog sie anfangs in Osnabrück von Familie zu Familie und verdiente sich so ihr Taschengeld. Auch heute näht sie noch jeden Tag für ihre Stammkundschaft. „Nur manchmal quält mich in der Nacht die Angst, mich zu verschneiden", lüftet sie ein Geheimnis.

Ihr Mann arbeitete als Tischler und war zehn Jahre lang in russischer Kriegsgefangenschaft. Aber im Vergleich zu ihrem Schwager, der aus Russland nicht zurückkam, hatte er Glück. 25 Jahre bescherte das Schicksal dem Ehepaar: Auf den Tag genau ein Vierteljahrhundert nach seiner Rückkehr starb der treue Gefährte.

Anna Tegelhütter wollte etwas für ihre Gesundheit tun und trat einer Gymnastikgruppe bei.

Während einer Trainingseinheit waren die Teilnehmer aufgefordert, sich im Kreis aufzustellen und sich gegenseitig an den Händen zu fassen. Als sie der Nachbarin ihre rechte Hand gab, durchfuhr sie ein stechender Schmerz rund um das Handgelenk. „Was hast du denn", fragte diese verwundert. „Bloß nicht anfassen", erwiderte Anna Tegelhütter und wusste im gleichen Augenblick, dass sie das Nähen in nächster Zeit etwas zurückstecken musste. „Ach komm, das ist doch nicht so schlimm", meinte die Nachbarin, „meine Tochter lebt in einem bayerischen Kurort, in Bad Füssing. Fahr dorthin und ich wette mit dir, in vier Wochen kannst du wieder nähen!" Anna Tegelhütter nahm den nächsten Zug in Richtung Passau – und siehe da: Vier Wochen später waren die Gelenkschmerzen wie weggewaschen, das Heilwasser von Bad Füssing und die balneologische Gymnastik hatten ihre Wirkung getan.

Seither kommt sie jedes Jahr und hat nicht die geringsten Probleme, auch keine Abnutzungserscheinungen des Skeletts und Knochenschmerzen, worunter viele ältere Leute in ihrem Osnabrücker Bekanntenkreis leiden. Rundum gesund und voll Wohlgefühl: Diesen Eindruck vermittelt Anna Tegelhütter auch im Gespräch – quirlig und lebhaft, geistig voll da und körperlich so mobil, wie es sich viele 50-Jährige wünschen.

Ein anderes Gesundheitsgeheimnis hat sie auch noch: Jeden Tag um elf Uhr fährt hinterm Tegelhütter´schen Garten der Zug nach Delmenhorst vorbei. Und so ist es seit langer Zeit Sitte, um diese Uhrzeit einen kleinen klaren Schnaps zu trinken. So kam auch einmal der Pfarrer von Bramsche in den Genuss dieser charmanten Tageszäsur. Zufällig kam er zu Anna Tegelhütters Gartenzaun, um sich einmal mit ihr darüber zu unterhalten, wie sie es denn wohl anstelle, so jung auszusehen. Zunächst zögerte sie mit der Antwort, „ aber dann dachte ich, dass ja auch der Pfarrer seinen Wein hat", sagt sie schmunzelnd. Auch gegen ein Glas Rotwein am Abend hat sie nichts einzuwenden, solange es bei dem einen Glas bleibt. Es ist ja wissenschaftlich belegt, dass Rotwein mit seinem Gehalt an Kieselsäure eine Arterienerweiterung bewirkt und so einen Blutstau verhindern kann.

Seit einiger Zeit wird Anna Tegelhütter von ihrer Schwägerin nach Bad Füssing begleitet. Sie leidet unter arthrosebedingten Knochenschmerzen. Das Thermalwasser lässt sie manchmal ihren Gehstock vergessen.

Anna Tegelhütter, seit jeher begeisterte Radfahrerin, fährt lieber mit dem Drahtesel als zu Fuß zu gehen. Die Bewegung beim Radeln ist runder und sanfter. Beliebte Ausflugsziele sind Riedenburg mit seinem berühmten Tanzabend und der „Haslinger Hof", ein „Muss" in der Gegend, wie sie mir beteuert, als ich ihr erzähle, dass ich noch nie dort war.

Obwohl sie abends nicht mehr so gerne fortgeht, weil ihr im Dunkeln ein wenig „bange" ist, war sie unlängst im Bad Füssinger Kino: „Frida" hat sie gesehen, den Film über das Leben der mexikanischen Malerin Frida Kahlo mit Salma Hayek in der Titelrolle. Der Kurpark mit seinen Blumen hat es ihr auch angetan: „Besonders im Frühjahr und im Herbst offenbart diese Oase des gepflegten Grüns seine Reize", sagt sie.

Anna Tegelhütter zeigt mir einen Zeitungsausschnitt, auf dem sie beim Reservieren eines Fahrscheins am Schalter des Bramscher Bahnhofs zu sehen ist. Mit ihr im Bild ist ein Bahnbeamter, der alle ihre Reservierungen in den letzten 25 Jahren entgegengenommen hat. Mittlerweile ist auch der Beamte in Pension. „Aber eine bessere Reklame als dieses Bild kann ich mir kaum vorstellen", sagt sie selbstbewusst. Vom Bild der „Treue" ist auch Kurdirektor Rudolf Weinberger begeistert. Er hat die langjährige Besucherin heuer mit der goldenen Nadel beehrt. „Na ja, so ist das …", sagt Anna Tegelhütter verschmitzt und nestelt wieder am Revers. „Ich bin so ´ne alte Reisetante! Siebenmal war ich schon auf Mallorca, das letzte Mal im Januar. Aber jetzt reicht´s auch."

Nur nach Bad Füssing wird sie immer wieder kommen. Denn der Wirkung des Wassers ist sie sich sicher. Da fährt der Zug nach Delmenhorst drüber … ◆

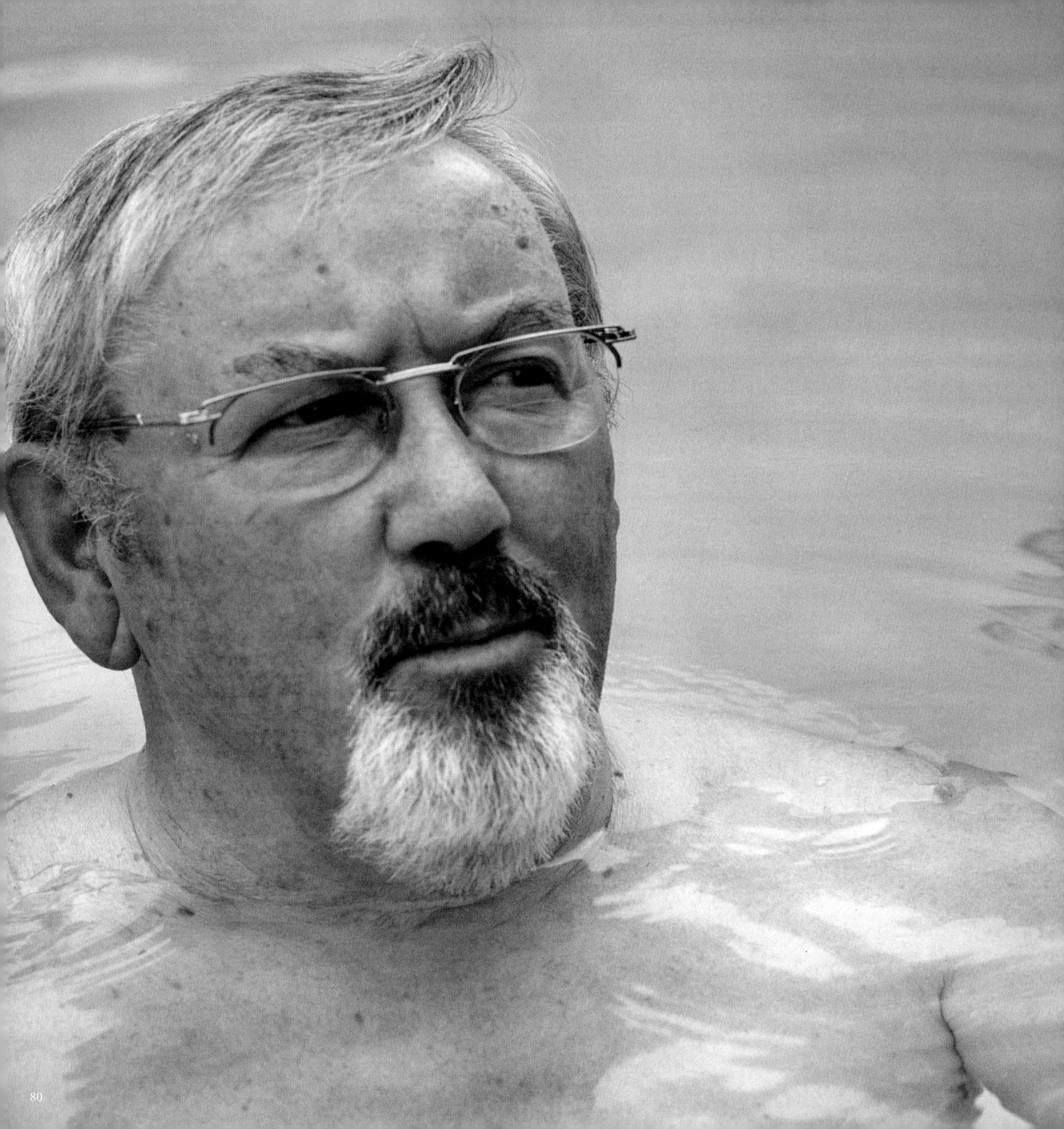

*»Bad Füssing
ist eine Reise wert.«*

Erwin Koob

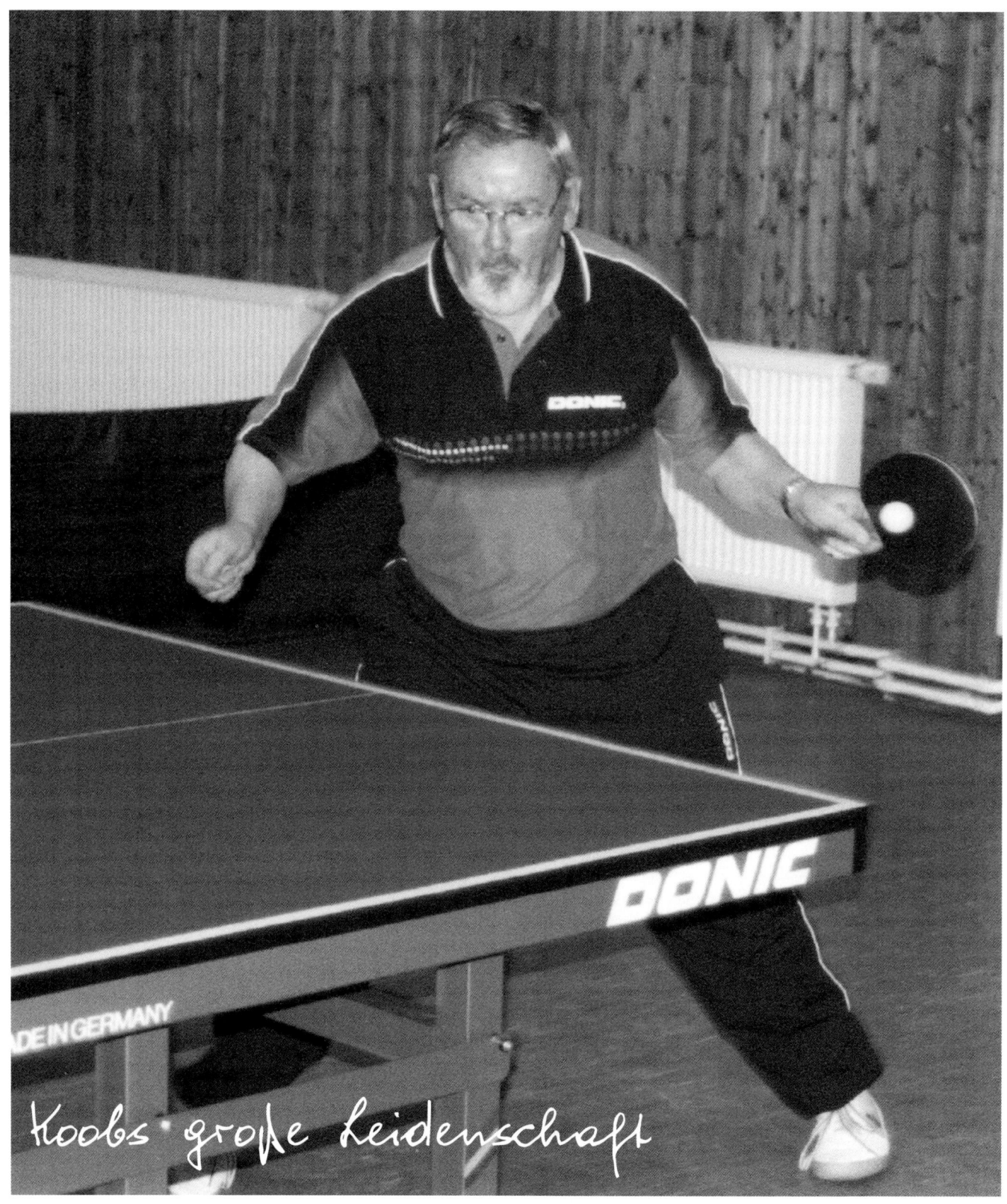

Koobs große Leidenschaft

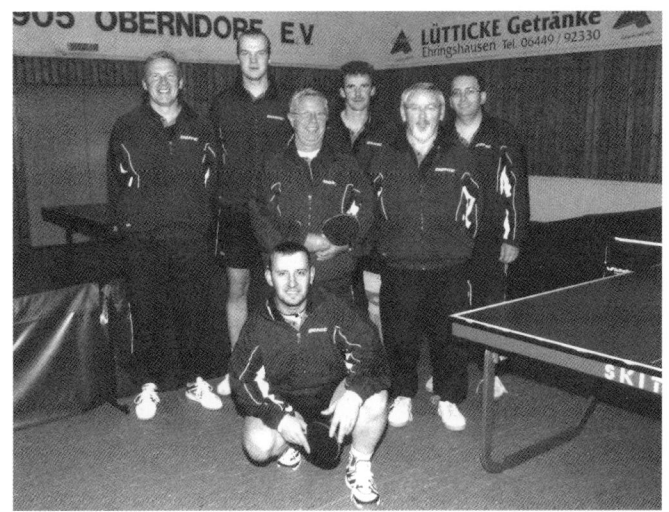

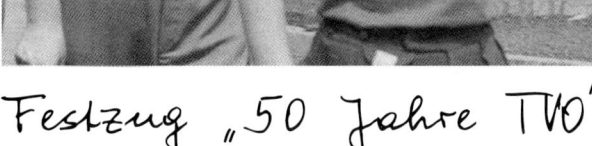

Festzug „50 Jahre TVO"

Erwin Koob

Oktober 2004: Solms ist eine Satellitenstadt nördlich von Frankfurt am Main, eingebettet in eine angenehm hügelige Landschaft und weitläufige, bunte Herbstwälder. Kleine, trutzige Ritterburgen thronen auf gerodeten Anhöhen. Es ist schwer zu glauben, dass eine der größten Metropolen Deutschlands gleich hinterm Horizont nächtens ihre Millionen Lichter in den Himmel schickt. Solms ist wirklich gemütlich, ein bisschen so wie Wuppertal, aber ohne Schwebebahn.

Als ich durch die Ortschaft Wetzlar fahre, fällt mir ein riesiges Gebäude auf, das den weltberühmten Leica-Schriftzug trägt. Als Hobbyfotograf sticht mir das natürlich ins Auge: Die Zentrale der Firma Leica Camera AG hebt sich eindrucksvoll gegen den fahlen Himmel ab wie die Schokoladenfabrik des Willy Wonka im Kinderbuch von Roald Dahl. Wie es das Schicksal will, taucht das Gebäude am gleichen Nachmittag nochmals im Gespräch auf. Hier hat Erwin Koob einen Großteil seines Lebens verbracht.

Geboren am 18. Dezember 1933, absolvierte er im Hause Leitz eine Feinmechanikerlehre. Danach war er dort 25 Jahre lang in der Abteilung Fotomontage als Mechaniker tätig. Schon die ersten Versuchsexemplare der 1954 auf den Markt gekommenen „Leica M3" gingen durch seine Hände. Ab 1977 gab er seine Erfahrungen als Gruppenleiter im Service weiter. Seine Aufgabe bestand darin, Baugruppen innerhalb des Arbeiterteams für die Reparaturen sämtlicher Messsucher- und Spiegelreflexkameras zu rekrutieren. Deutsche Feinarbeit also: Präzision als Lebensinhalt.

Ich fahre weiter in den Stadtkreis von Solms hinein, bei einer Tankstelle frage ich nach dem Weg. Die letzte Tankfüllung und Wegauskunft holte ich mir an einer Autobahn-Raststätte in der Nähe von Würzburg. Als ich den Laden verließ, verabschiedete sich der knabenhafte und schlecht gelaunte Typ an der Kasse bei mir mit den Worten: „Tschüss, die Dame!" Ich hoffe, die Dame am nächsten Tresen ist freundlicher und kann mich zur Ostpreußenstraße lotsen. In der Tat ist diese gleich ums Eck, und so steht mir keine zwei Minuten später Erwin Koob gegenüber.

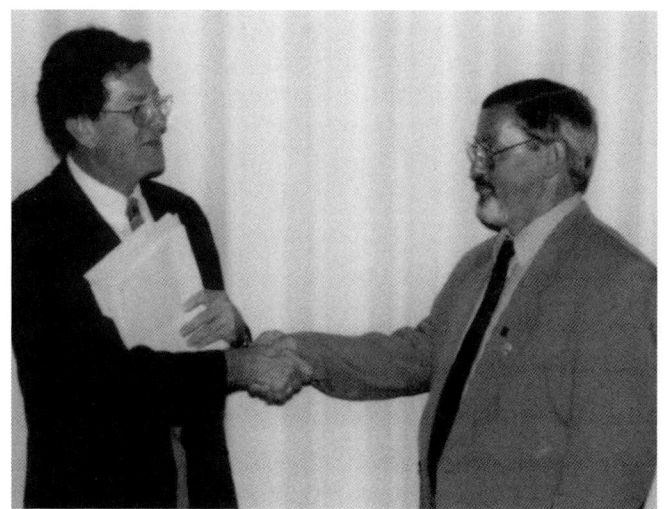

40-jähriges Arbeitsjubiläum

Mein Gastgeber ist untersetzt und von sportlicher Statur. Ein akkurat rasierter Bart, ein warmer Händedruck und ein kraftvoller Blick sind mein erster Eindruck. Ich bin froh, angekommen zu sein. Fünfeinhalb Stunden Autofahrt sitzen mir in den Knochen und die Aussicht auf den Rückweg, der sich noch in die Nacht hineinziehen wird, ist keine besonders angenehme.

Erwin Koob geht vor mir ins Haus und führt mich die Treppen hinauf in ein kleines, sehr sauber aufgeräumtes Arbeitszimmer unter der Dachschräge. Hier steht ein Computer, an der Wand hängen digitalisierte Bilder einer Rose in verschiedenen Farbschattierungen und eine glattlederne, graue Sitzgarnitur lädt dazu ein, Platz zu nehmen.

Erwin Koob leidet an Parkinson. Deswegen bin ich hier. Ich habe mir schon Gedanken gemacht, wie das sein würde, einem Menschen mit dieser gefürchteten Krankheit zu begegnen. Man kennt das ja aus den Medien. Stichwort Boxlegende Muhammad Ali: Würde mein Gesprächspartner schlotternd und mit monotonem Brabbeln von seiner Frau vorgeführt werden? Eine betäubte Seele, eingesperrt in einem abgewrackten Körper? Würde ich ihn überhaupt verstehen? Das sind so die Ängste und Vorurteile von uns „Gesunden".

Erwin Koob erzählt mir von seinem neuen Hobby, der Bildbearbeitung mit Photoshop. Da fällt es mir wieder ein: Parkinson! Sofort suche ich nach etwaigen Symptomen an meinem Gegenüber und bin ein klein wenig aus der Fassung: Da sind kaum welche … Der Gang ist selbstsicher, wenn auch ein wenig bedächtig, und die Koob'sche Aussprache ist deutlich und nur an manchen Satzbiegungen ein bisschen verschlurft, was jedoch der fortgeschrittenen Siestastunde und diesem lähmenden, herbstlichen Tiefdruckwetter durchaus angemessen ist. Angesprochen auf seinen physiologischen Zustand erklärt er mir: „Es gibt ja zwei Ausprägungen von Parkinson: Die eine geht mit dem allgemein bekannten Zittern einher, so dieses Tattrige, und dann gibt es die ‚Versteifung', wie es bei mir der Fall ist."

Es war 1999, als er wegen einer Routinebehandlung der Halswirbelsäule bei einer Untersuchung im Krankenhaus war. Da sprach ihn eine junge Ärztin

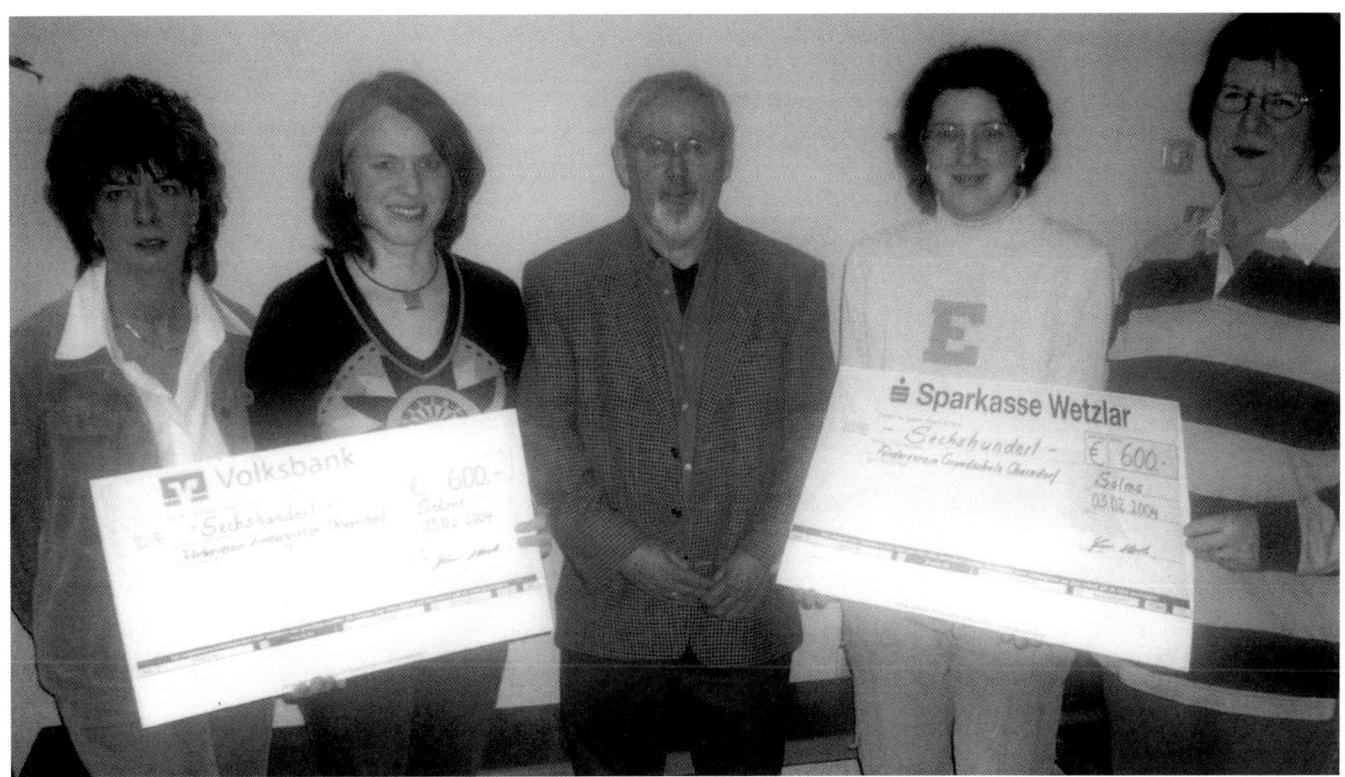

Engagement auch als Ehrenvorsitzender der VQO

auf dem Gang an: „Herr Koob, Ihr Gangbild gefällt mir gar nicht, lassen Sie das mal in der Neurologie genauer ansehen." Auch seine nähere Verwandtschaft begann, sich Sorgen zu machen. Bei einer Familienzusammenkunft nahmen ihn seine Geschwister zur Seite und meinten: „Du bist gar nicht mehr der Erwin, den wir kennen. Was ist mit dir los?"

Die Uniklinik Gießen diagnostizierte Parkinson. Koob war angesichts der Hiobsbotschaft am Boden zerstört. Ihm fiel die Dame aus der Nachbarschaft ein, die an Parkinson im fortgeschrittenen Stadium litt. So etwas Schlimmes konnte doch wohl nicht wahr sein! „Dagegen gehe ich an!", sagte er nach dem

ersten Schock zu seiner Frau. Es wurde nun zu seinem erklärten Ziel, die körperliche Beweglichkeit so lange wie möglich aufrechtzuerhalten.

Erwin Koob reicht mir eine Kopie seines damaligen Befundes und erklärt: „Unter Ärzten besteht Einigkeit darüber, dass man von ‚Parkinson' nur dann sprechen kann, wenn zwei von drei wesentlichen Symptomen deutlich ausgeprägt sind:
1. Bewegungsarmut (Akinese)
2. erhöhte Muskelspannung (Rigor)
3. Zittern (Tremor)"

Die deutlichsten Hinweise auf eine Parkinson-Erkrankung sind die Verlangsamung des Bewegungsablaufes, das Leiserwerden der Stimme und eine

Verkleinerung des Schriftbildes. Außerdem ist die Natürlichkeit des Mitpendelns der Arme beim Gehen beeinträchtigt. Bei Erwin Koob waren es die beiden ersten Symptome, der Tremor blieb ihm erspart.

Erwin Koob war schon immer ein sehr sportlicher Zeitgenosse, ständig auf Achse. Tischtennis war seit seiner frühesten Jugend seine Leidenschaft. 15-mal wurde er Kreismeister im Einzel und Doppel. Für seinen Heimatverein TVO stand er in dreißig Jahren über 1 200 Mal für die erste Mannschaft an der „Platte". Im Sommer dieses Jahres beendete er nach 52 Jahren seine aktive Laufbahn. Auf Grund seiner Beweglichkeit wird Erwin Koob als Hobbyspieler den Schläger nicht so schnell aus der Hand legen. In seiner Freizeit leitete er die Vereinsgemeinschaft Oberndorf VGO mit sieben Ortsvereinen seit ihrer Gründung im Jahre 1985 als Vorsitzender, 1993 wurde er einstimmig zum Ehrenvorsitzenden gewählt.

Über seinen Bekanntenkreis und durch den Arzt seines Vertrauens, Dr. Armin Kurzweg, Neurologe, hörte Erwin Koob schließlich zum ersten Mal von Bad Füssing und seinen Heilerfolgen. Da ihm die Krankenkasse eine Vorsorge-Kur genehmigt hatte, reiste er nach Niederbayern und ließ sich mit Naturfangopackungen, Stromimpulsen und Balneotherapie behandeln. Die Verbesserung seines körperlichen Wohlbefindens ließ nicht lange auf sich warten. „Ich kann nicht sagen, dass ich mich wie neu geboren fühlte", erinnert sich Koob, „aber nach ausgiebigen Bädern in dem wunderbaren Wasser war mein Bewegungsablauf viel geschmeidiger als davor. Ich begann wieder intensiver mit dem Radfahren auf dem super Radnetz und schaffte mir auch einen Heimtrainer für zu Hause an. Da sich mein Gangbild leider doch leicht verschlechtert hat, habe ich mir in Kirchham ein Paar MBT-Sandalen und später die gleichnamigen Sportschuhe bestellt. Durch das Tragen dieser Schuhe hat sich mein Gangbild verbessert." Diese speziellen Schuhe haben eine zur Ferse hin abgerundete Sohle und ermöglichen so eine optimale Koordination des gesamten Bewegungsapparates. Und eine aufrechtere Haltung. Das bewirkt eine Förderung der Durchblutung der Beinvenen und des Stoffwechsels.

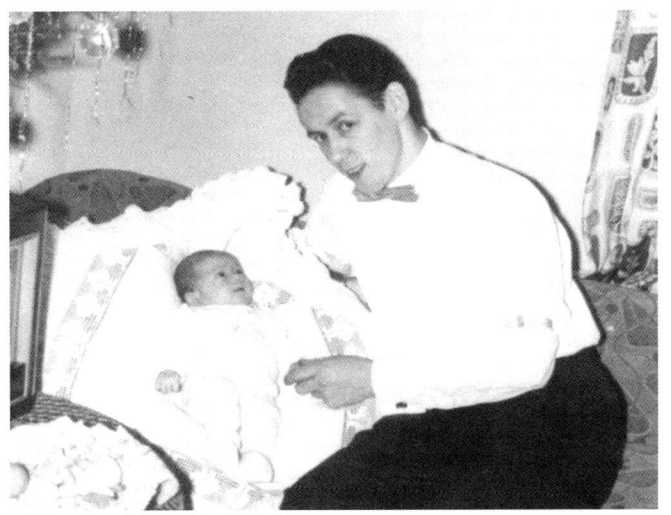 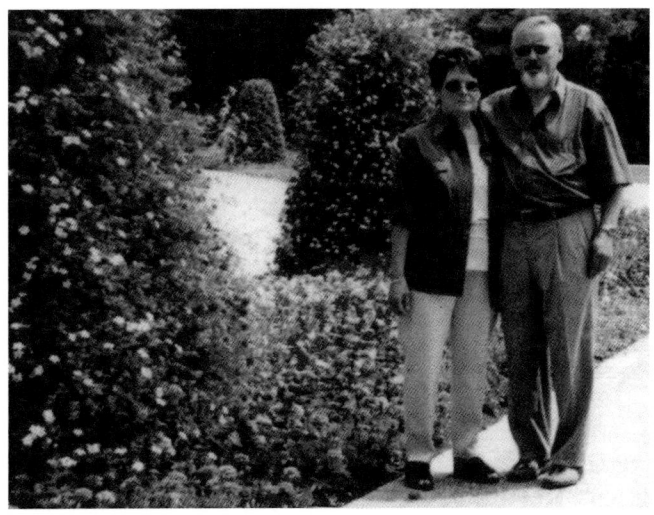

Stolzer Vater einer Tochter; mit Gattin im Kurpark

Ich frage Erwin Koob nach seinem Lebensstil: Darf man mit Parkinson überhaupt Alkohol trinken? „Ja, in geringem Maß", antwortet er. „Nach einem deftigen Essen gönne ich mir schon mal einen Schnaps. Kaffee nur als Digestiv. Ich habe eigentlich schon immer sehr solide gelebt. Jetzt lebe ich bereits sechs Jahre lang bewusst mit Parkinson. Dank des Bad Füssinger Wassers, der Anwendungen und der Medikamente, mit denen mich Dr. Kurzweg sehr gut eingestellt hat, besonders mit Magnesium, konnte ich den Fortschritt der Krankheit erfolgreich runterbremsen. Ich hoffe, dass mir meine Krankenkasse jährlich die ambulanten Anwendungen genehmigt, denn durch all diese Maßnahmen hat sich meine Beweglichkeit nicht wesentlich verschlechtert und so konnte ich eine für die Kasse sehr teure Rehabilitation in einer Parkinson-Klinik vermeiden."

Erwin Koobs Lieblingstherme ist die Europa Therme. „Ich finde sie am persönlichsten und ich mag, dass sie so überschaubar ist. In Bad Füssing stimmt das Preis-Leistungs-Verhältnis, das kulturelle Angebot ist einzigartig, ich schätze die gepflegten Blumenanlagen und die hervorragende Gastronomie. Außerdem ist es ein sehr sicherer Ort für Radfahrer und Fußgänger." Bis jetzt war Koob sechsmal in Bad Füssing, jedes Jahr einmal und 2003 sogar zweimal. „Das soll so bleiben", sagt er, „denn solange ich krabbeln kann, möchte ich ins heiße Wasser!"

Als findiger Kommunikator seines Lieblingskurorts hat Erwin Koob einem Reiseunternehmer in Wetzlar Bad Füssing als Zielort für Busreisen vorgeschlagen. Die Idee wurde ein Schlager. Seither wird Bad Füssing wöchentlich von Wetzlar aus angesteuert. Erwin Koob kann stolz sein, hunderten hessischen Landsleuten zu einem außergewöhnlichen Aufenthalt in Niederbayern verholfen zu haben. „Bad Füssing", sagt er überzeugt, „ist eine Reise wert." ◆

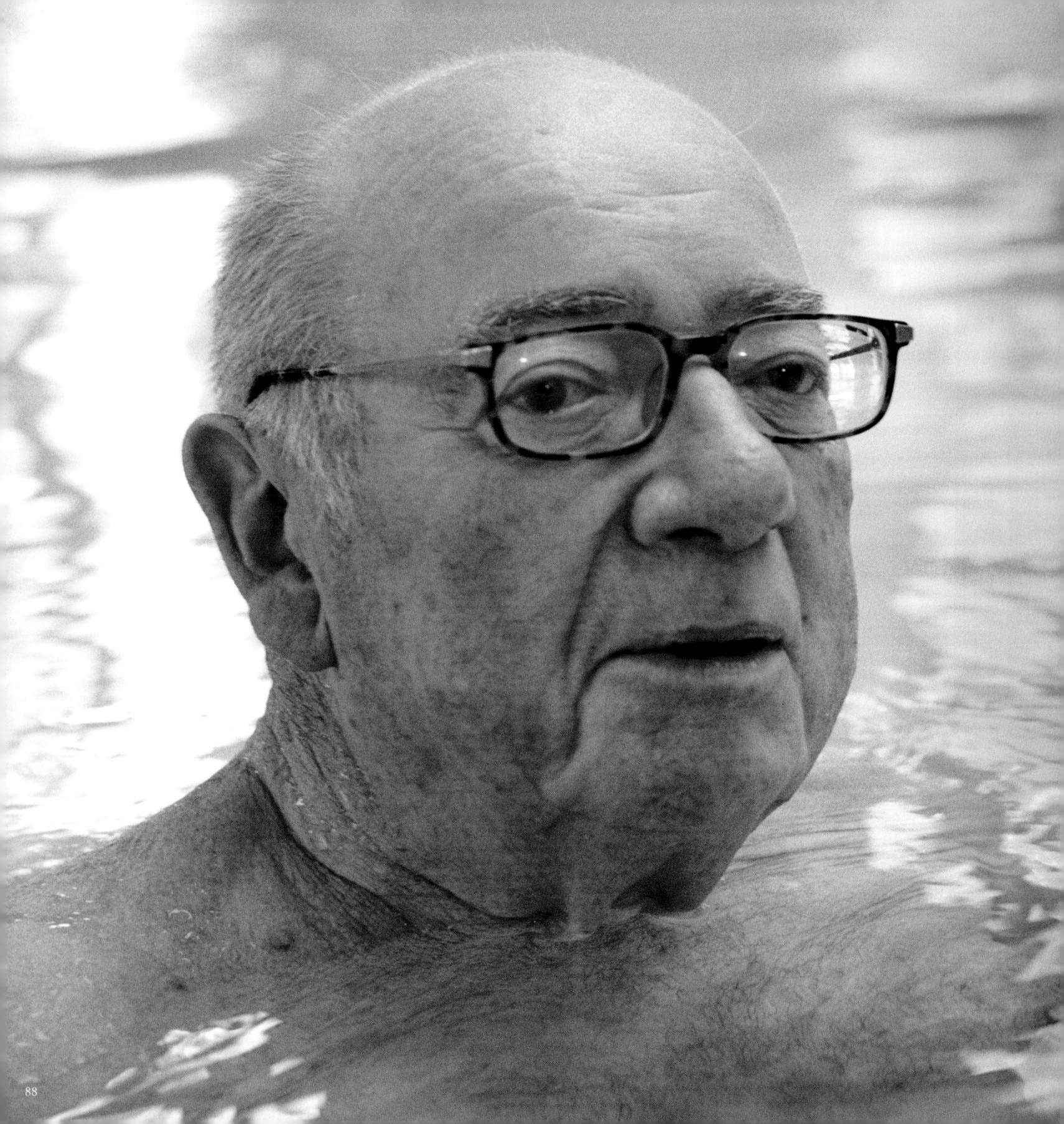

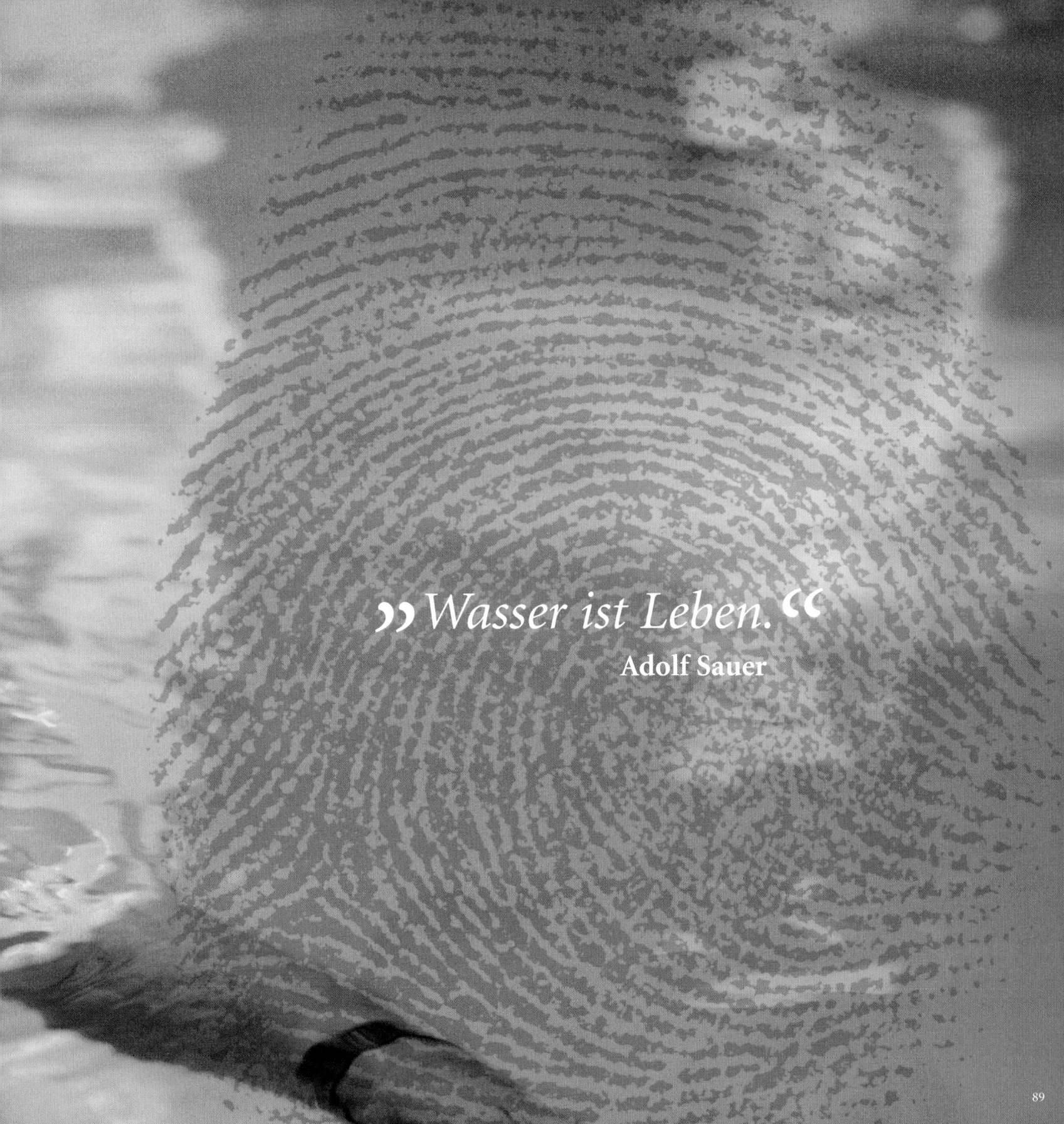

»*Wasser ist Leben.*«

Adolf Sauer

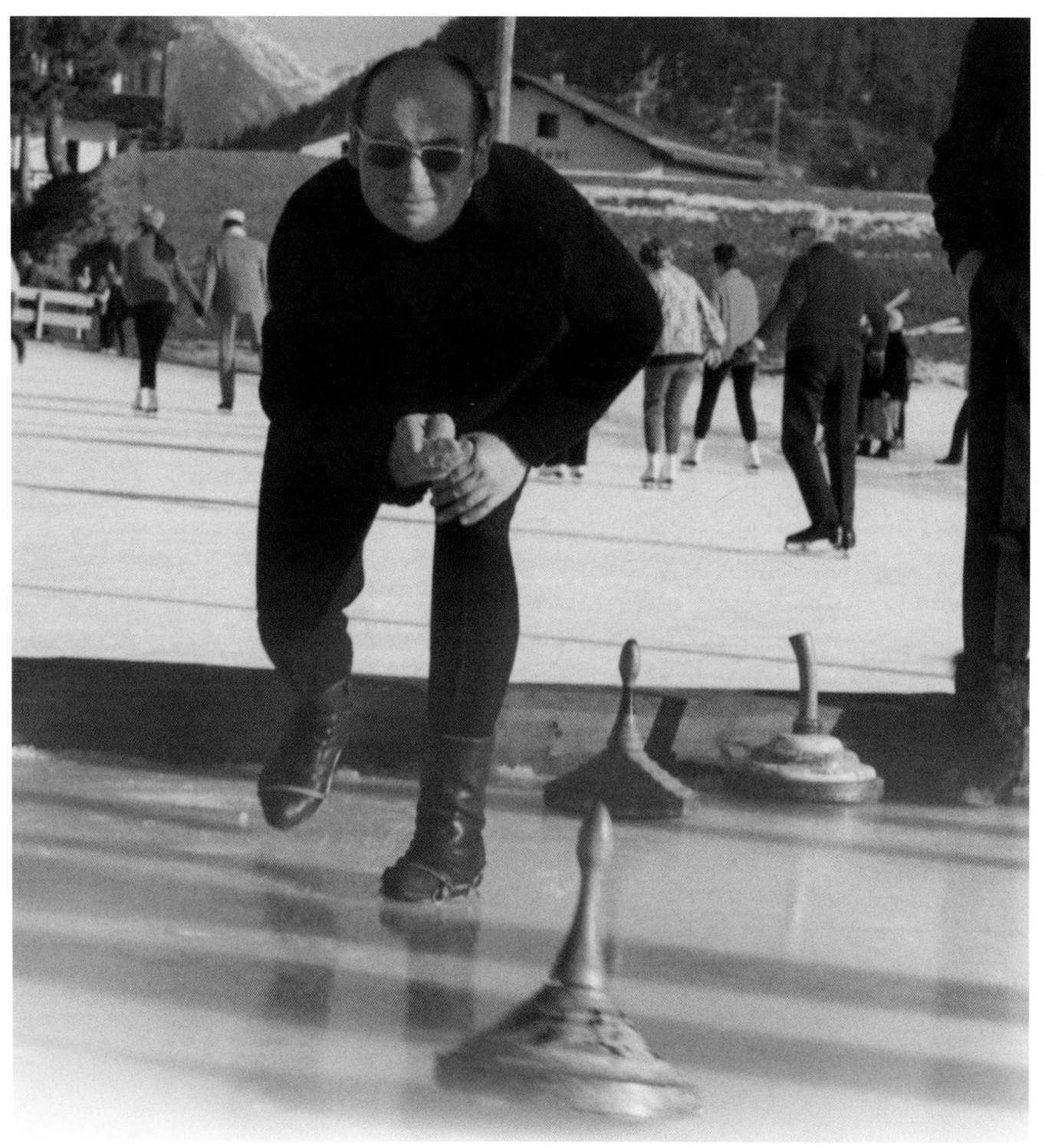

Beim Eisstockschießen in Tirol, 1962

Stationiert in Norwegen, 1941

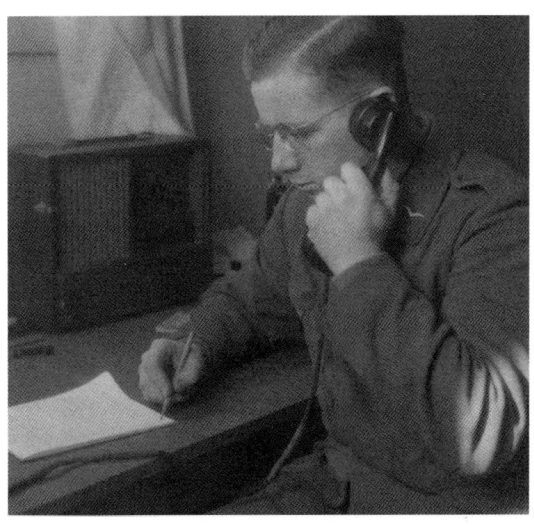

Adolf Sauer

Unter den Kurgästen von Bad Füssing ist Adolf Sauer eine Koryphäe, ein Profi-Patient. Kaum eine „Bad Füssing aktuell"-Ausgabe, in der nicht über ihn berichtet wird, kaum ein Arzt, dem Name und Schicksal von Adolf Sauer nicht bekannt sind, kaum eine Therapie, die an ihm nicht versucht wurde. Adolf Sauer ist ein Überlebender, so ähnlich wie Keith Richards von den Rolling Stones. Es ist ein Wunder, dass er noch am Leben ist, am meisten für ihn selbst.

Geboren wurde Adolf Sauer am 12. Juli 1917. Seit seiner frühesten Kindheit ist er Opfer einer heimtückischen Wirbelsäulenverkrümmung, beim Spielen auf einem Feld wurde er von einem monströsen Erntefahrzeug überfahren, welches ihm das linke Bein mehrfach frakturierte. Röntgenapparate gab es damals noch nicht, und so begnügte sich die Ärzteschaft damit, das Bein einfach einzukleistern. Als der Gips abgenommen wurde, war Sauer schon ein Stückchen gewachsen, das linke Bein war allerdings noch immer so lang wie am Tag des Unfalls.

Bei der Musterung wurde eine dreifache Krümmung des Rückgrats festgestellt, durch die Sauer unermessliche Schmerzen erlitt. Hinzu kam eine fast vollständige Blindheit des rechten Auges. Dennoch wurde Adolf Sauer eingezogen, weil dem Oberkommando der Wehrmacht das Kanonenfutter auszugehen drohte und eine paragrafenförmige Wirbelsäule noch lange kein Grund zu sein schien, um Ausnahmeparagrafen für Behinderte ins Rekrutierungsprogramm einzufügen.

So fand sich Adolf Sauer im Jahr 1941 an der norwegisch-russischen Grenze wieder, wo er bei der Luftnachrichtenabteilung Fahrzeuge rund um den Stützpunkt bewachen musste. Die klirrende Kälte tat ein Übriges für Adolf Sauers malträtierte Knochen.

Dafür schickte man ihn wenig später in den roten Staub der Pyrenäen, wo Soldaten die Nächte auf Stroh gebettet verbrachten, eingebunkert in Betonbaracken. Da Stroh ein ausgezeichnetes Medium für die Kultivierung und Verbreitung von Viren ist, erkrankte die gesamte Kompanie am Spanischen Fieber.

Ende 1943 wurde Adolf Sauer in die Nähe von Paris versetzt und ein Jahr später wegen seines

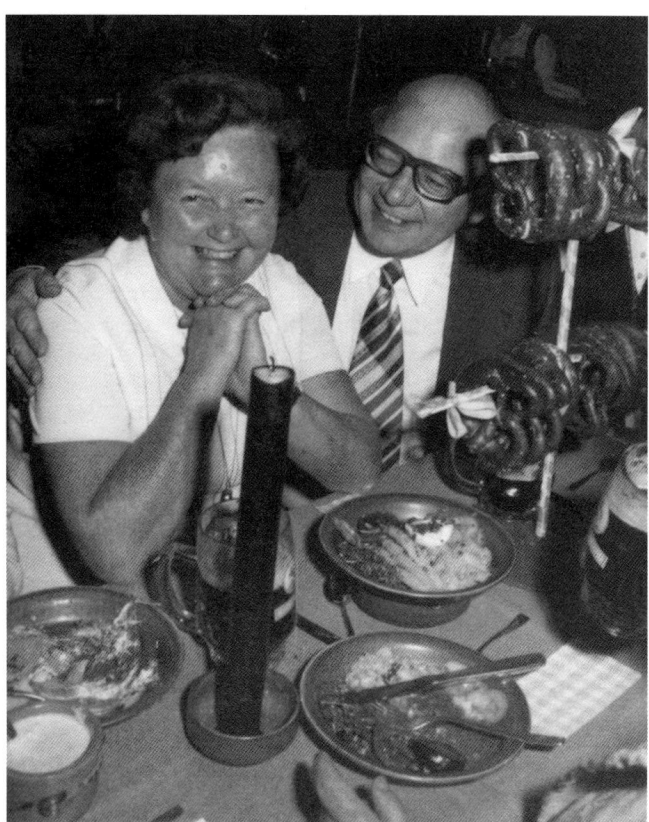

Adolf und Else Sauer

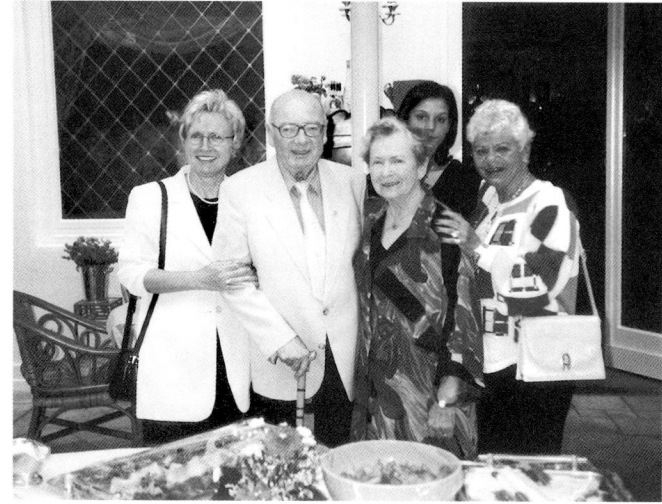

84. Geburtstag, 2001

gesundheitlichen Zustands aus der Armee entlassen. Ein Berliner Oberst, mit dem Sauer durch eine Schachfreundschaft verbunden war, gab eine große Abschiedsfeier mit Champagner und Kaviar. Wenig später war der Champagner für ganz Deutschland aus – und das Dritte Reich ein Trümmerfeld voller weinender Mütter. Adolf Sauer kam 1944 zurück zu seiner Familie ins Main-Viereck und harrte dem Ende des paneuropäischen Alptraumes.

Am 16. März 1945 hielt er sich in Würzburg auf und überlebte nur mit viel Glück die Bombardierung der Stadt durch die Alliierten. Meterhohe Flammen loderten aus den Häusern, orkanartige Feuerstürme rasten durch die Straßen, in den Kellern erstickten und verbrannten Menschen. Die Macht des Feuers war so groß, dass selbst Glas schmolz und der As-

phalt siedete. Die Barockstadt Würzburg war innerhalb weniger Stunden zu mehr als 80 Prozent zerstört, mehr als 5 000 Menschen starben.

Adolf Sauer lebte. Ließ sich behandeln. Besuchte Ärzte und unterzog sich Therapien in Aschaffenburg, Frankfurt und Wiesbaden. Nichts half. Bis ihm ein Orthopäde die Thermen von Bad Füssing ans Herz legte. Mittlerweile war sein Zustand so schlimm, dass ihm nicht einmal gestattet war, einen Aktenkoffer zu heben.

14 Tage dauerte der erste Aufenthalt in Niederbayern und Adolf Sauer dirigierte vom Kurort aus seine Heizungsbau-, Sanitär- und Lüftungsfirma. Die Geschwindigkeit, mit der sich auf neurologischer Basis Besserung einstellte, war erstaunlich. Trotz mehrfacher Lücken zwischen den Wirbeln des Rückgrats, in denen Knochen auf Nerven rieben, besänftigte die Wärme der Therme die Epizentren des Schmerzes.

Adolf Sauer kam wieder und wieder nach Bad Füssing. Ein körperangepasstes Korsett half der Wirbelsäule, die Last des Oberkörpers zu tragen.

Ausgedehnte Massagen unter Adi Böhles Händen, ein begnadeter Masseur, machten die Muskeln und Sehnen geschmeidiger und beruhigten den Organismus des Kranken. Schnell begann er, sich am Ort seiner Heilung zu Hause zu fühlen und schloss Kontakt zu vielen Ärzten, Pflegern und Kurgästen. Dank seiner Aufmerksamkeit und seiner Anteilnahme am Schicksal anderer Patienten wurde Adolf Sauer bald eine Anlaufstelle für Ratsuchende und Menschen mit ähnlich schwerem Schicksal. Es ist keine Übertreibung, zu sagen, dass die Heilkraft von Bad Füssing dem Stammgast den Rücken stärkte und ihm half, seine gesundheitliche Last zu tragen.

1990 verstarb Sauers Frau an Krebs, 1996 wurde er in München an drei Bandscheiben operiert, ein Jahr später erlag sein befreundeter und sehr geschätzter Masseur Adi Böhle, dem er „goldene" Hände attestierte, einem Herzinfarkt. Über die Jahre hat der Leid geprüfte Mann drei Generationen von Hörgeräten verbraucht, das Augenlicht droht langsam zu schwinden ... Doch je öfter sich das Schicksal mit einer neuen Hiobsbotschaft bei Sauer meldet, desto inniger scheint seine Verbundenheit zu Bad Füssing zu werden. Zeitweise kam er viermal im Jahr für je einen Monat von seinem Domizil in Aschaffenburg angereist.

An einem heißen Julitag habe ich einen Interviewtermin mit ihm. Ort: das Restaurant seines Lieblingshotels. Tischnummer 38. Jeden Mittag. Adolf Sauer pflegt seine Gewohnheiten. Wir begrüßen uns und mir wird gleich klar, dass ich für die nächsten anderthalb Stunden doppelt und dreifach so laut sprechen muss als sonst. Wir bestellen Kaffee.

Adolf Sauers meerblaue Augen sind so eingerichtet, dass sie in einem Winkel von zweihundert Grad alles zu sehen scheinen. Ein Anflug von Lächeln spielt um seinen Mund wie eine kühle Brise, die feinen Sand in einem Winkel hoch wirbelt. Seine Stimme fließt langsam und tiefgründig. So stelle ich mir die Wolga vor. Auf eingestreute Zwischenfragen meinerseits reagiert er mit einem kurzen „Ja!", weil er akustisch nicht verstanden hat und ein Nachfragen nur den Lauf der Wolga unterbrechen würde. Schwierig für mich, die Konversation in bestimmte

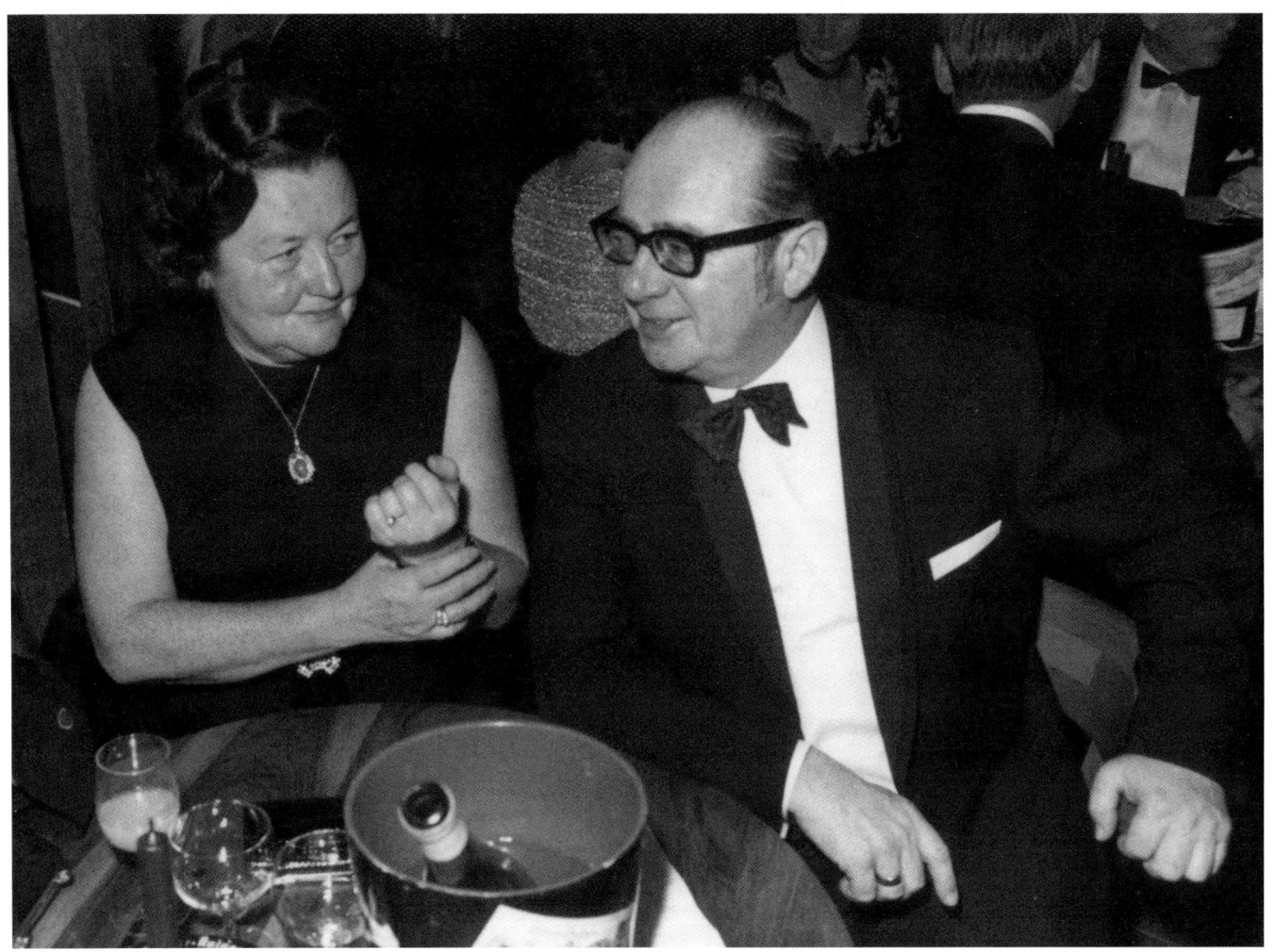

Das Leben mit Else in vollen Zügen genießen, 1972

Richtungen zu lenken. Aber auf mysteriöse Art habe ich am Ende seiner Ausführungen die Antworten auf die Fragen, die ich ihm stellen wollte. Ich fühle mich unglaublich jung und unendlich vom Leben verhätschelt in seiner Gegenwart. Trotzdem scheint er mich zu mögen. Ich frage, er erzählt und fühlt sich in meinem Zuhören verstanden. Manchmal wippt sein Oberkörper leicht vor und zurück, so als ob er die Fundierung der Schwerkraft in seinem Sessel über-prüfen wollte. Seine Hände streicheln das Safrangelb des Tischtuchs aus, als sei darin ein Schmerz ver-borgen, den nur er befreien kann. Später wird er zärtlich das fragile Spitzenpapier zwischen Tasse und Untertasse reiben. Das knisternde Geräusch auf dem Interviewtonband schwebt wie ein Geist zwischen den Aufzeichnungen meiner Fragen und seiner Antworten: „Ich bin ein sehr geachteter Mensch, Geltungsbedürfnis gibt's bei mir nicht!"

Beim „Abschmecken"
einer Bohnensuppe,
Werbeaufnahmen 1967

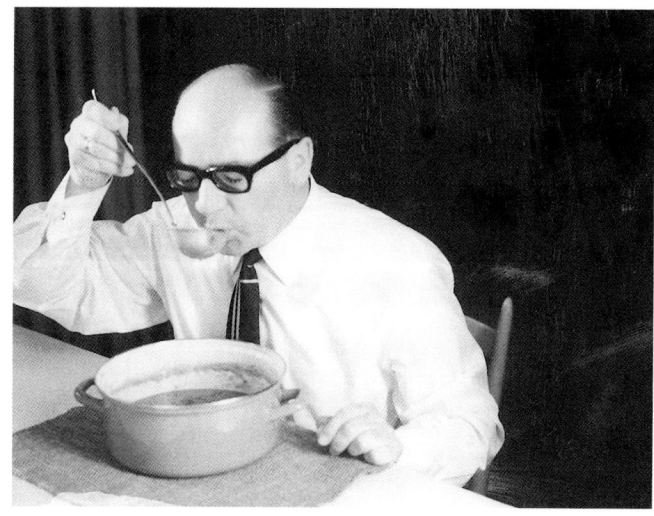

Vor Jahren meldete sich Herr Z. aus der Türkei bei Sauer und klagte mit gebrochener Stimme darüber, dass er wegen einer andauernden Arthritis immer schlechter gehen und sich nur unter großen Schmerzen bewegen könne. Er habe eine Firma mit sechshundert Angestellten und wüsste nicht mehr weiter. Ob er auf der Stelle nach Bad Füssing kommen könne, um mit ihm ein vertrautes Gespräch zu führen? Adolf Sauer sagte „Ja!" und vermittelte dem Mann seinen Lieblingsmasseur, den beinahe in Bad Füssing schon legendären Adi Böhle. Nach wenigen Wochen war Herr Z. wieder soweit hergestellt, dass er nicht nur gehen, sondern sogar wieder joggen konnte: Von Bad Füssing bis Obernberg und über die Innauen wieder zurück. Als der im Auto wartende Adolf Sauer den lachenden türkischen Läufer im Rückspiegel herankommen sah, hatten sie beide Tränen in den Augen. Sechs Jahre Arthritis – wie abgewaschen.

Solche Geschichten erzählt Adolf Sauer. Wie denn sein Tagesablauf hier im Kurort sei, möchte ich wissen. „In der Früh schon gehen die Litaneien los! So viele Menschen wollen mit mir sprechen, meinen

Rat hören und mich zu Gast haben. Vertrauen ist ein Geschenk, das man nicht leichtfertig vergibt." Der Grund dafür: Wer so lange schon ein Insider in einem winzigen, aber wirkungsvollen und internationalen Heilbad ist, weiß eben, wer gut ist, wer auf welchem Bereich etwas kann und wer nicht.

Adolf Sauer weiß noch viel mehr. Über Schwimmbäder zum Beispiel. Die sind für den ehemaligen Sanitärprofi ein lebenslanges Hobby. Da gibt es optimale Beckenformen zu beachten, einen konstanten pH-Wert von 7,21 zu halten, damit die Augen beim Tauchen nicht rot werden, Zusatzstoffe, Pumpen, Sonden, automatische Zusatzstoffkorrektur. Sauer ist ganz zu Hause auf diesem Gebiet. Hier in Bad Füssing passe das alles zusammen. Schon von Natur aus. „Das Geheimnis des Erfolgs ist die Zusammensetzung, das Verhältnis der Mineralien zueinander. Das gibt es sonst nirgendwo in Europa! Die Praxis von Dr. Holzapfel ist ein Beispiel für ärztlichen Erfolg – für mich ist er der beste Arzt Niederbayerns. Das bestätigt der Ansturm der Patienten: Andere Ärzte verlieren stetig ihre Klientel, nicht so bei Holzapfel. Der hat immer volles Haus.

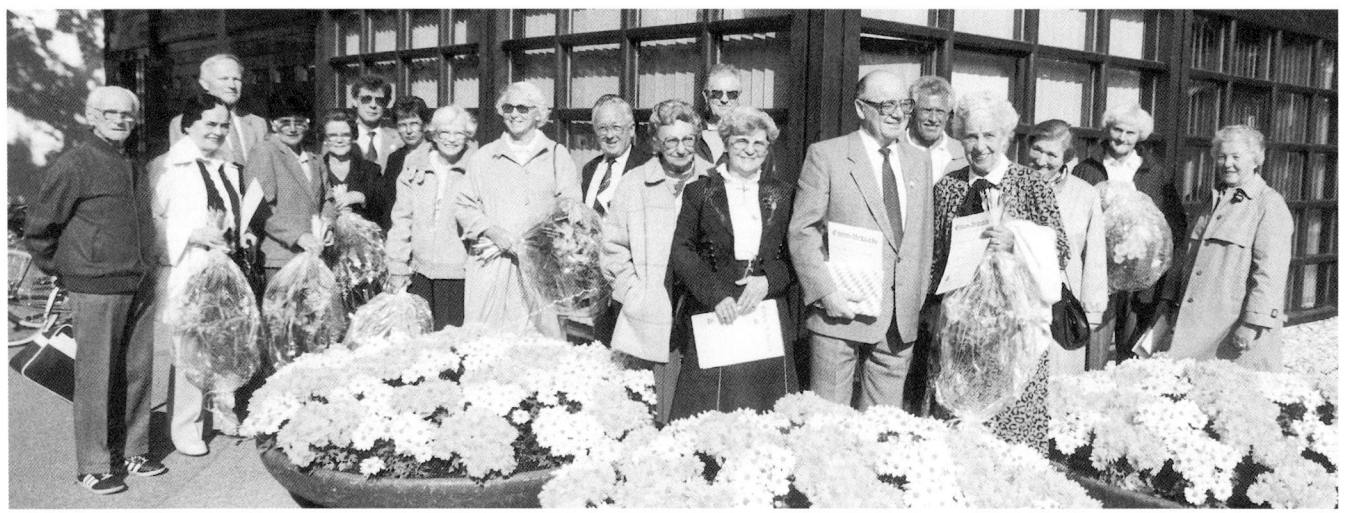

Ehrung für über fünfzig Bad-Füssing-Besuche, 1992

Und das in Zeiten, in denen die Krankenkassen auf Sparflamme schalten und jeder spart, wo's nur geht. Es gibt hier in Bad Füssing jetzt immer mehr Apartments, in denen sich die Gäste selbst ihr Essen kochen können. Alles ist teurer geworden, nicht zuletzt durch die Einführung des Euro. Wenn ich nicht mein Lebtag lang 18 Stunden am Tag gearbeitet hätte, ich könnte mir Bad Füssing jetzt nicht leisten, aber alles hat zwei Seiten. Hätte ich mich mehr geschont, wäre mir vielleicht vieles an Krankheit erspart geblieben. Doch wenn man Verantwortung trägt, dann geht das vor und das geht eben auf Kosten der Gesundheit."

Langsam scheint mir Adolf Sauer ein Geheimagent im Dienst der Gesundheit zu sein. Ein Mann, der mit allen Wassern gewaschen ist, die einem das Leben so einschenken kann. Er kennt alle „Geheimadressen" von Kirchham bis Würding. Nach dem Tod Adi Böhles half er sogar einem jungen, viel versprechenden Masseur in den Sattel der Professionalität, indem er ihm Massagebänke finanzierte. Hat das viele Leid ihn zu einem gemacht, der das Leiden der anderen besser versteht? „Ich helfe gerne, wo ich kann. Denn es gibt Menschen, denen geht's noch verkratzter als mir. Zumindest meinem Kopf geht's gut."

Aus Dankbarkeit für die Minderung seiner Leiden hat Adolf Sauer einen Brunnen gestiftet, den man im Foyer des großen Kurhauses bewundern kann. Die Botschaft dieses Brunnens ist Sauers Erkenntnis aus seiner Erfahrung mit „seinem" Bad Füssing: „Wasser ist Leben". ●

Adolf Sauer verstarb am 30. Oktober 2004 im Klinikum Aschaffenburg an den Folgen eines Schlaganfalls. Er wird der Gemeinde Bad Füssing als Ehrenbürger in Erinnerung bleiben.

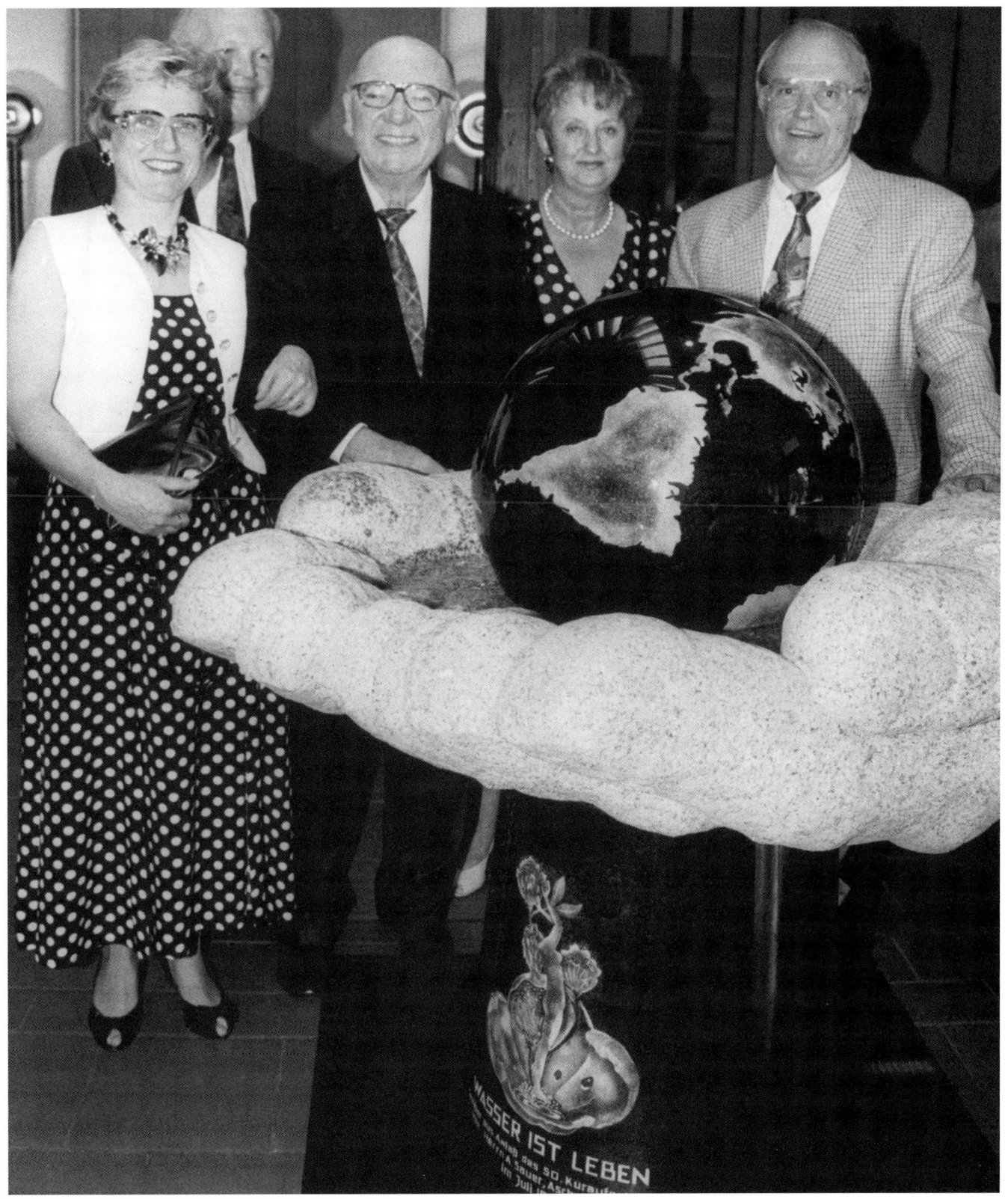

WASSER IST LEBEN

Aus Pioniertagen

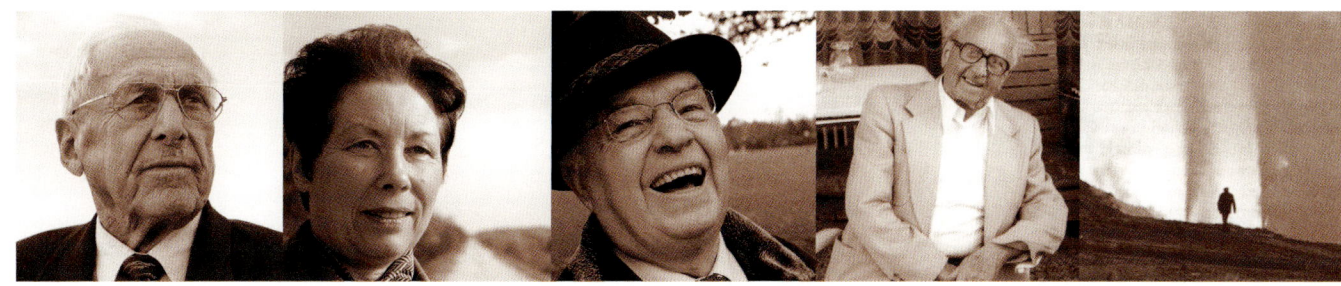

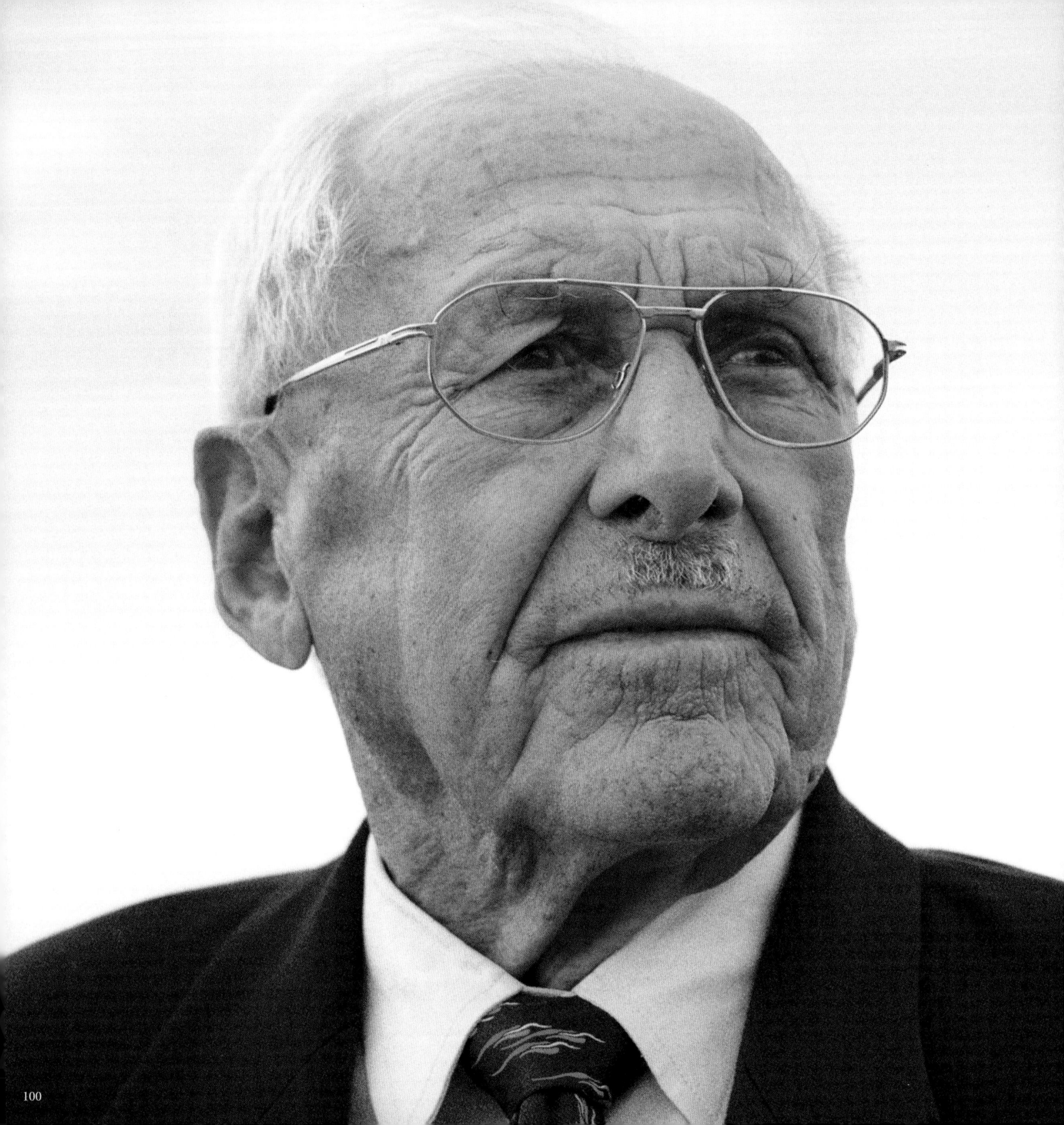

»Man muss auf die Menschen zugehen, man darf sich nicht verstecken. Egal was ist! «

Josef Holzapfel

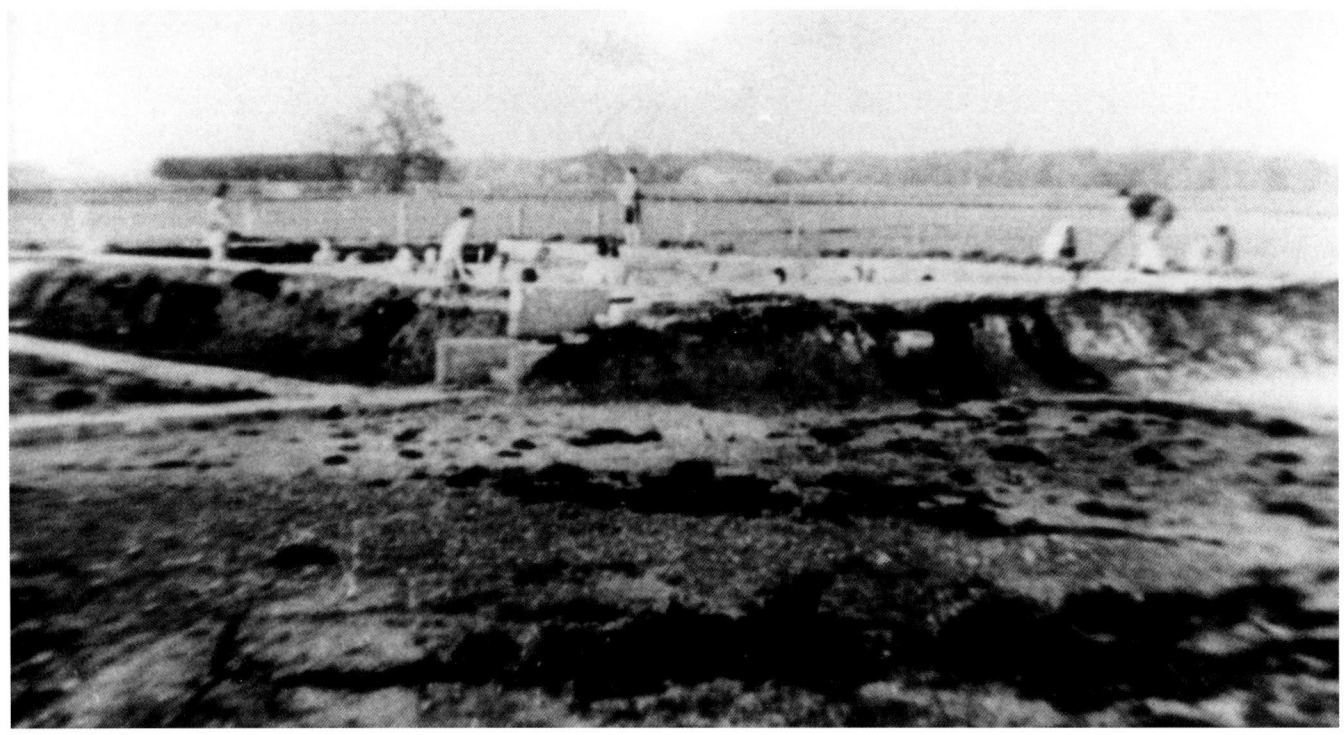

Die Therme I in ihrer Urform

Sepp Holzapfel

Interviewtermin im Hotel Holzapfel bei Josef Holzapfel: Kaum 20 Sekunden stehe ich in der Lobby des Hotels, da kommt auch schon der mehrfache Groß- und Urgroßvater des Holzapfel-Clans aus dem Zimmer hinter dem Rezeptionstisch und schnappt sich eine der am Tresen aufliegenden Tageszeitungen. Händeschütteln. Er hat nichts gegen meine halblangen Haare, ich habe nichts gegen seinen quadratischen Oberlippenbart. Blaue, klare Augen, graumeliertes Haupthaar, fröhliches Auftreten, verschmitztes Schuljungenlächeln. Tief bayerischer Akzent, genauso wie ich es gerne höre seit meinen ersten Karl-Valentin- und Gerhard-Polt-Platten. „Grias Eana God, Sie seind vo da Zeidung?" „Nein, aber ich bin Journalist und arbeite an einem Buch über Bad Füssing!"

Schnell ist ein Tisch in einem gemütlichen Nebenzimmer gefunden. Krimibücher und alt aussehende Folianten mit den gesammelten Werken der Herren Schiller, Heine und Hesse stehen in den Regalen, die zwei der vier Wände säumen. An der Decke hängt ein ohne Zweifel kostbarer Kristalllüster. Es herrscht noch Morgenstimmung im Hotel. Lieferanten tummeln sich vor dem Fenster, und Zimmermädchen schweben mit gebügelten Tischdecken durch den Raum. Ich bestelle fein geschäumten Cappuccino aufs Haus und darf sogar rauchen. Tonband ab und Vorhang auf für Sepp Holzapfel.

Das Gespräch nimmt seinen Ausgangspunkt bei der Entdeckung der Heilquelle, die ja bekanntlich durch Zufall bei Ölbohrungen zu Tage trat. Im Jahr 1938 entstand also ein kleiner See, der beinahe der Vergessenheit anheim gefallen wäre, hätten nicht ein

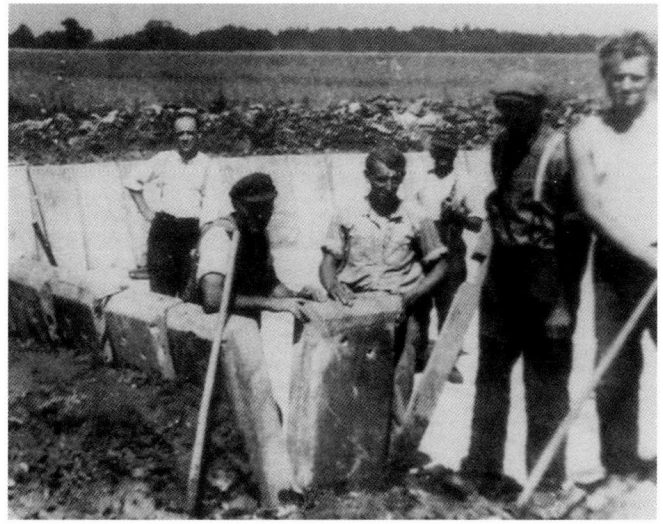

Die Betonröhren aus dem Lager Waldstadt, die zu Badewannen umfunktioniert werden

paar Einheimische Gefallen daran gefunden, sich bis zum Hals im heißen Wasser zu entspannen, damals natürlich durch eine simple Holzwand streng in weibliche und männliche Entspannungszonen geteilt. Die örtliche Infrastruktur hielt sich anfangs noch in engen Grenzen. So wurde die Wegstrecke, die Safferstetten mit Pocking verband, als „Emmentaler Straße" bezeichnet, da sie wie der Schweizer Käse einiges an Löchern aufzuweisen hatte. Teilweise kehrten die Reisenden auf halber Strecke um und fuhren wieder heim, weil die Straße so schlecht war.

Über die Therme lasen die Holzapfels in der „Passauer Neuen Presse". Josef Holzapfel besichtigte den sprudelnden Heißwasserteich und sprach wenig später bei Direktor Emil Gundermann von der Bayerischen Mineralöl Industrie (BMI) vor: „Da gehört ein Gasthaus her", dachte er laut und schaute seine Frau viel sagend an. Gundermann war durchaus angetan von der Idee: „Dann machen S' doch eins auf!"

Eine Brauerei in Ering verfügte über eine Baubaracke am Inn-Staudamm. Nach Beendigung der

Bauarbeiten wurde diese einfach zur heutigen Therme I transportiert – und die Urversion des Hotels Holzapfel stand. Am 15. Mai 1949 eröffnete Josef Holzapfel seine Gasthaus-Holzbaracke und verkaufte Rollmöpse, Wurstsemmeln, Taschentücher und Bier an eingeschworene Badegäste. Nebenbei arbeitete Holzapfel als Obstbaumwart bei benach-

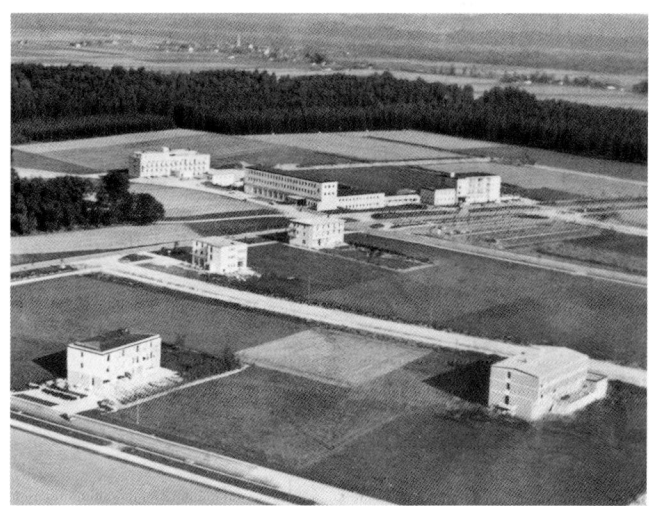

Es wächst und wächst und wächst ... Bad Füssing in den 50er-Jahren

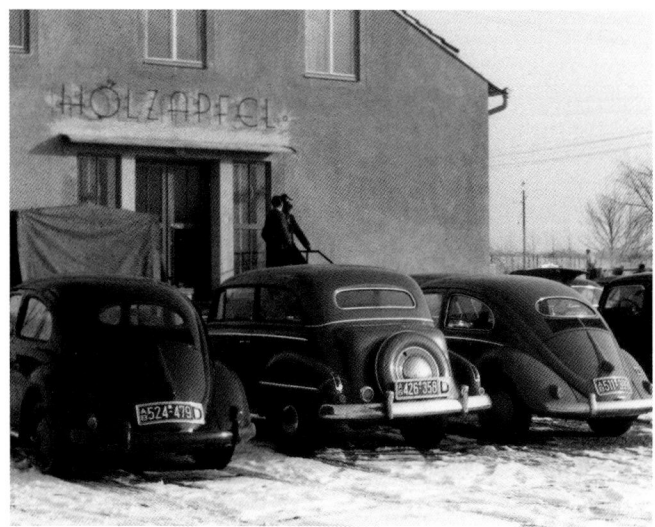

Das Hotel Holzapfel Ende der 50er-Jahre

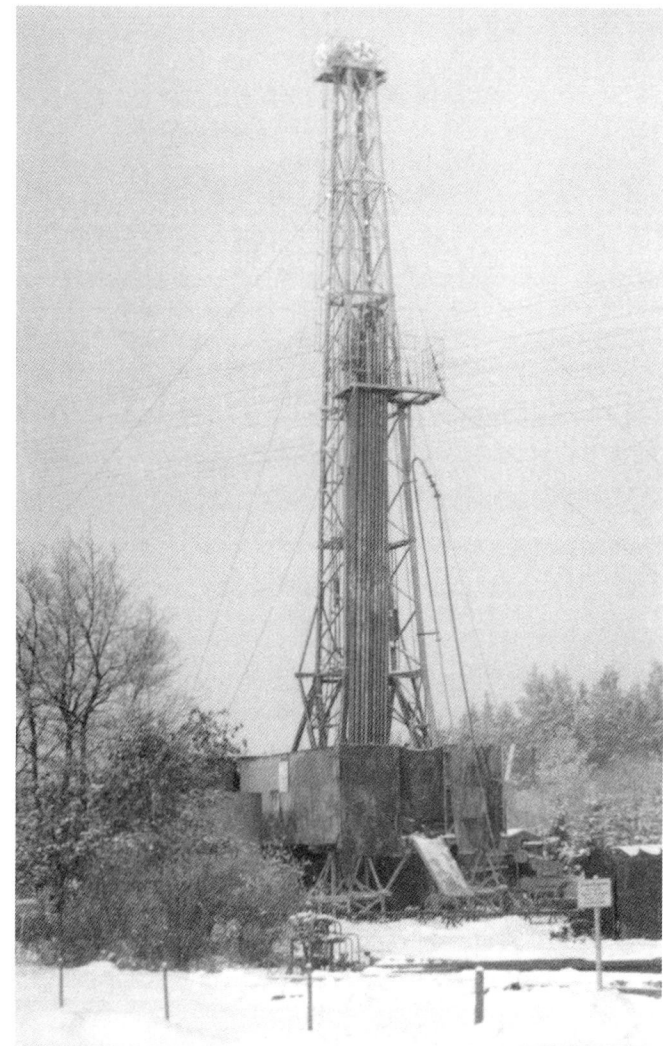

Der Bohrturm der BMI an der heutigen Therme I

barten und befreundeten Bauern. Als ganz junger Mann hatte er bei der Marine gelernt und kam auf seinen Reisen bis nach Westafrika, wo der Schiffskoch mit einer schönen Schwarzen durchbrannte. Somit musste Holzapfel als Kochsmaat in die Kombüse nachrücken und lernte dort kochen, was ihm bei seiner späteren Gastronomenkarriere natürlich sehr zustatten kam.

Bis 1950 führte er das Gasthaus Holzapfel selbst, dann teilte er die Geschäftsaufgaben mit seiner Frau. Die Gastwirtschaft lief damals in Anbetracht des Geheimtippstatus von Füssing eher schlecht als recht.

Eigentlich machten die Füssinger durch die Wasserbohrungen aus der Not eine Tugend, denn von der landwirtschaftlichen Bonität her ist der Boden wegen der harten Kieselschichten und des feinsandigen Mergels nicht gerade erste Güte. Zumindest auf der bayerischen Seite des Inns. In Oberösterreich sieht das schon wieder anders aus: Während ein Bauer in Niederbayern zwölf Zentner Weizen in einer Saison erntet, kann sich sein österreichischer Kollege über das Doppelte freuen, allein auf Grund der Korn-

größe. Da sich aber das Bad Füssinger Thermalwasser seinen Weg durch die 1 000 Meter Erdschichten nach oben bahnt, nimmt es dort aus Kalkstein, Phosphoritsand und Innschotter besonders viele heilsame Mineralien mit. Zum Beispiel Natrium, Kalzium, Eisen, Fluorid und Sulfat. So ist es kein Wunder, dass sich die Wirkung der Bad Füssinger Therme gleich von Anfang an manifestierte, auch wenn anno dazumal nur wenige „eingeweihte" Badepioniere davon profitierten.

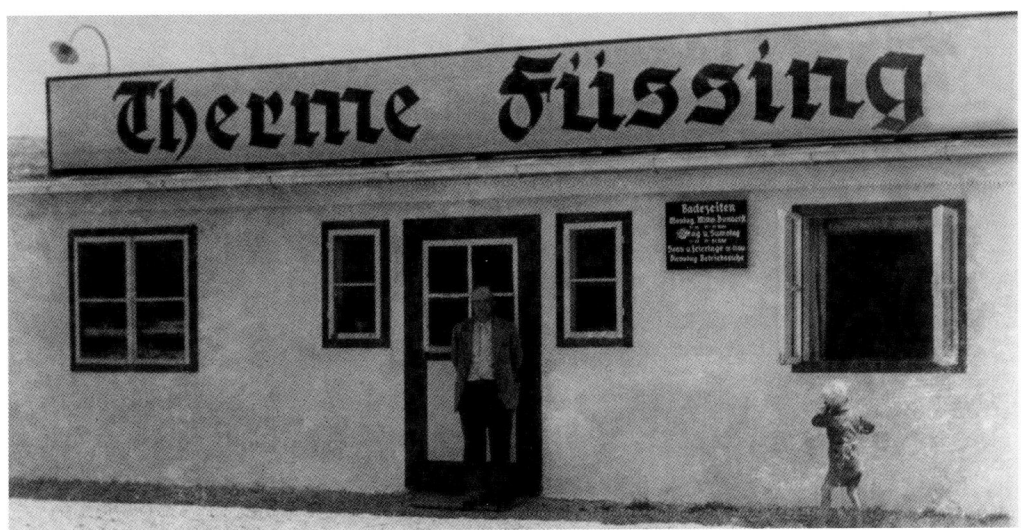

Das Badehaus des ehemaligen „Pearl-Bades", später Therme I

Doch das änderte sich sehr schnell in den darauf folgenden zwei Jahrzehnten. In den 60er-Jahren kamen die Therme II und das Johannesbad hinzu.

Ein Problem in den Bad Füssinger Anfangsjahren war die Ärztedichte. Bei den mittlerweile 10 000 Kurgästen zu Beginn der 60er-Jahre bot nur ein einziger Arzt Sonntagsdienst im ganzen Bad Füssinger Umland an, was dazu führte, dass ein Herzpatient ohne Erste Hilfe in der Therme I verstarb. Er hatte ohne Unterlass den ganzen Tag im heißen Wasser verbracht. Nicht vorstellbar bei der medizinischen Versorgung, die heute den Bad Füssinger Kurbetrieb ausmacht. Der vorübergehenden Schließung durch die Behörde konnte nur durch einen Protestmarsch aller Bad Füssinger entgegengewirkt werden, der gute Ruf der Thermengemeinde war bald wiederhergestellt.

Eine amüsantere Anekdote ist die Geschichte vom Grundstückskauf im Jahre 1953: Holzapfel und seine Frau hatten beschlossen, das Grundstück, auf dem ihre Baracke stand, käuflich zu erwerben. Da der Bauer, dem das Grundstück gehörte, nicht wollte, dass seine Haushälterin vom Verkauf erfuhr, wurde der Deal abends im Saustall vollzogen. Anschließend fuhren die Holzapfels auf der Ladefläche eines befreundeten Automobilbesitzers zum Notar, um den Vertrag beglaubigen zu lassen. Es war November, es war kalt, es regnete und die beiden Bierkisten, auf denen die frisch gebackenen Grundstückseigner saßen, waren mehr als unbequem. Dennoch fuhren die beiden an diesem Abend ihrem Glück entgegen.

Sepp Holzapfel betrieb kluge Geschäftspolitik, begrüßte sogar einen weiteren Gastronomen, der den „Füssinger Hof" übernehmen wollte. „Je mehr Angebot an Infrastruktur im Ort vorhanden ist", sagte er, „desto attraktiver wird das Bad für künftige Gäste."

Möglicherweise war diese Einstellung entscheidend für den Aufstieg Bad Füssings zu seinem heutigen Erfolg und weist Holzapfel als geselligen, sozial denkenden Menschen aus, der nach dem Motto „leben und leben lassen" handelt.

Außerdem ist Holzapfel für einige wichtige Gebäude in Bad Füssing verantwortlich. So stand

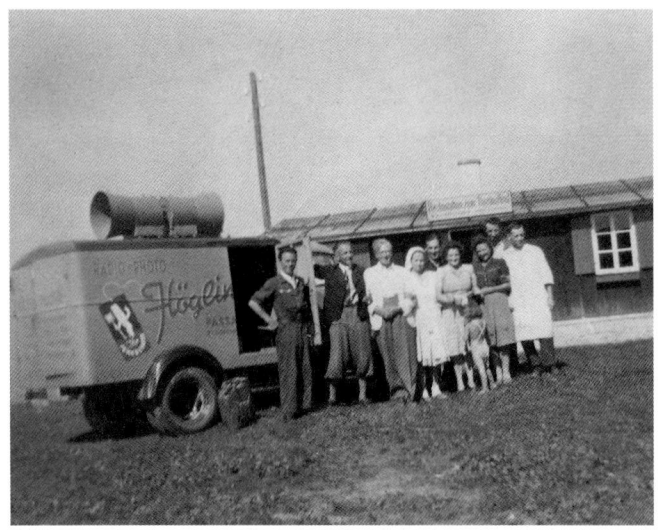

Die Baracke der Familie Holzapfel

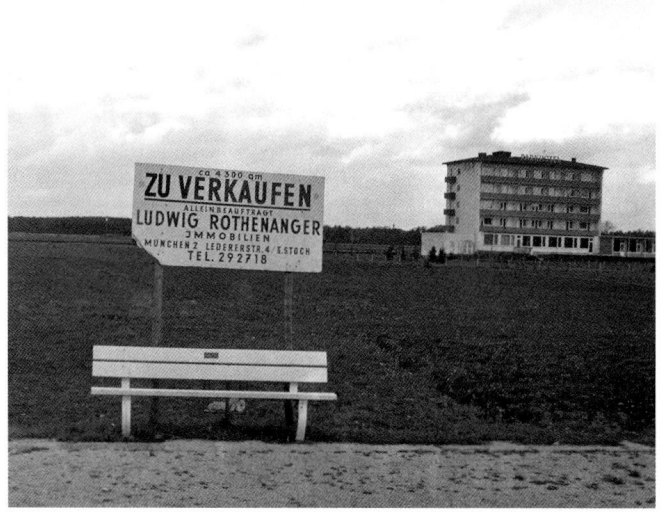

Bad Füssing wird zum viel versprechenden Immobilienmarkt.

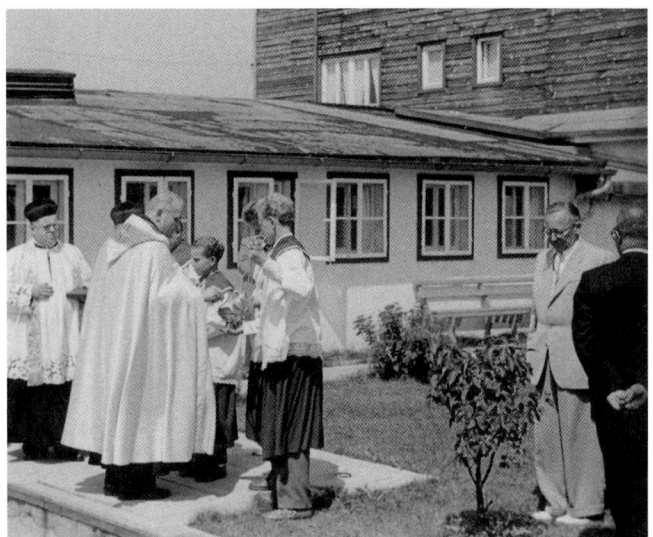

auch der Bau des Postamts vor 30 Jahren unter seinem Patronat. Das 3 160 Quadratmeter große Grundstück, auf dem die evangelische Kirche (am Rondell in der Rathausstraße) steht, gehört ebenfalls Holzapfel. Land und Gemeinde widmeten das Grundstück aber der Kirche. So hatte der Hotelier zwar Grund, aber keine Bauberechtigung. Als die Kirchenvertreter sagten: „Du musst es uns geben, du kannst ja net bauen!", gab Holzapfel über 1 300 Quadratmeter Grund an die Kirche ab. „Dafür kim i aber in 'n Himmel!", sagt der Hotelier lachend. Er hat die besten Aussichten …

Auf seine Kinder ist Josef Holzapfel sehr stolz. Sein ältester Sohn hält das große, elegante Hotel ausgezeichnet in Schuss, der andere ist einer der angesehensten und vielseitigsten Ärzte in der Thermengemeinde. Eine Tochter ist bereits gestorben, sie wäre heuer 59 Jahre alt. Der jüngste Sohn ist Krankengymnast in Passau. Des Weiteren hat der Senior zehn „Enkerln" und neun Urenkel. Der Holzapfel-Stammbaum geht zurück bis 1690, einer der ersten Vorfahren kam aus Fischbach und war Lehrer, Mesner, Gemeindeschreiber, Totengräber, Organist und Prokurator (Brautführer) in Personalunion. Eine gute Bekannte von Sepp Holzapfel war die Bäuerin Anna Wimschneider (1919–1993) aus dem Kreis Pfarrkirchen, die durch die Verfilmung ihres autobiografischen Romans „Herbstmilch" durch Joseph Vilsmaier zu großer Bekanntheit kam. Auf Holzapfels Einladung kam sie einige Male nach Bad Füssing und erzählte Geschichten aus ihrem bewegten Leben.

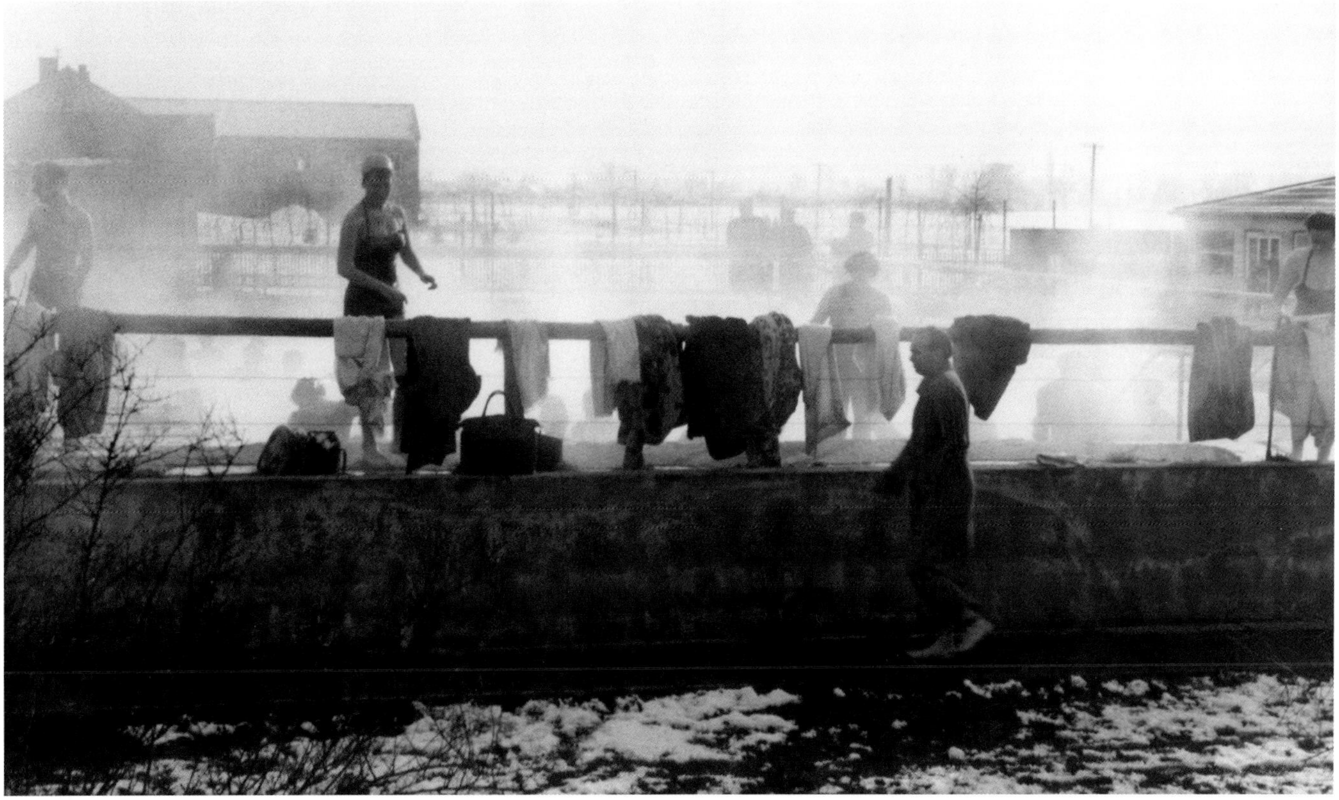

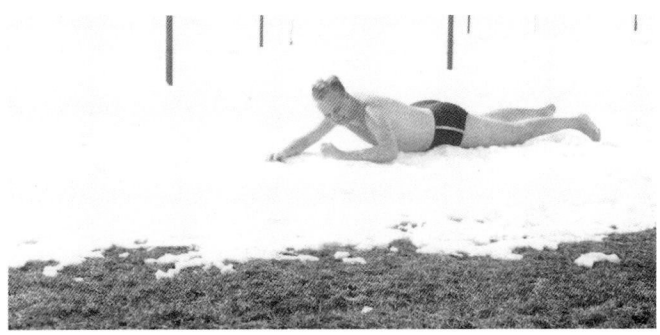

Dampf über der Therme – romantische Pionierzeit

Auch Sepp Holzapfel selbst ist ein begnadeter Erzähler. Seine weiß-blauen Geschichten sind so würzig und voller Leben, dass ich kaum genug davon kriegen kann. Nach Kriegsende fuhr Holzapfel mit einer Ladung Holz durch den Schwarzwald nach Bayern. Die Ladung auf seinem Lieferwagen war

Abkühlung nach dem Bad in den heißen Thermen

kugeldurchsetztes Holz, das bei Kampfhandlungen im Krieg durchsiebt worden war. Zu diesem Behufe musste aber eine Zuzugsgenehmigung von der französischen in die amerikanische Zone vorgewiesen werden. Josef Holzapfel versuchte diesen bürokratischen Hürdenlauf zu umgehen, indem er beim zuständigen Beamten in Regensburg vorstellig wurde und diesen fragte, ob er in seinem Fall nicht eine Ausnahme machen könne. Der Bürohengst reagierte mit einem Wutanfall und verwies Holzapfel aus seinem Büro. In seiner gutherzigen Naivität besuchte Sepp Holzapfel den Beamten zu Hause und bot ihm ein paar von seinen damals noch heiß geliebten Zigarren an, in der Hoffnung, so davonzukommen. Natürlich hatte er damit gleich einen Prozess wegen Beamtenbestechung am Hals.

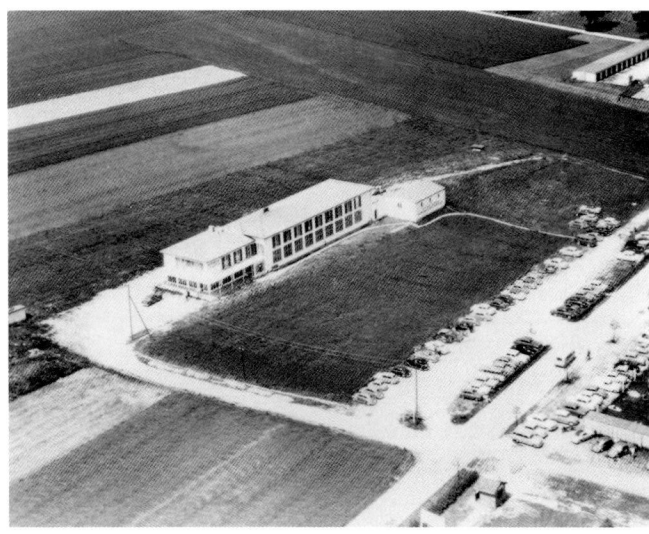 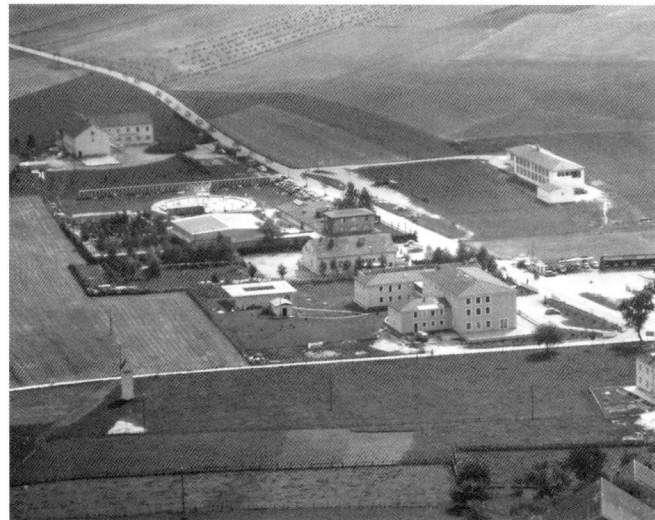

Bei der Verhandlung im Rotthalmünster'schen Amtsgericht wurden mehrere Zeugen vernommen, die in der Causa Holzapfel aussagten. Der erste war Ottmar, ein Freund Holzapfels, der sagte: „Ja ja, da hat er schon was g'sagt, dass er dem was g'schenkt (zukommen lassen) hat. Aber schwören kann i net." Der nächste war der Huber Bauer, der, ohne sich näher vorzustellen, auf das Zeugenpodium trat und stotternd vermutete, dass es ein geheimnisvolles Packerl gegeben habe, dass heimlich seinen Besitzer gewechselt hätte … Der Richter unterbrach ihn und sagte mit lauter Stimme: „Zuerst den Namen, dann wie alt Sie sind und dann gemma Sie abschießen!" Paul Kaiser, ein zugereister Bad Füssinger, belastete Sepp Holzapfel gleich mit der Aussage, Holzapfel würde ihn immer mit dem Titel „Saupreuß" anreden, worauf ihn der Richter fragte: „Wieso, sind Sie denn keiner?" Um eine lange Geschichte kurz zu machen, der Prozess verlief nicht gerade vorteilhaft für Holzapfels Ankläger, und so sagte Paul Kaiser zum Huber Franzl: „Jetzt haben wir den Prozess doch verloren!", worauf der entgegnete: „Macht nix, aber ein Zeugengeld kriegen wir!"

Trotz seiner Zuneigung zur Gemütlichkeit des Bayerischen Thermenlandes hatte Sepp Holzapfel zeit seines Lebens unter Fernweh zu leiden. Heute ist er in der Lage, sich auch die entferntesten Reiseziele zu gönnen. Mit seiner derzeitigen Lebensgefährtin, die in Ettlingen lebt, bereiste der rüstige Bayer im letzten Winter Thailand, Birma, die Philippinen, Hongkong, Peking, Shanghai, Neu-Delhi, Varanasi und fuhr dann „über Dubai wieder hoam". Eine andere Tour führte den Globetrotter Holzapfel von Vancouver, Hawaii und Tonga über Fidschi nach Westsamoa und Neuseeland. Bei diesen Fernreisen wird`s wohl bleiben. „I hob zu viel mit der Thrombos`n zu tun", sagt Holzapfel. Außerdem ist es im Sommer sowieso so wunderschön in Niederbayern, warum soll er also die Strapazen auf sich nehmen?

Schon der junge Holzapfel hat schließlich die Welt gesehen: 1938 war er in Brasilien, besuchte Rio, Santos und Pôrto Alegre. „Ein schönes und interessantes Land. Und ganz, ganz arm. Wenn man da durch die Armenviertel spazierte, war das schon erschreckend", sagt er nachdenklich. Holzapfel hat aber auch die schönen Seiten kennen gelernt, durch die Tochter eines

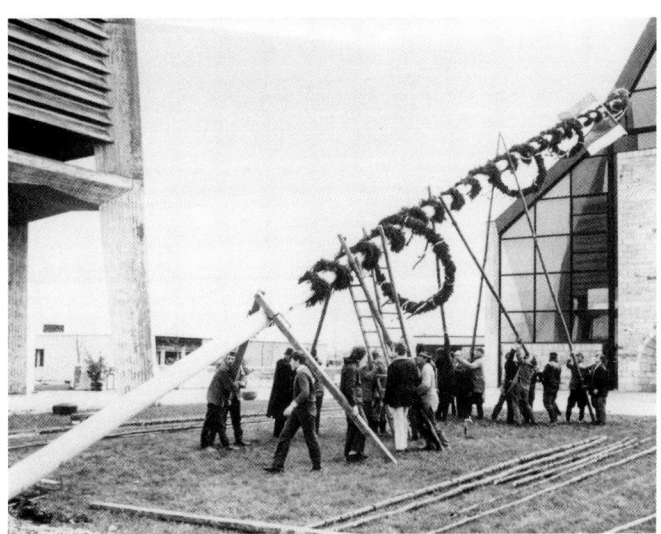

Bau der Kirche beim Rathaus

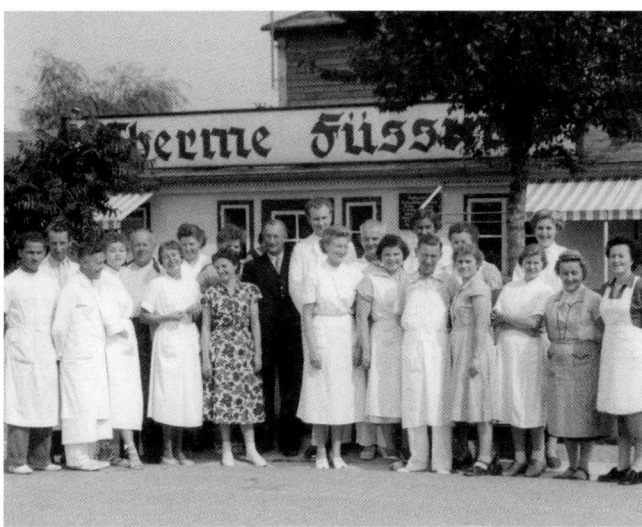

Das medizinische Team der Therme Füssing

Haflingerzüchters. Er hatte sie in einem Lokal unweit der Copacabana getroffen und war ihrer Einladung nach Belo Horizonte gefolgt. Dort hatte sich die Tiroler Familie aus Ebbs bei Kufstein vor zwei Generationen auf einer Hazienda mit 600 Rindern angesiedelt. Die Tochter war mit einem Brasilianer liiert gewesen. Als zwei Haflingerhengste aus dem heimischen Ebbs angefordert wurden, warfen die beiden Bereiter dort eine Münze, wer von ihnen die lange Reise nach Südamerika antreten sollte, um die Pferde zur Hazienda zu bringen. Der Glücklichere von beiden verliebte sich kurz nach seiner Ankunft in die eher unglücklich verheiratete Frau und war bald darauf Vater dreier Exil-Tiroler. „Ja", sagt Josef Holzapfel traumverloren, „so etwas Schönes habe ich selten wieder in meinem Leben gesehen."

Das Tonband ist zu Ende, der Kaffee ausgetrunken und aus dem Morgen ist längst ein später Vormittag geworden. Sepp Holzapfel räuspert sich: „Ja ja, des gehört halt alles dazu zum Leben. Man muss auf die Leut' zugehen. Man darf sich nicht verstecken, egal was ist …" Er schmunzelt glücklich. Er hat allen Grund dazu. ♦

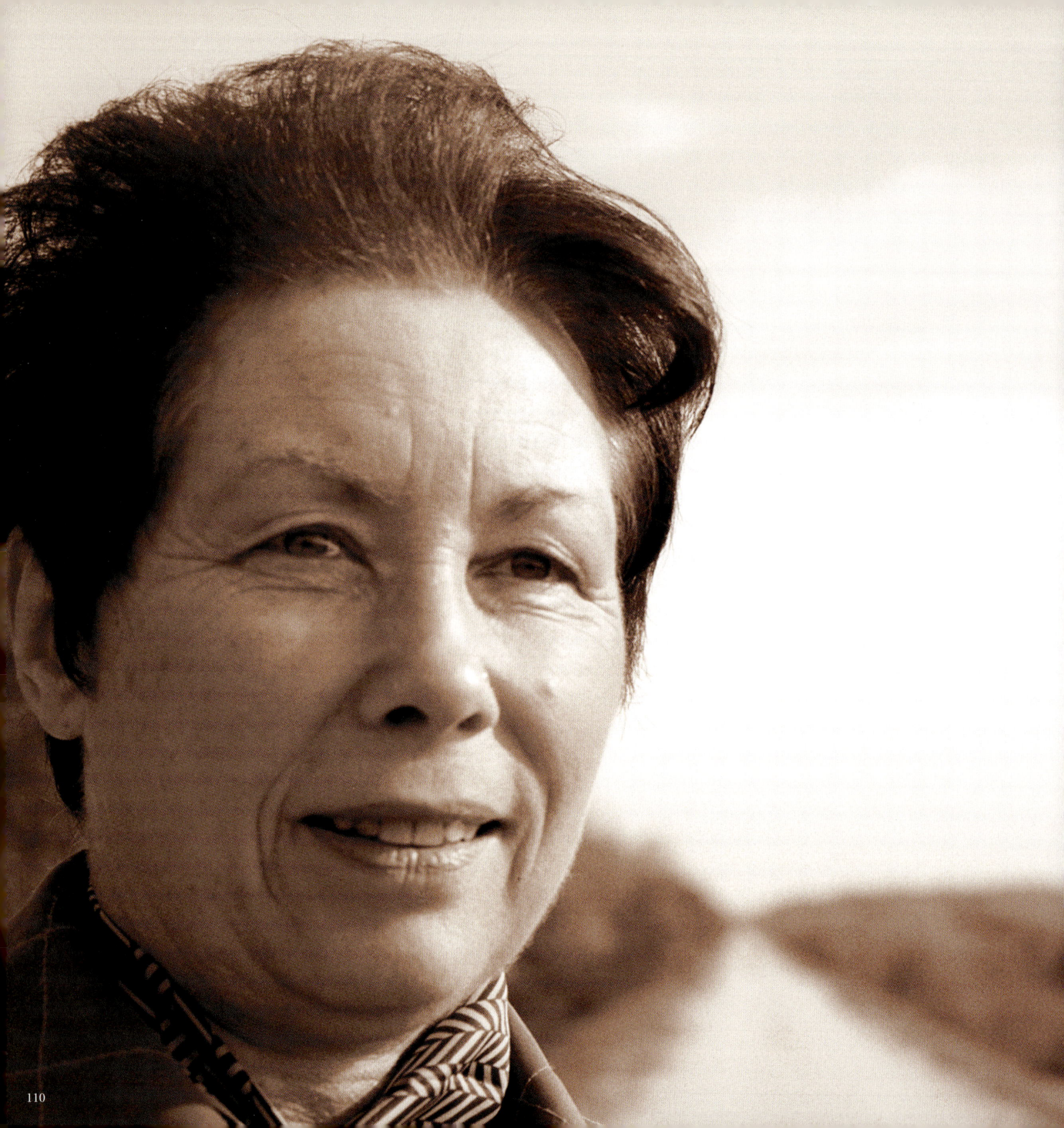

„Hier habe ich meine Heimat gefunden."

Annemarie Henisch

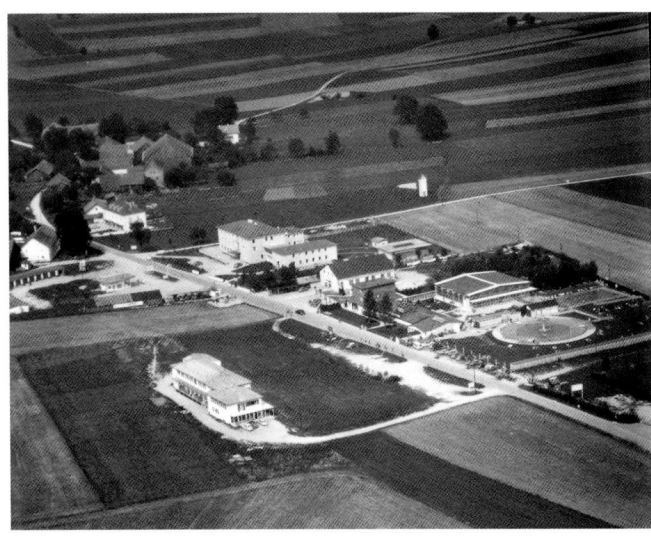

Annemarie Henisch

Das erste Mal begegnete ich Annemarie Henisch beim Pioniergespräch im Kleinen Kursaal. Sie war eine der „Pioniere". Neben Hotelier Josef Holzapfel, Bürgermeister Franz Gnan und dem Geschäftsmann Peter Geml war sie aufs Podium geladen, um über die Anfangszeit von Bad Füssing zu erzählen. Dabei wirkte sie ganz und gar nicht altmodisch, sondern äußerst agil und jugendlich.

Drei Tage später besuche ich sie in ihrer Egglfinger Wohnung, gleich hinter einem Fachgeschäft für Steine und Kristalle. Das Begrüßungskomitee bilden zwei winzige, temperamentvolle Papillon-Schoßhunde, die mich mit wildem Gebell umrunden. Doch alle Not hat ein Ende, als die beiden von Annemarie Henisch auf ihren gepolsterten Platz verwiesen werden. Die Hausherrin trinkt keinen Kaffee, und so komme ich den Genuss eines hervorragenden Kräutertees, der belebt und anregt, ohne Herzklopfen und den obligaten Drang nach „mehr davon …" zu bescheren.

Annemarie Henisch kam als kleines Mädchen nach Niederbayern und hieß damals noch Pietsch. Sie musste mit ihrer Mutter aus Schlesien flüchten. Auf dem beschwerlichen Weg ins süddeutsche Exil machte sie einige Erfahrungen, die den meisten ihrer Altersgenossen zum Glück erspart blieben. „Eines Nachts diente uns eine ausgediente Badeanstalt als provisorisches Nachtlager, in dem Soldaten die hübschesten Frauen und Mädchen ausmusterten, um sich mit ihnen gegen deren Willen zu vergnügen. Also mussten wir Flüchtlingskinder unsere Mütter unter einer großen Decke verstecken. Als die Soldaten am nächsten Morgen weitergezogen waren, sah ich die ersten Leichen meines Lebens: Einige Frauen trieben tot in einem Bassin."

Die Familie Pietsch kam 1946 völlig mittellos in Bayern an, nachdem sie sich in Sachsen mit dem aus der Kriegsgefangenschaft heimkehrenden Vater wieder zusammengefunden hatte: Alfred Pietsch war gelernter Elektroingenieur und machte 1951 in Egglfing ein Geschäft auf, das bald recht gut lief. Die Grundschule und die höhere Schule besuchte

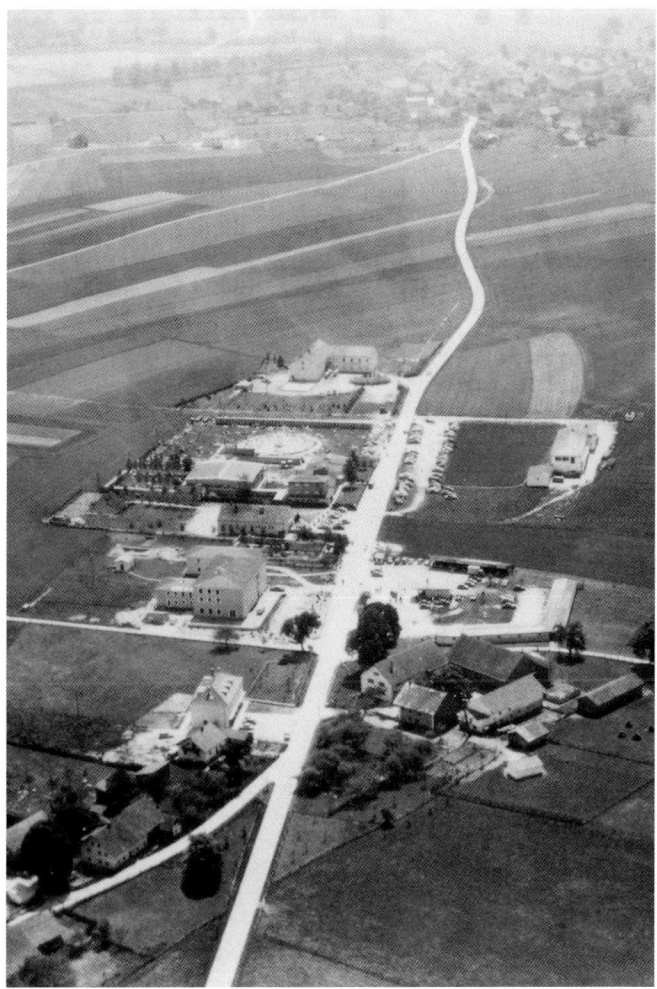

Blick Richtung Inn

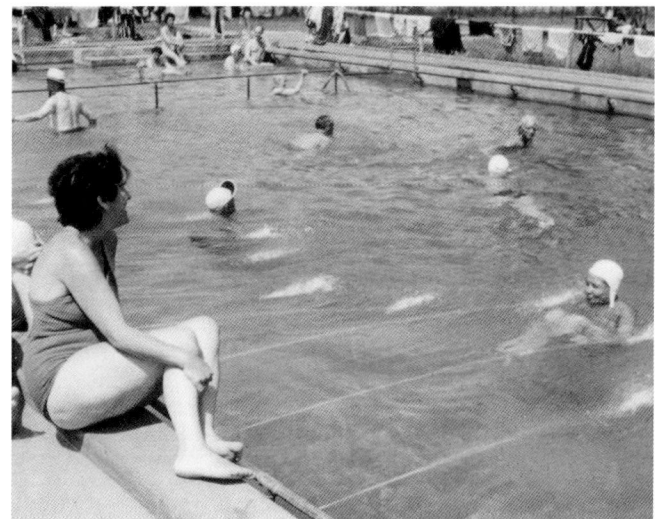

Annemarie Henisch im österreichischen Obernberg, da das Schulangebot in ihrem neuen Heimatort nur aus zwei Klassen bestand, welche die erste bis vierte und die fünfte bis achte Schulstufe zusammenfassten. Jeden Tag führte der Schulweg die kleine Annemarie über die Staustufe an den beiden Zollhäuschen vorbei. Nicht selten kam es vor, dass die Zöllner einen kritischen Blick in den Schulranzen warfen, um sich zu versichern, dass kein unverzollter Warenaustausch zwischen Bayern und Österreich stattfand, sei es in noch so kleinem Ausmaß. Gefragtes „Schmuggelgut" waren zum Beispiel Topfen und

„Rama" für die Lehrer. Einmal beobachteten die Kinder, wie eine noble Dame mit geschlossenem Regenschirm vor ihnen flanierte. „Ausgerechnet auf Höhe der Grenze begann es zu regnen", erinnert sich Annemarie Henisch, „und die Dame war gezwungen, vor den Augen des freundlich grüßenden Grenzbeamten den Schirm aufzuspannen. Sie konnte nicht verhindern, dass dabei ein kleines Päckchen Kaffee aus dem Schirm purzelte und sich ein Schwall Kaffeebohnen vor die Füße des verdutzten Zöllners ergoss!"

Auf dem Schulweg war das Staubecken oft gut für Entdeckungen und Erlebnisse. Besonders im Frühjahr und beim Hochwasser im Jahr 1954. Von der beeindruckenden Höhe des Geländers aus beobachteten die Schulkinder das vielfältige Treibgut, das der Inn auf seinem Weg aus dem Gebirge mit sich genommen hatte. „Manchmal waren es ertrunkene Kühe und ganze Hütten, die da mit den Wassermassen herangespült wurden."

In einem Seitenarm des Flusses hatte sich durch die Flussregulierung im 19. Jahrhundert ein Badeweiher gebildet, der bald sehr beliebt bei den Einheimischen war. Annemarie Henisch erinnert sich an

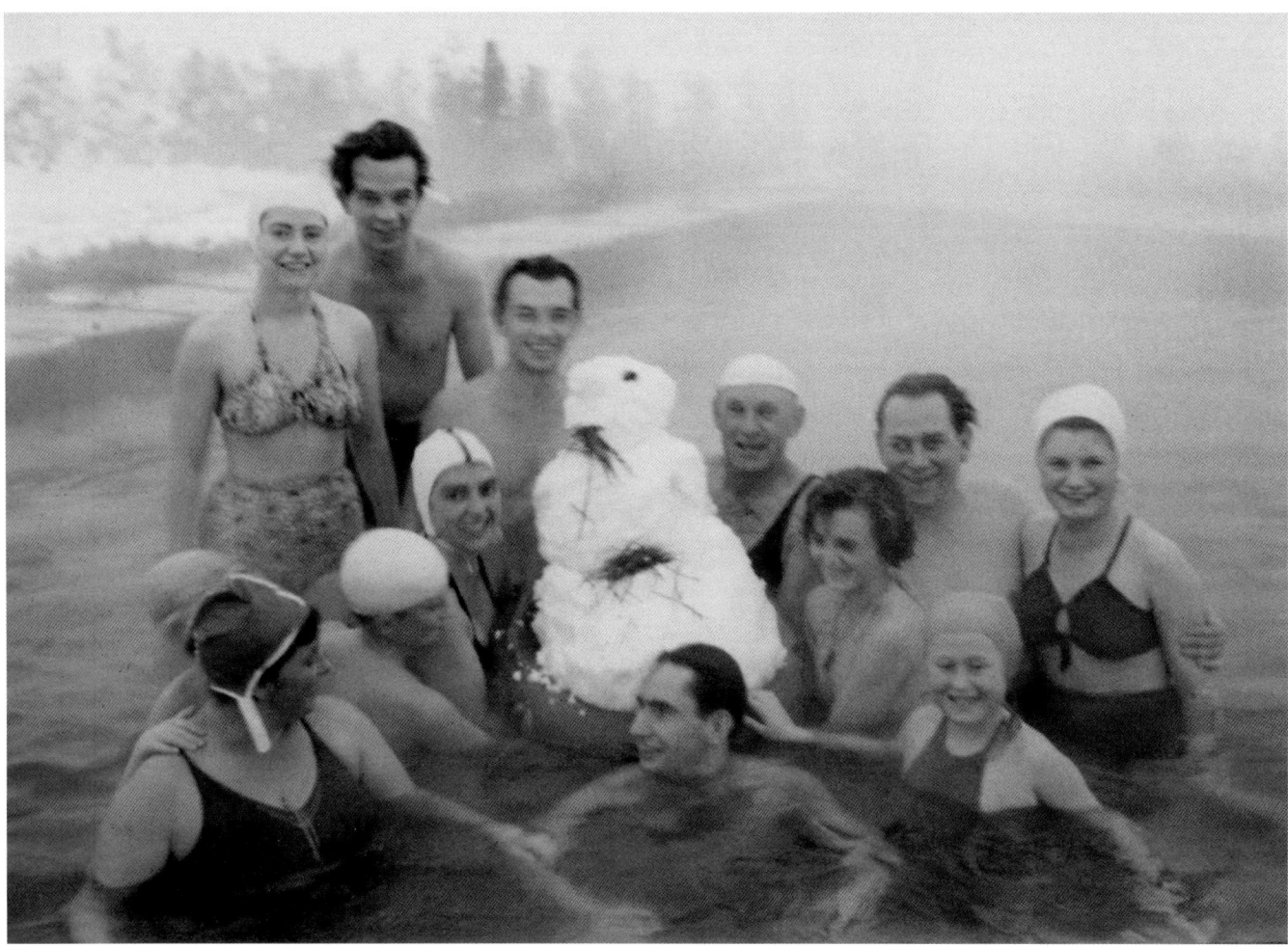

Auch Schneemänner gehen auf Kur!

ein paar junge Burschen, die den Inn zur Mutprobe schwimmend durchquerten. Dabei mussten sie die durch die Strömung verursachte Diagonale einberechnen, um nicht zur Staustufe bei Obernberg getrieben zu werden.

Der Mut der jungen Männer ließ sich auch durch den Winter nicht kühlen. Die Alternative zum Nachweis der starken Nerven bestand darin, mit einem „ausgeliehenen" Automobil über die Eislandschaft des zugefrorenen Stausees zu schlittern.

Ein weiterer beliebter Treffpunkt der jungen Leute war die Therme I. Dass derartig ausgedehnte Bäder

möglicherweise nicht sehr gesundheitsförderlich sein könnten, sagte ihnen damals niemand. „Wenn es uns zu heiß wurde", sagt Annemarie Henisch, „wuzelten wir uns einfach im Schnee." Danach kehrten sie unbekümmert ins dampfende Becken zurück.

Annemarie Henisch gehörte damals der ersten Rock-'n'-Roll-Generation an. Es war das Zeitalter der Musikboxen, der Petticoats und der auffrisierten Kampfmopeds. Die angesagten „Hotspots" abseits der Füssinger Therme waren die Kellerbar des Holzapfel-Restaurants und das Obernberger „Café

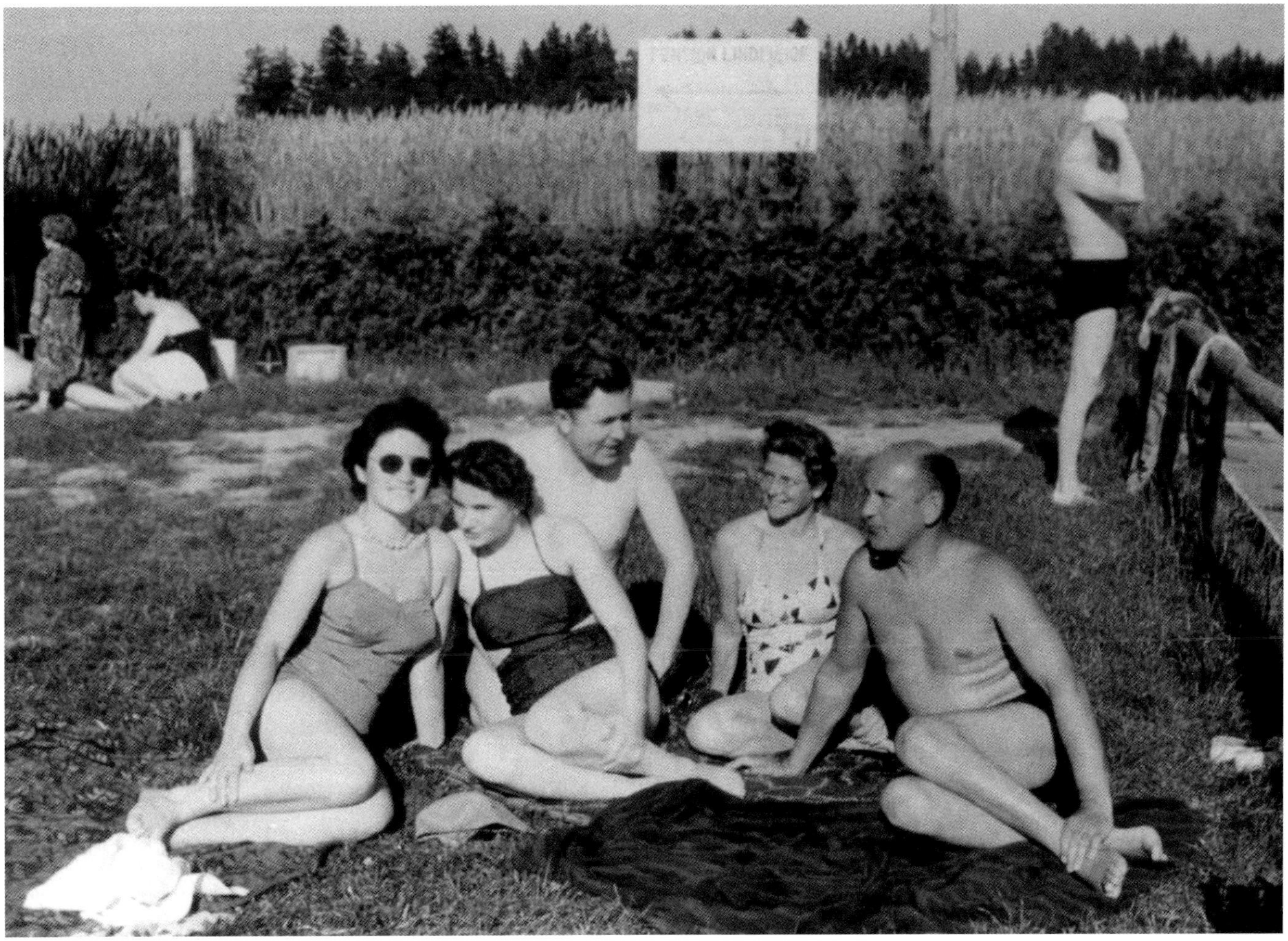

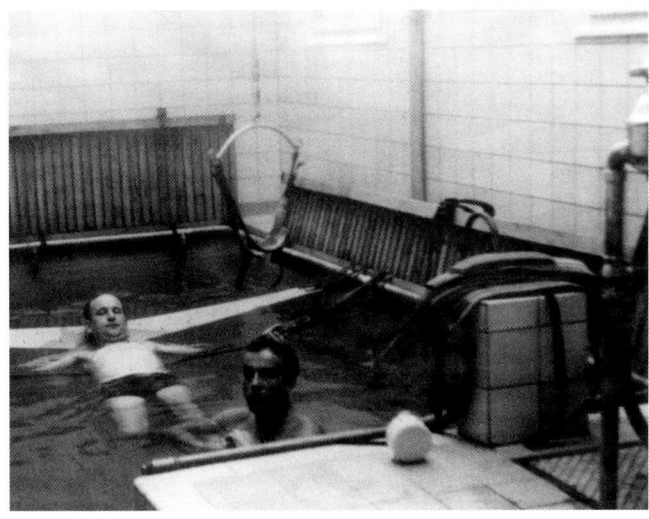

Sommerspaß unter weiß-blauem Himmel

Brandy", wo man ausgelassen dem akrobatischen Rock-'n'-Roll-Tanz frönte. Dass es dabei zu keinen Knochenbrüchen kam, liegt vermutlich auch an den ausgiebigen Badenachmittagen im Thermalwasser.

Wer am Samstagabend den Tanz mit einer schönen Aussicht verbinden wollte, für den gab es den „Hohlagarten" am oberösterreichischen Ufer des Inns, mit ausgezeichnetem Blick über die Innauen. Dort konnte in einem Pavillon zu Livemusik getanzt werden. Dabei gab es recht komplizierte Auswahlrituale, bei denen sich die fordernden Burschen merken mussten, welche Mädchen sie in welcher

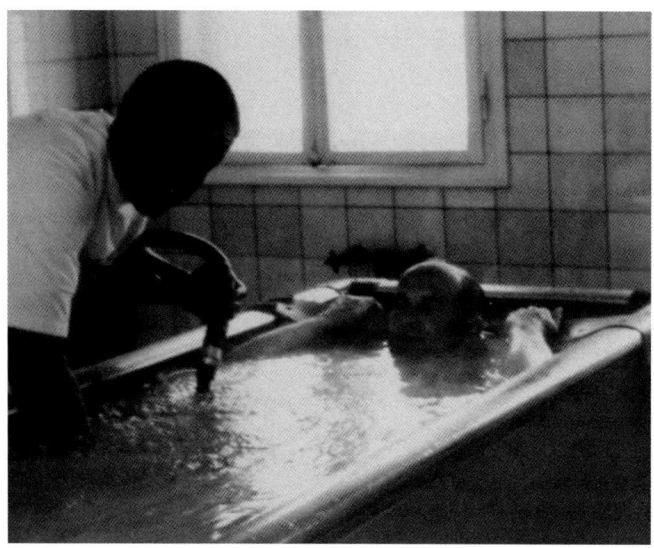
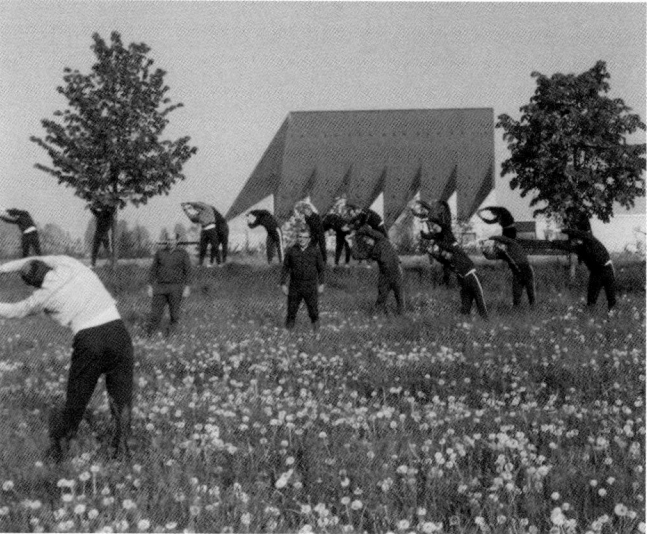

Balneo- und Ergotherapie

Reihenfolge zum Tanz gebeten hatten. Annemarie Henisch: „Das Erstaunliche war, dass kein Mädchen je übrig blieb. Jede kam zum Zug."

Als junge Frau war Annemarie Henisch meistens zu Fuß unterwegs. Autos gab es kaum und weitere Wegstrecken wurden mit dem Fahrrad zurückgelegt. Ein beliebtes Ausflugsziel war das Kino im ehemaligen Lager Waldstadt.

Waldstadt war ein aufgelassener Luftwaffenstützpunkt mit einem eigenen Kindergarten, einer Schule und einem Café. Im Lagerkino sahen die jungen Leute die Krönungszeremonie von Elisabeth II., das „Rosenresli" mit Christine Kaufmann und die inzwischen zum Kult gewordenen Schwarzweiß-Krimis nach Edgar Wallace. „Abenteuerlich war auch der Weg nach Waldstadt, den wir immer über einen Schleichweg zurücklegten", so Annemarie Henisch.

Den ersten Fernsehapparat in Egglfing gab es übrigens bei den Pietschs. Der Bildschirm war damals noch fast oval. Zunächst konnte Familie Pietsch darauf nur das Testbild bestaunen. Später

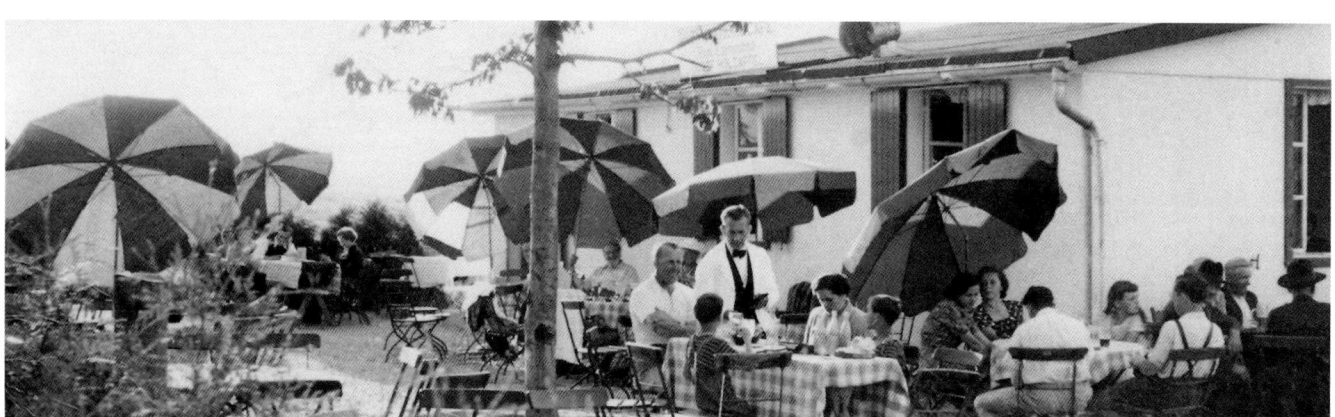

Gastgarten der Familie Holzapfel

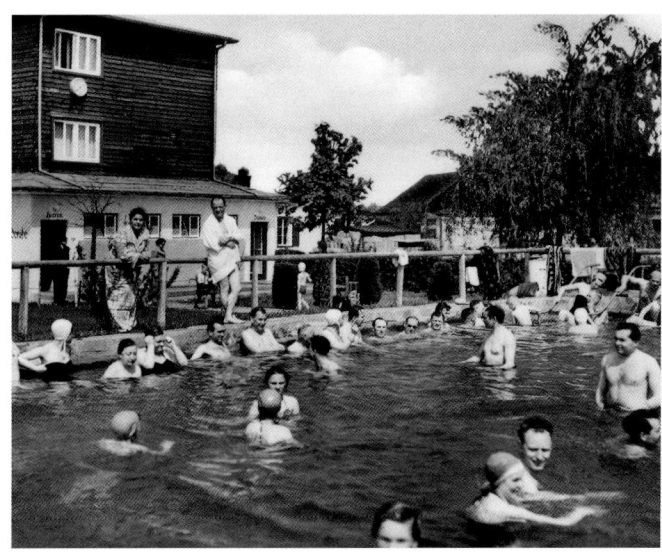 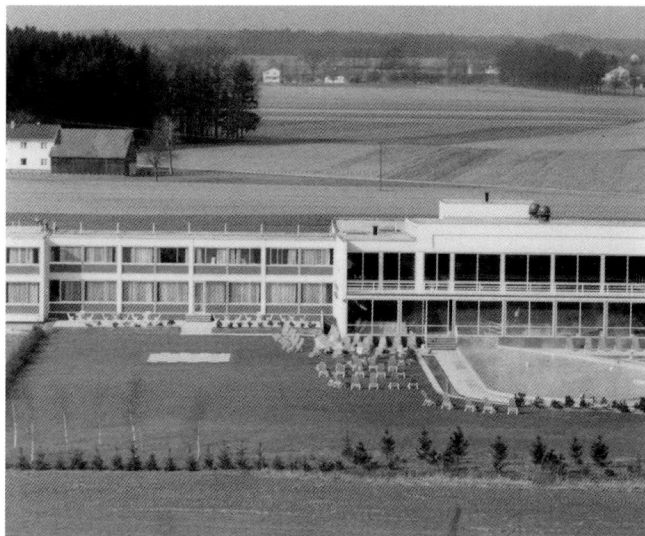

kam zur Übertragung von besonderen Filmen und Sportereignissen die halbe Ortschaft. Das TV hatte in seiner Pionierzeit noch die Fähigkeit, die Menschen zusammenzubringen. Heute scheint bis auf wenige Ausnahmen eher das Gegenteil der Fall zu sein.

Nach der höheren Schule besuchte Annemarie Henisch die Handelsschule in Passau und arbeitete danach im elterlichen Geschäft. Ab 1989 war sie in der Kurverwaltung Bad Füssing als Gästebetreuerin angestellt: Annemarie Henisch ist eine große Kennerin der Innauen, eine Fachfrau für die grüne Oase, die Bad Füssing im Süden tangiert. Sie hat schließlich ihre halbe Jugend in den Wäldern, in den Auen und an den feinsandigen Flussufern verbracht und durch ihr Hobby, die Heimatkunde und Botanik, viel Wissen über den großen Fluss gesammelt, der die Kultur der Gegend entscheidend geprägt hat: „Egglfing, Obernberg, Bad Füssing, der Inn: Das gehört für mich alles zusammen. Ich habe hier meine Heimat gefunden." ◆

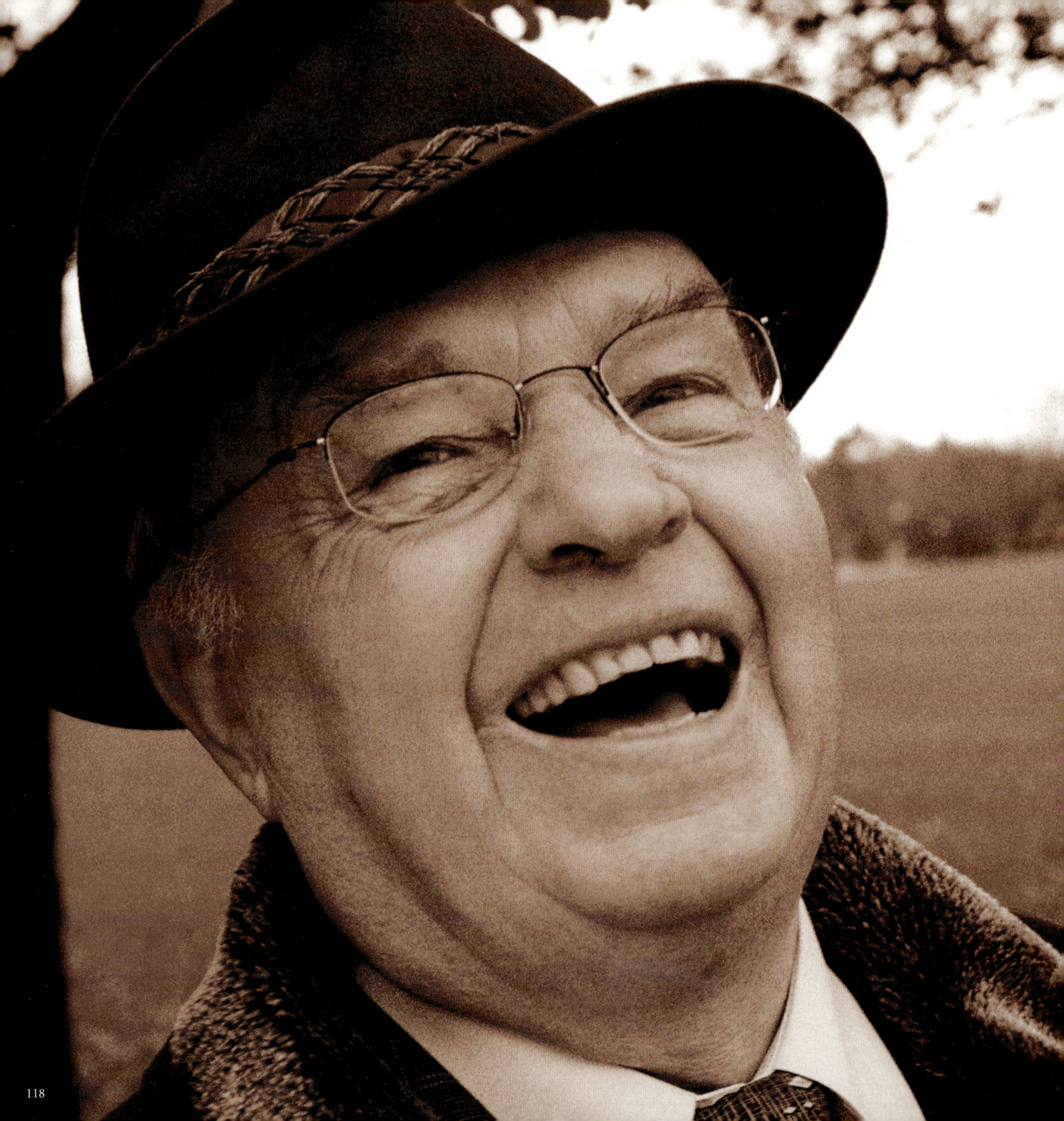

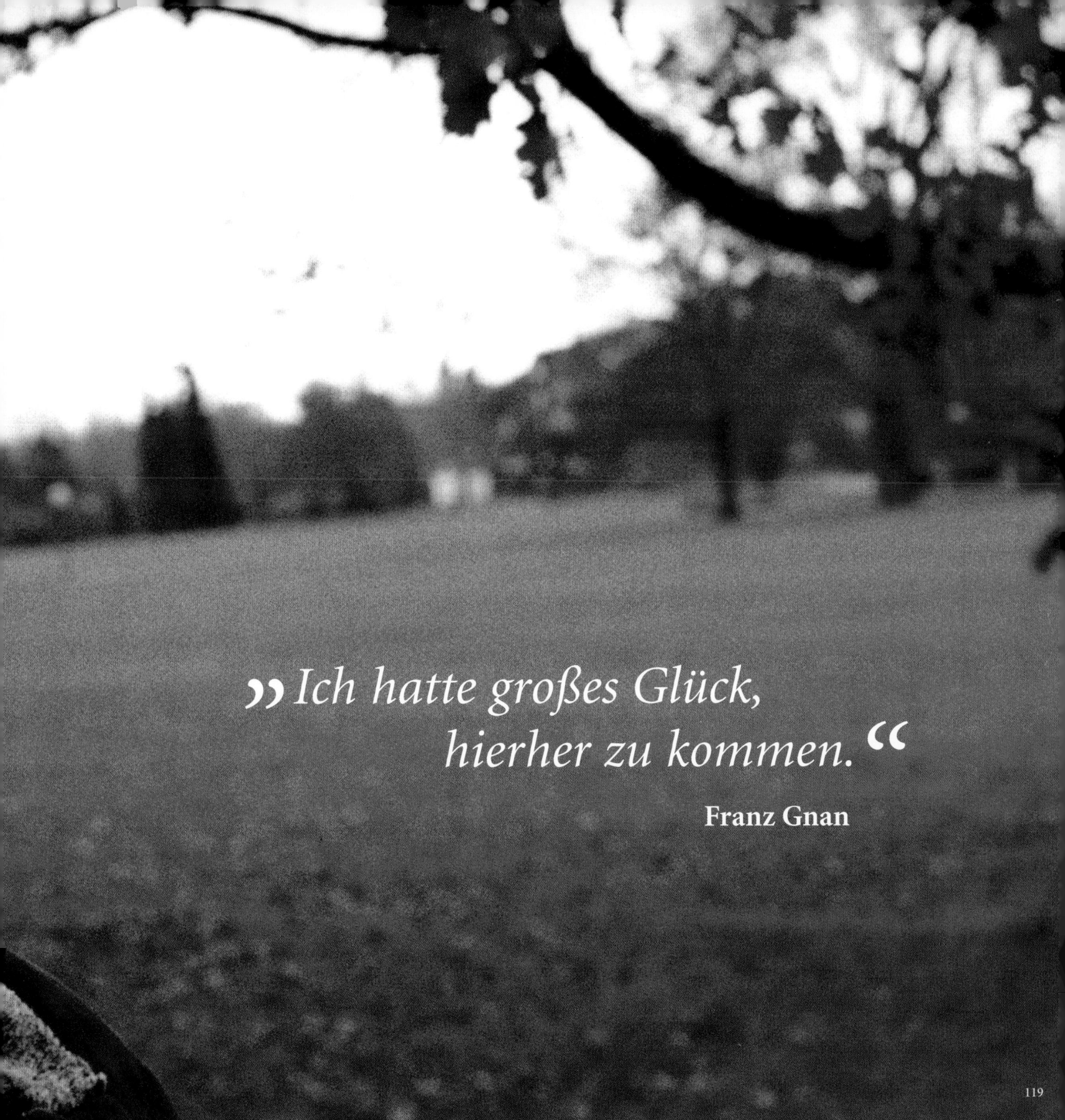

»*Ich hatte großes Glück,*
hierher zu kommen.«

Franz Gnan

Franz Gnan

„Frang S` doch amoi an Gnan!", riet mir Hotelier Sepp Holzapfel, als ich ihn nach Anekdoten und Histörchen über die Grabung der Therme II und die „Wasserkriege" fragte.

Der „Gnan", mit vollem Namen Franz Gnan, wurde am 2. April 1936 in Passau geboren und kann ohne Zweifel als ruhige, geduldige und schlichtende Kraft hinter dem „Projekt Füssing" verstanden werden. Als Bürgermeister leitete er von 1984 bis 2002 die Geschicke der Großgemeinde. Aber schon lange vor seiner Amtszeit war er derjenige, der möglicherweise das umfassendste Verständnis vom Schliff dieses Rohdiamanten an den Tag legte und diese Voraussicht auch zu kommunizieren wusste.

Ich habe Franz Gnan als einen besonnenen, sanftmütigen Mann kennen gelernt, den so schnell nichts aus der Fassung bringt: Am 6. Oktober 2004 stieg er als Eröffnungsredner des „Pioniergesprächs" aufs Podium des Kleinen Kursaals und hatte zunächst einmal mit der Lichttechnik zu kämpfen, die seinen handgeschriebenen Stichwortzettel so sehr verdun-

kelte, dass er ihn kaum entziffern konnte. Wie er den Vortrag dennoch in die richtige Bahn lenkte, Dias vom alten Füssing erläuterte und unterhaltsam das Heraufdämmern der historischen Morgenröte über dem heutigen Bayerischen Thermenland kommentierte, wird mir stets als eine Meisterleistung der kompetenten Improvisation in Erinnerung bleiben. Das Ganze natürlich nicht ohne den gewissen staubtrockenen, bajuwarischen Sarkasmus.

November 2004: An einem trüben, eisigen Vormittag sitze ich Franz Gnan im Trausaal des Rathauses von Bad Füssing gegenüber. Draußen spazieren stumme Gestalten mit Regenschirmen auf den Kieswegen vorbei. Gnan lehnt sich in seinem großen Sessel zurück, lässt den Blick hin und wieder über den regengrauen Rathauspark wandern und spielt unablässig mit seiner kleinen schwarzen Schlüsseltasche. „Wissen S`, der gute Ruf von Füssing basiert auf dem Mut zum Risiko von einigen wenigen, die damals in etwas investiert haben, von dem bei weitem nicht abschätzbar war, was draus wird, denn das war ja am Anfang ein Chaos. Es gab weder Straßen, Wasserleitungen noch einen Plan, was man da genau

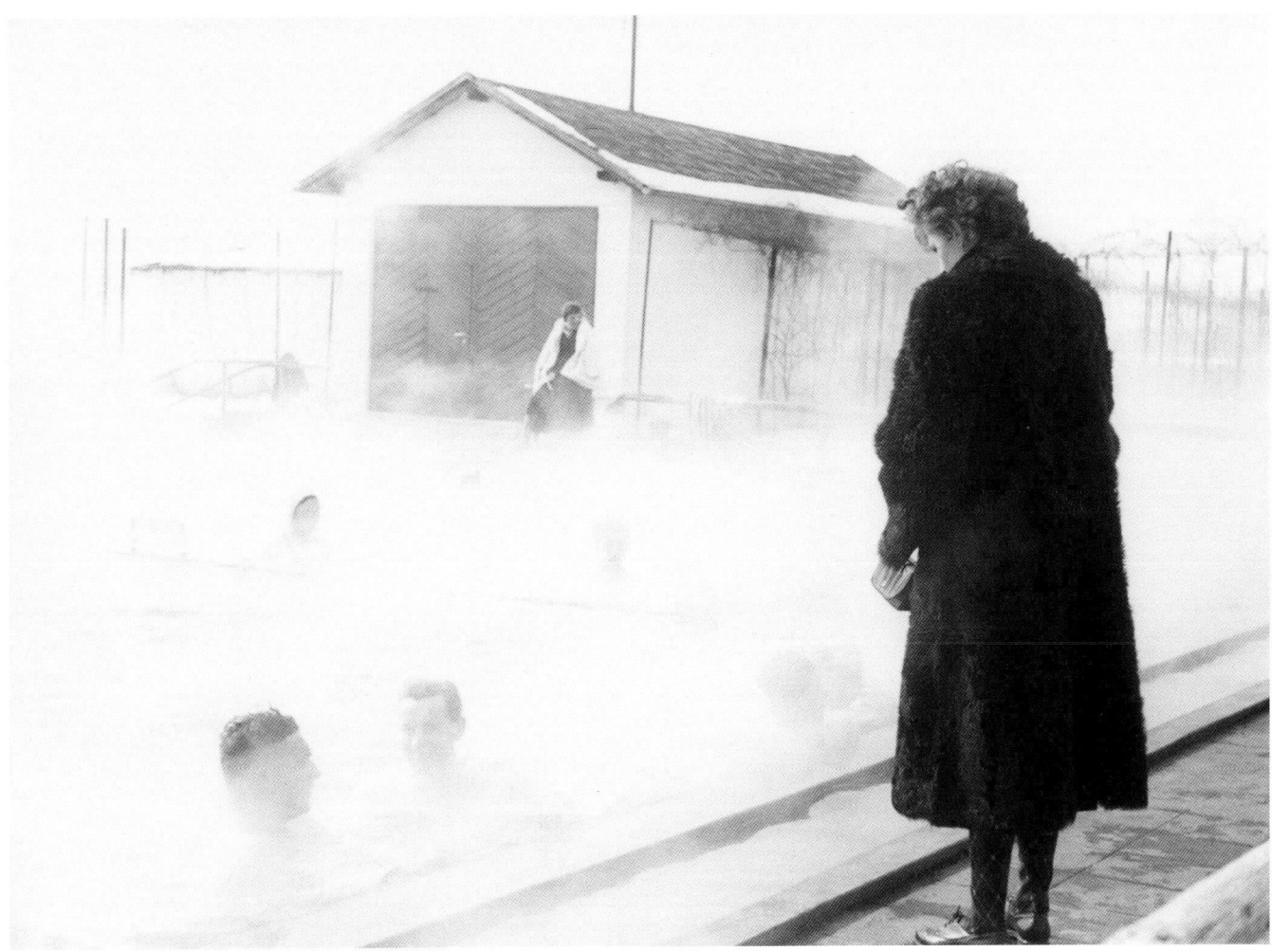

Dampf über den Thermen

macht. Hotelier Josef Holzapfel, Geschäftsmann Peter Geml, Gründer der Thermalbad Füssing AG Alfons Haßfurter und die Gründer des Johannesbads Dres. Eduard und Angelika Zwick sind Namen, die hier erwähnt sein sollen. So einen Pioniergeist sucht man in der heutigen Zeit oft vergebens!"

Durch Zufall erfuhr Franz Gnan gegen Ende der 50er-Jahre von den außergewöhnlichen Vorgängen an der Bohrstelle der Bayerischen Mineralöl Industrie in der Ortschaft Safferstetten. Dr. Hans Hirsch von der Stadtverwaltung Passau informierte den zuverlässigen, weltoffenen jungen Mann davon,

dass der Zweckverband Thermalbad Füssing einen Außenstellenleiter für das „Wild-West-Bad" im Landkreis Griesbach suche. Franz Gnan war zur rechten Zeit am rechten Ort. Von der Stadt Passau, für die er von 1953 bis 1957 als Beamtenanwärter und dann drei Jahre als Beamter arbeitete, hatte er sein lokalpolitisches und logistisches Rüstzeug bekommen.

So kam es, dass er im Sommer 1960 mit seiner Freundin und späteren Frau Waltraud auf einer ausgeliehenen Vespa nach Füssing fuhr. Dort angekom-

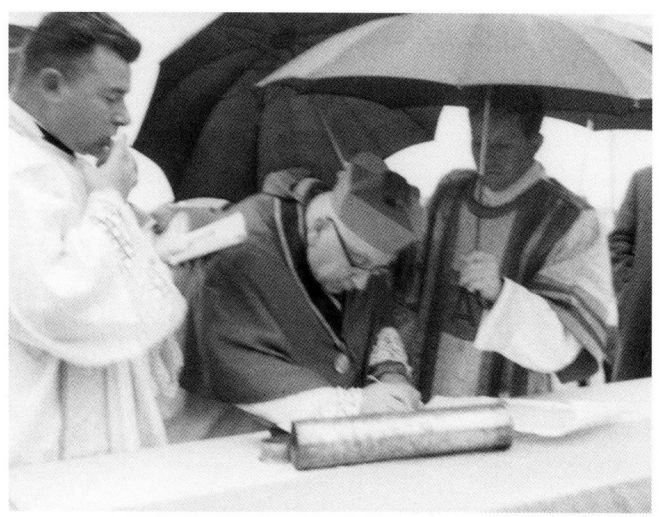

Prälat Ertl bei der Arbeit im Regen

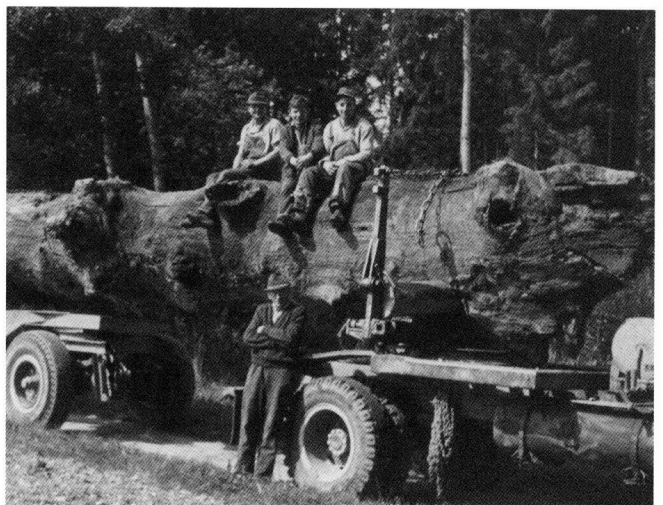

20 000 Jahre sind eine lange Zeit: die Mooreiche

men, klopfte er sich erst einmal den Staub von der Jacke und fand sich inmitten einer Einöde wieder. Zeichen für die Anwesenheit menschlicher Wesen waren einige kleine Häuser, ein schuhkarton-ähnliches Kaffeehaus namens Kaiser und der chaotische Zugang in einer nicht ganz den Hygienestandards entsprechenden Badebaracke. In Wannen aus Betonrohren saßen ein paar Freaks und ließen es sich im dampfenden Wasser gut gehen.

Nachdem Waltraud dieses Szenario eine Zeit lang eingehend betrachtet hatte, blickte sie ihren Franz durchdringend an und meinte: „Mein lieber Freund, wenns´d mich heiraten willst: hier bleibe ich sicher nicht!" Einige Tage und Diskussionen später jedoch konnte sogar sie nicht abstreiten, dass in diesem kleinen Heißwasser-Dörfchen Aufbruchsstimmung zu spüren war. Die Bewohner halfen sich gegenseitig und glaubten an die Idee vom Gesundbrunnen für Gäste aus nah und fern. Also nahm das junge Paar Quartier in einem Wohnblock der Rottalheim GmbH. Franz Gnan richtete sich in einem Bauernhof in Safferstetten ein kleines Büro ein. Seine Frau ging ihm als gelernte Sekretärin zur Hand. Seine Auf-

traggeber hatten Gnan nahe gelegt, er solle darauf achten, dass Füssing kein Bad für dicke Brieftaschen werde, was seiner natürlichen Volksverbundenheit sehr entgegenkam.

Franz Gnans Aufgabe bestand darin, so etwas wie ein Projektbegutachter und Ansprechpartner für alle Belange des Bade- und Gastbetriebes zu sein. Die dazu notwendige Kommunikation mit der „Außen-welt" wurde dadurch erschwert, dass noch keine Telefonleitung in seiner einfachen Unterkunft vorhanden war und er für seine Ferngespräche mehrmals am Tag ins gegenüberliegende Gemeindeamt gehen musste. Das ging ein Jahr so, dann hatte auch er einen Telefonapparat auf seinem Schreibtisch stehen.

Sein Hausherr, Michael Nöbauer, war vor Max Frankenberger Bürgermeister von Safferstetten. Nöbauer war immer noch sehr interessiert an allem, was sich in und um Bad Füssing abspielte. Gleich beim Einzug machte er klar, dass es in seinem Haus keine versperrten Türen gäbe. So blieb also ein reger Kontakt zwischen der Nöbauer'schen guten Stube und der improvisierten Amtsstube. Zur Siesta lag

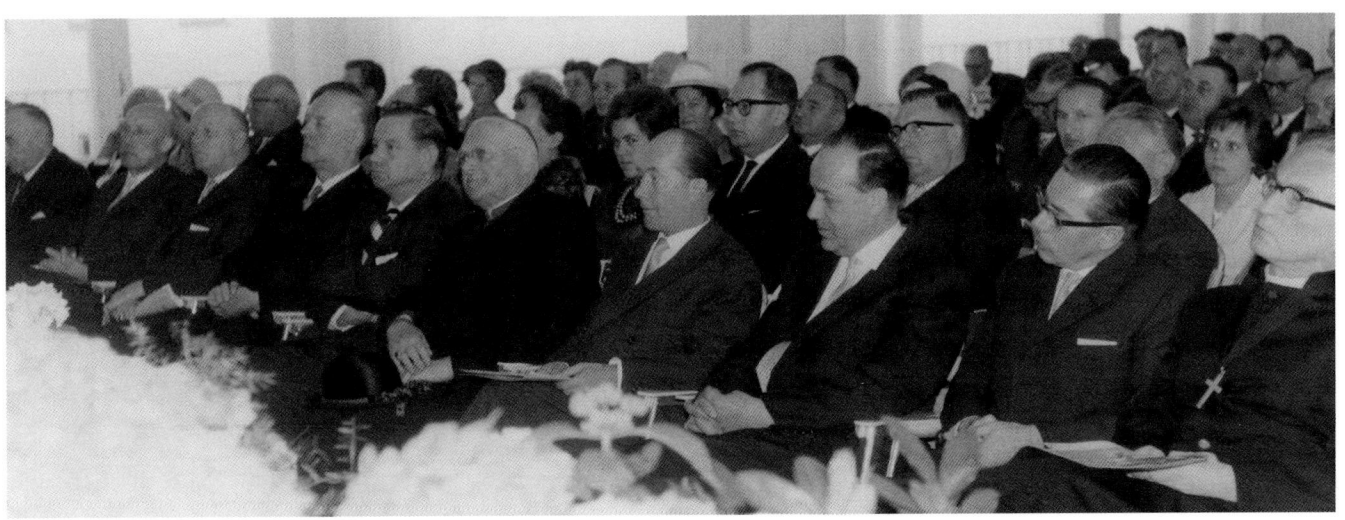

Nöbauer immer auf seinem Kanapee und beobachtete mit halbgeschlossenen Augen die Vorgänge auf der Straße über einen Spiegel, den er zu diesem Zwecke an der Hauswand montiert hatte. Wenn sich ein unter Umständen heikler Zeitgenosse auf das Haus zubewegte, sprang er flink in seine Schlappen und riss ohne den leidigen Umweg des höflichen Klopfens die Tür auf, um den Herrn Außenstellenleiter mit dem Warnruf „Gnan, pass auf, da kimmt a Bazi!" von der Ankunft der Amtspartei zu unterrichten.

So langsam lebten sich die inzwischen verheirateten Gnans in der kleinen Kommune ein, die Eröffnung des Kurmittelhauses fiel in Franz Gnans erstes Amtsjahr. Und 1963 wurde überhaupt zu einem wichtigen Jahr, sowohl für das junge Paar, deren erstes Kind Gabriele zur Welt kam (drei Jahre später folgte Tochter Ursula), als auch für Bad Füssing: Da ein Kurort nur aufgebaut werden kann, wenn die Thermenlandschaft in eine entsprechende Infrastruktur eingebunden ist, musste Umland gewonnen werden, dass jedoch im Fall von Bad Füssing in privatem Besitz war.

Es bedurfte nur wenig Anstrengung, die Grundstücksbesitzer rund um die heutige Therme I dazu zu bewegen, 27 Prozent ihres Bodens kosten- und ersatzlos an die öffentliche Hand abzutreten. Diese Lösung war ein Verdienst des damaligen Schulleiters Herbert Hanel, der sich bei jedem Besitzer einzeln bemühte. Franz Gnan lehnt sich in seinem Sessel zurück und meint lächelnd: „Stellen Sie sich des amoi vor! 27 Prozent jedes Grundstücks, und ausnahmslos alle Besitzer haben mitgemacht. So was wäre heutzutage undenkbar; da wird ja um jeden Quadratmeter ein Riesenzirkus gemacht!"

Neben diesem Gemeinschaftssinn sind für Gnan folgende Faktoren ausschlaggebend für den beispiellosen Aufstieg Bad Füssings: Die Entdeckung der Therme im Jahre 1938, die Erbohrung der Thermen II und III, die Teilabgabe der Privatgründe in den Jahren 1958 bis 1960 und die Beendigung der „Wasserkriege" im Jahre 1986. Ich frage ihn nach den Gründen für die vielen, vielen Prozesse, die über Jahre die friedliche Atmosphäre von Bad Füssing vergifteten. „Herr Schreyer, kennen Sie den Unterschied zwischen krämerhaft und kaufmännisch?", fragt

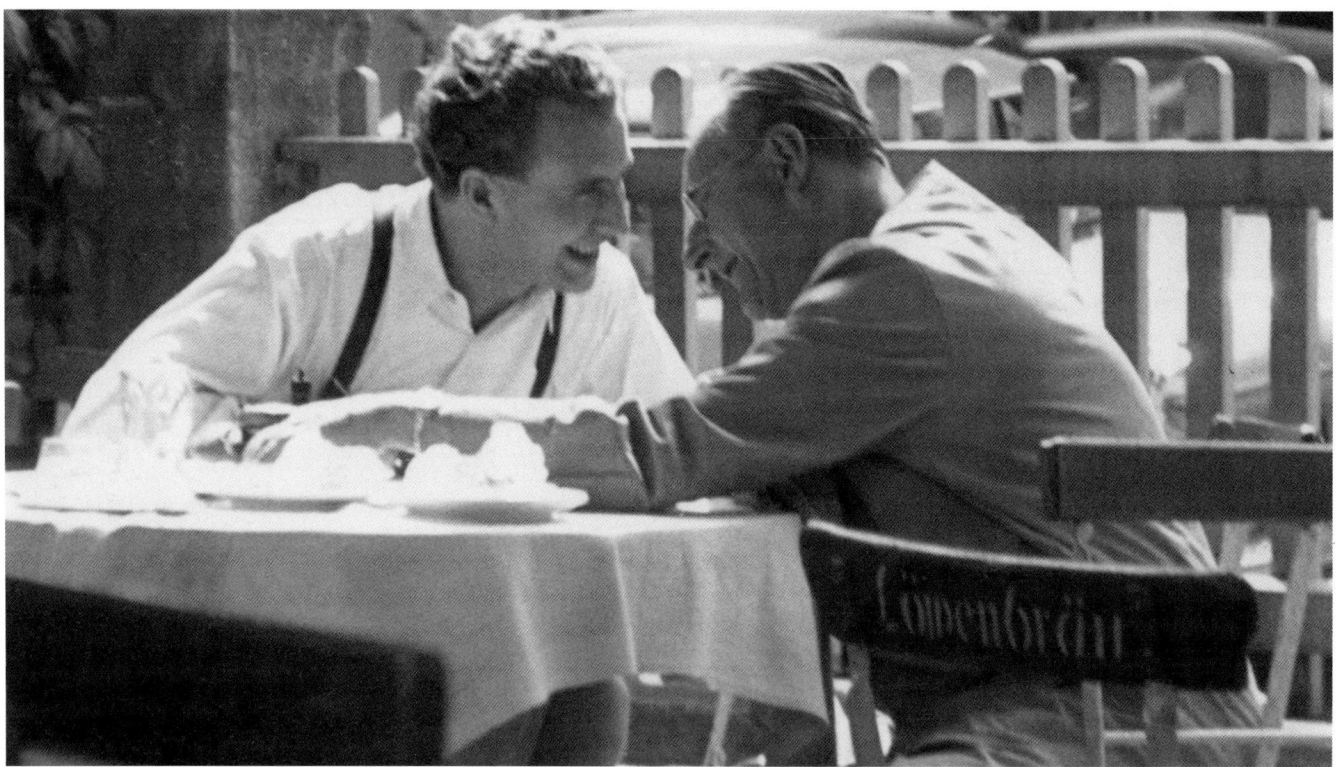

Dr. Werner Hoenig (links), erster Füssinger Badearzt, im Gespräch mit Direktor Emil Gundermann

mich Gnan im Gegenzug. Ich denke nach: Der Krämer ist ein einfacher Mann, der gern „sein G´schäft" beieinander hält, nur die altbewährten Waren im Sortiment hat und nach Feierabend zusperrt und heimgeht. Der Kaufmann hingegen ist an der Erweiterung, an neuen Ideen, innovativen Produkten und wechselnden Zielgruppen interessiert. Selbst, wenn er am Abend mit einer Bierflasche die Beine hochlegt, kreisen seine Gedanken noch immer um das Projekt. Im Nachhinein denke ich, dass es unter den wenigen verbliebenen Krämern sicherlich auch welche gibt, die kaufmännisch denken, und unter den Kaufleuten einige, die krämerhaft ihre Geschäfte betreiben. Recht hat er, der Gnan.

In Bad Füssing waren über die Dekaden hinweg unterschiedliche unternehmerische Ideologien und Herangehensweisen unter eine „Badehaube" zu bringen. Als die Therme II und das Johannesbad der Dres. Zwick zur Urtherme hinzukamen, wurde dem Zweckverband und den Füssingern klar, dass es ebenso viele Interessenströmungen wie unterirdische Thermalwasserquellen geben würde.

Die Kämpfe um das Nutzungsrecht zogen sich über 20 Jahre hin. Zur vollständigen Schlichtung dieser Uneinigkeiten gelang es Gnan in seiner Amtszeit als Bürgermeister, die sechs notwendigen Unterschriften aufs Papier zu bekommen, auf diese Weise das Nutzungsrecht unter Dach und Fach zu kriegen und die Sicherheit der Wasserversorgung für alle Thermenbewirtschafter zu gewährleisten. Vor diesem Zeitpunkt waren 34 verschiedene Gerichtsverfahren in Gang gewesen.

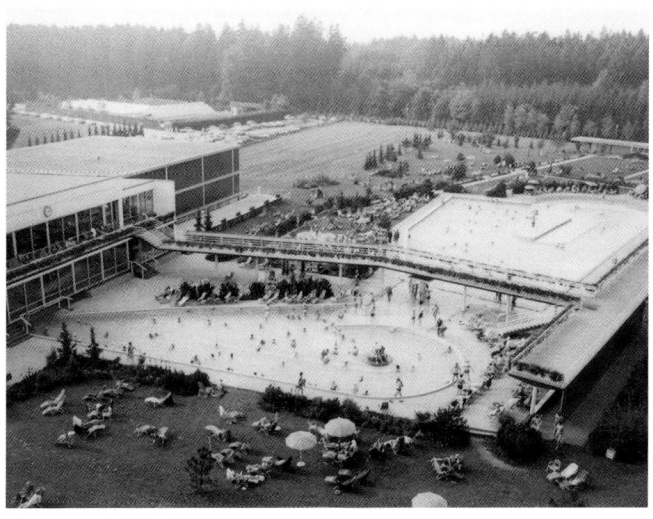

Zu Beginn von Gnans Zeit als Zweckverbands-beamter in den frühen 60er-Jahren wurde aber zunächst das Hauptaugenmerk auf die qualitative Verbesserung der Badeeinrichtungen und ein wachsendes medizinisches Angebot gelegt. Das Wasserleitungsnetz wurde ausgebaut, Kanalrechte geklärt und ein großzügiger, gepflegter Kurpark gestaltet. Es wurde darauf geachtet, dass die Menschen die Wege durch den Kurpark selbst wählten. Es wurden keine Routen vorgegeben, sondern man ließ die Besucher einfach drauflosgehen, und wo immer dann organisch Trampelpfade entstanden, wurden Spazierwege angelegt. Einen großen Bonus, den Bad Füssing als Standort für sein nach wie vor berühmtes Blumenmeer mitbringt, ist das milde Klima. Dementsprechend lautete der damalige Werbespruch für den Kurort: „Füssing – das südlichste Bad nördlich der Alpen."

Der Kurort entwuchs seinen Kinderschuhen, der Badebetrieb wurde professioneller und bekam im Jahre 1963 mit der „Vorhaltebohrung" Therme II (eröffnet 1971) und 1969 mit dem Johannesbad geschwisterlichen Zuwachs. 1969 wurde der stolzen kleinen Thermengemeinde endlich der offizielle Titel „Bad" verliehen.

Zur Therme II gibt es eine nette Anekdote, die mir Franz Gnan erzählt: Während der Bohrdriller unablässig seinen Weg in die Tiefe bahnte, war jeden Tag eine große Menschenmenge rund um das Bohrloch zugegen, um dabei zu sein, falls die Wasserader angestochen würde. Über den Erfolg dieser Unternehmung gab es unterschiedliche Vermutungen, die sich auch in einer behördlichen Unterbrechung der Arbeiten äußerten.

Als Franz Gnan das Getümmel der neugierigen Reporter am Eingang der Bohrstelle leid war, bat er einen der Arbeiter, er möge ihn schnell unter der Absperrung durchlassen, um so dem gierigen Auge der Medien zu entgehen. Doch als er durch das Gestrüpp gekrochen war, traf er einen ihm bekannten Füssinger Hotelier, der fragte, was los sei. Gnan warf genervt die Arme in die Luft und sagte: „Nix!!!" Der Ausruf bezog sich natürlich gänzlich auf seine mangelnde Bereitschaft, über nicht vorhandene Neuigkeiten berichten zu müssen. Am

Bezeichnung	Ort	Bettenzahl	Übernachtung	Übernachtung mit Frühstück	Vollpension	Fließendes Wasser	Heizung
Zimmernachweis der umliegenden Ortschaften.						Ausgabe 1. Februar 1955	
Berger Josef, Garage	Füssing	1	DM 2.-				
Glasner Josef	Füssing	3		DM 2.50			Ofen
Ortner Franz, Pension	Füssing			DM 4.50		kalt-warm	Zentralheiz.
Winklhofer Alois	Füssing	4		DM 2.50			z. T. Ofen
Gasth. Freudenstein, Tel. Würding 12	Safferstetten	20	ab DM 2.75	ab DM 3.75	ab DM 7.20	kalt	Ofen 1 Zim.
Maier Markus, Mühle	Safferstetten	5		DM 2.50		kalt	Ofen 3 Zim.
Winklhofer Josef, Bäckerei	Safferstetten	4		DM 2.50			Ofen 3 Zim.
Meier Josef - Huger	Safferstetten	2		DM 2.50		kalt	Ofen 1 Zim.
Maier Johann, Kaufhaus	Safferstetten	4		DM 2.50			Ofen 3 Zim.
Stempfl Alois	Safferstetten	4		DM 2.50			Ofen 2 Zim.
Hanel Edith	Safferstetten	3	2.50 bis 3.-			kalt	Ofen 1 Zim.
Kapsreither Johann	Safferstetten	1		DM 2.50			Ofen 1 Zim.
Espenberger Josef,	Safferstetten			DM 2.50		kalt	
Nömeier Alois	Safferstetten	3		DM 2.50			Ofen 3 Zim.
Feigl Franz	Safferstetten	2	DM 2.-				
Winklhofer Franz - Feuchtinger	Safferstetten	4		DM 2.50		kalt	Ofen 2 Zim.
Isaak Max	Safferstetten	2		DM 2.-			
Hotel und Pension Holzapfel	Füssing	10		DM 5.50	DM 9.50	kalt-warm	Zentralheiz.
Freudenstein Franz	Safferstetten	2		DM 3.—			Ofen
Meilhammer Max	Safferstetten	2		DM 2.50			Ofen 1 Zim.
Reislhuber Michael	Safferstetten	2		DM 2.-			
Brockmeier Anton	Safferstetten			DM 2.50			
Brockmeier Franz	Safferstetten	1		DM 2.50			
Fett Franz	Safferstetten	2	DM 2.-				
Gasthaus Wührmüller	Riedenburg	10		ab DM 2.50	ab DM 5.—	z. T.	Ofen 2 Zim.
Brem Josefine	Riedenburg	2		DM 2.50			
Heiß Ludwig	Riedenburg	2		DM 2.50			
Gasthaus Fuchs, Tel. Würding 1	Würding	7	ab DM 2.—				
Gasthof Springer	Pocking	22	ab DM 2.80	ab DM 4.30		kalt-warm	Zentralheiz.
Gasthof Olga Stadler	Pocking	14	ab DM 2.50	ab DM 4.—			
Höchtl Haus, Pockinger Hof	Pocking	10	ab DM 2.50	ab DM 4.—		kalt-warm	Zentralheiz.
Cafe Freudenstein	Pocking		ab DM 2.90	ab DM 4.30		kalt-warm	Zentralheiz.
Gasthaus Franz Roßmeier	Pocking	10	ab DM 2.20	ab DM 3.50			
Cafe Loher	Pocking	3	ab DM 2.50	ab DM 3.50			
Gasthaus Anna Graml	Pocking	2	ab DM 2.30	ab DM 3.50			
Jugendheim	Pocking	4	DM 3.-	ab DM 4.20		kalt-warm	Zentralheiz.
Gasthof Herndl	Rotthalmünster	26	ab DM 2.80	ab DM 4.20		kalt-warm	Zentralheiz.
Gasthof Leebmann	Rotthalmünster	13	DM 2.80	DM 4.20	DM 7.50	kalt-warm	Zentralheiz.

Übernachtungszahlen aus dem Jahr 1955

nächsten Tag titelte die „Süddeutsche Zeitung" mit der mehrdeutigen Schlagzeile: „Bohrung in Füssing erfolglos!"

Heute kann der 68-Jährige über diese großen und kleinen Spektakel der Badwerdung Füssings nur mehr schmunzeln. Zu gut waren seine Erfahrungen mit den Einheimischen und Gästen, mit der spannenden Lokalpolitik und dem „Erwachsenwerden" dieses Ortes, um mit Groll in die Vergangenheit zurückzublicken: „Ich habe in meinem Leben ganz großes Glück gehabt, erstens, weil ich diesen Posten des Zweckverbandes damals angenommen habe, und dann natürlich mit meiner Frau, die mir trotz der anfänglichen Zweifel an diesem Unterfangen immer zur Seite gestanden und seit 42 Jahren mit mir verheiratet ist. Schließlich könnte ich ja auch gerade in der Stadtverwaltung Passau sitzen und mich durch irgendwelche Aktenhaufen mit Baubescheiden wühlen. Der Füssinger Weg war zwar anstrengend, aber es war sehr beglückend, so etwas wie Bad Füssing mit aufzubauen." Und er fährt fort: „Es waren nicht immer nur die Initiatoren, Investoren und Würdenträger, die das Leben hier lebenswert machten. Oftmals waren es auch gute Geister, die dazu beigetragen haben, dass die Atmosphäre menschlich blieb. Der ‚schöne Willi' zum Beispiel. Ich weiß gar nicht, wie und ob der überhaupt einen Beruf gehabt hat, er ist unter sehr bedauernswerten Umständen gestorben. Man könnte sagen, ein Sandler. Aber der hat oftmals durch seine lebensmutige und humorvolle Art oder eine flapsige Bemerkung eine eingefahrene Situation aufgelockert. In diesem Sinne konnte man durchaus von ihm lernen."

Er blickt milde aus dem vom Nieselregen verhangenen Fenster und schließt den Reißverschluss seines Schlüsselbundes.

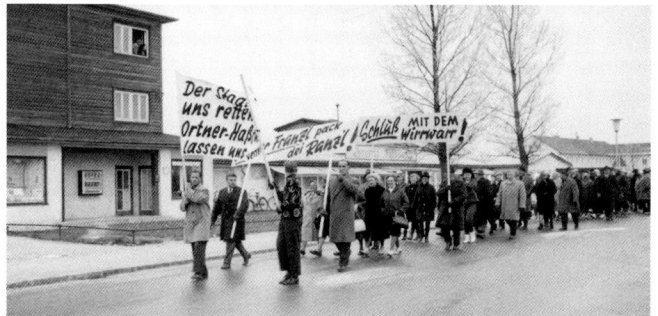

Protest der Füssinger gegen die Schließung der Therme

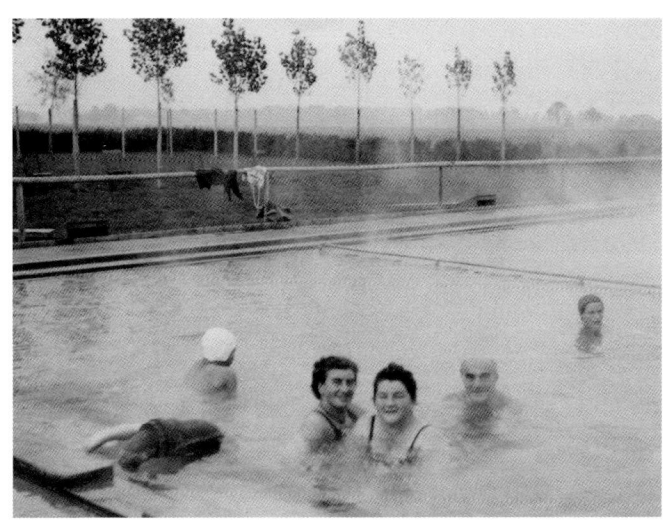 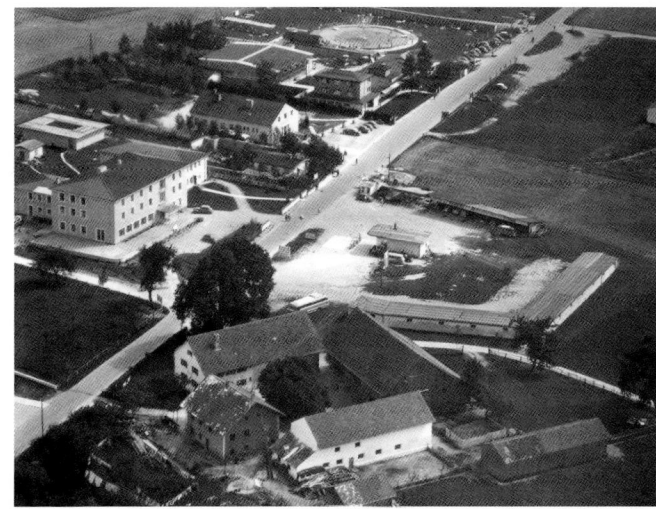

Seit 1995 ist Franz Gnan Vorsitzender des „Bayerischen Heilbäderverbandes", 2002 wurde er nach 18 Jahren im Amt des Bad Füssinger Bürgermeisters von Alois Brundobler abgelöst. Und Gnan hat nicht nur Talent in der Politik bewiesen, er ist auch ein von der Muse geküsster, langjähriger Leiter des Bad Füssinger Männerchores und ein passionierter Pianist. Als ich Wochen nach unserem Gespräch mit ihm telefoniere, um noch ein paar Detailfragen zu stellen, erzählt er mir, dass er in der vergangenen Nacht bis halb eins Brahms am Klavier intoniert habe. Die Musik sei für ihn ein kreatives Ventil und ein Stimmungsbarometer.

Auch beim Skifahren kann er sich hervorragend regenerieren. Sein liebster Skiort ist Wolkenstein in Südtirol: „Wenn i auf die Ski steh´, dann vergiss i die Wöid!" ♦

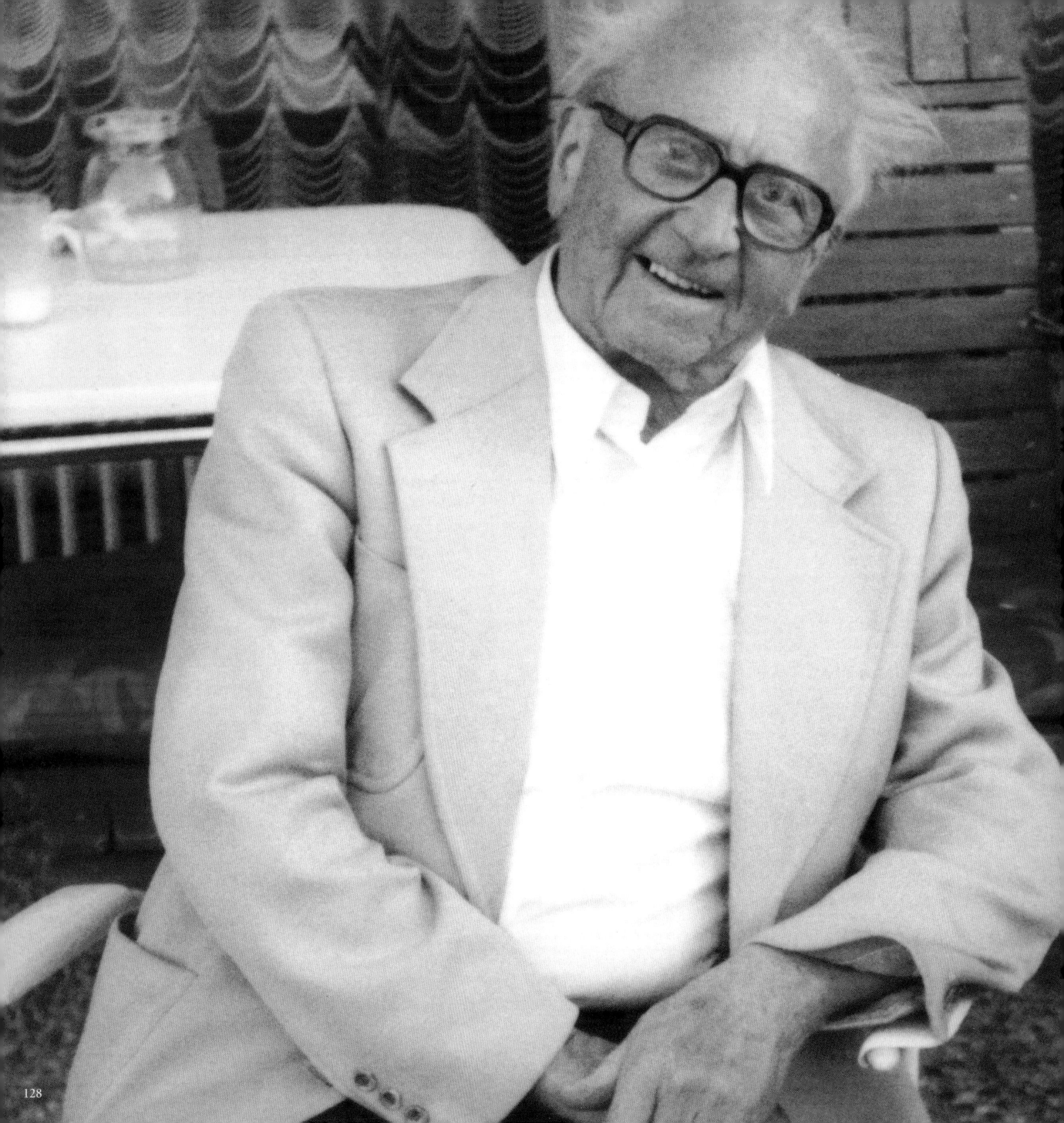

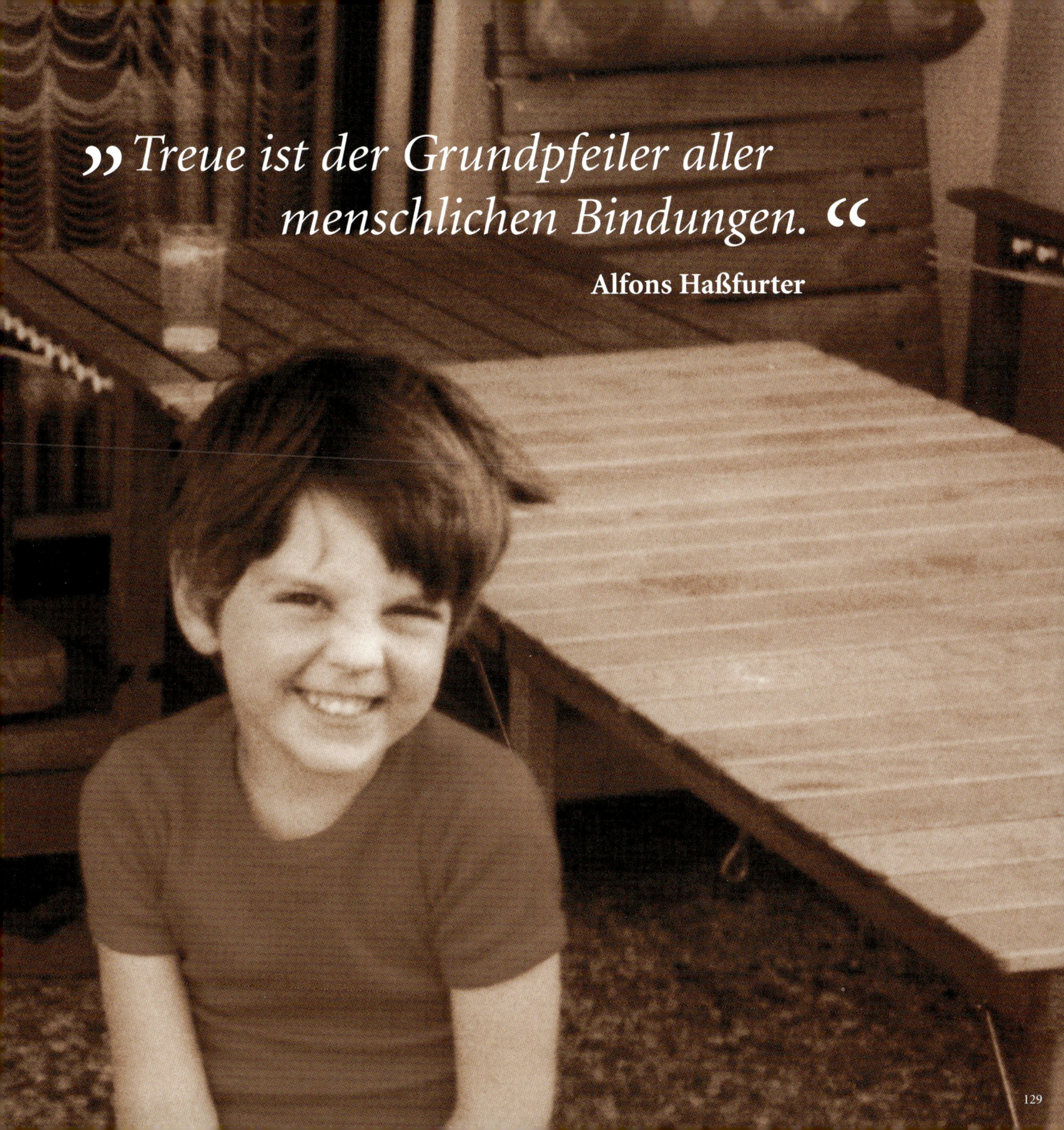

„Treue ist der Grundpfeiler aller menschlichen Bindungen. "

Alfons Haßfurter

Alfons Haßfurter

Alfons Haßfurter ist der Urpionier Bad Füssings. Ohne ihn wäre die heute so berühmte Thermengemeinde vielleicht noch immer ein Loch im Boden der Pockinger Heide.

Geboren am 27. April 1900 in Waldkirchen, betrieb er in Deggendorf, dem „Tor zum Bayerischen Wald" einen Groß- und Einzelhandel für Glaswaren. Zusammen mit seiner Frau Johanna, einer promovierten Philologin, gründete er die Thermalbad Füssing GmbH und führte erfolgreich das erste Thermalbad in der damaligen Gemeinde Safferstetten.

Hellhörig wie er war, war ihm die Verfügbarkeit der Heilquelle zu Ohren gekommen und für 470 000 DM erwarb er am 15. Juli 1955 die Nießbrauchsrechte von der Bayerischen Mineralöl Industrie (BMI), um die Quelle kommerziell zu verwerten und dafür notwendige Baulichkeiten auf dem Grundstück zu errichten.

Wen immer man aus Alfons Haßfurters Familien- und Freundeskreis fragt, jeder kommt auf dessen direkte, „kreuzehrliche" Art, seinen hintergründigen Humor und seine Handschlagsqualitäten zu sprechen. „Treue ist der Grundpfeiler aller menschlichen Bindungen" war einer seiner Leitsätze im Leben. Allerdings mögen es genau diese unumwundene Umgangsweise und das arglose Vertrauen in seine Geschäftspartner gewesen sein, die ihn später einen Großteil seiner Lebenszeit über etwa 70 Prozessakten sitzen ließen.

In Gesprächen erklärte er immer wieder, das bayerische Finanzministerium habe ihm verbal und im „zwischenmenschlichen Vertrauen" zugesichert, dass es keine weiteren Bohrungen in Füssing geben werde. Dass diese Abmachung nicht durch schriftliche Verträge oder Verhandlungsniederschriften belegt wurde, bereitete der Thermalbad Füssing GmbH Unannehmlichkeiten, die erst nach Alfons Haßfurters Tod 1985 endeten. Ein triftiger Grund für die stattliche Anzahl rechtlicher Verwirrungen und Streitpunkte war der Erlaubnisbescheid, der samt Begründung und Rechtsmittelbelehrung ganze vier Schreibmaschinenseiten umfasst und kein Wort über die Begrenzung der Entnahme verliert.

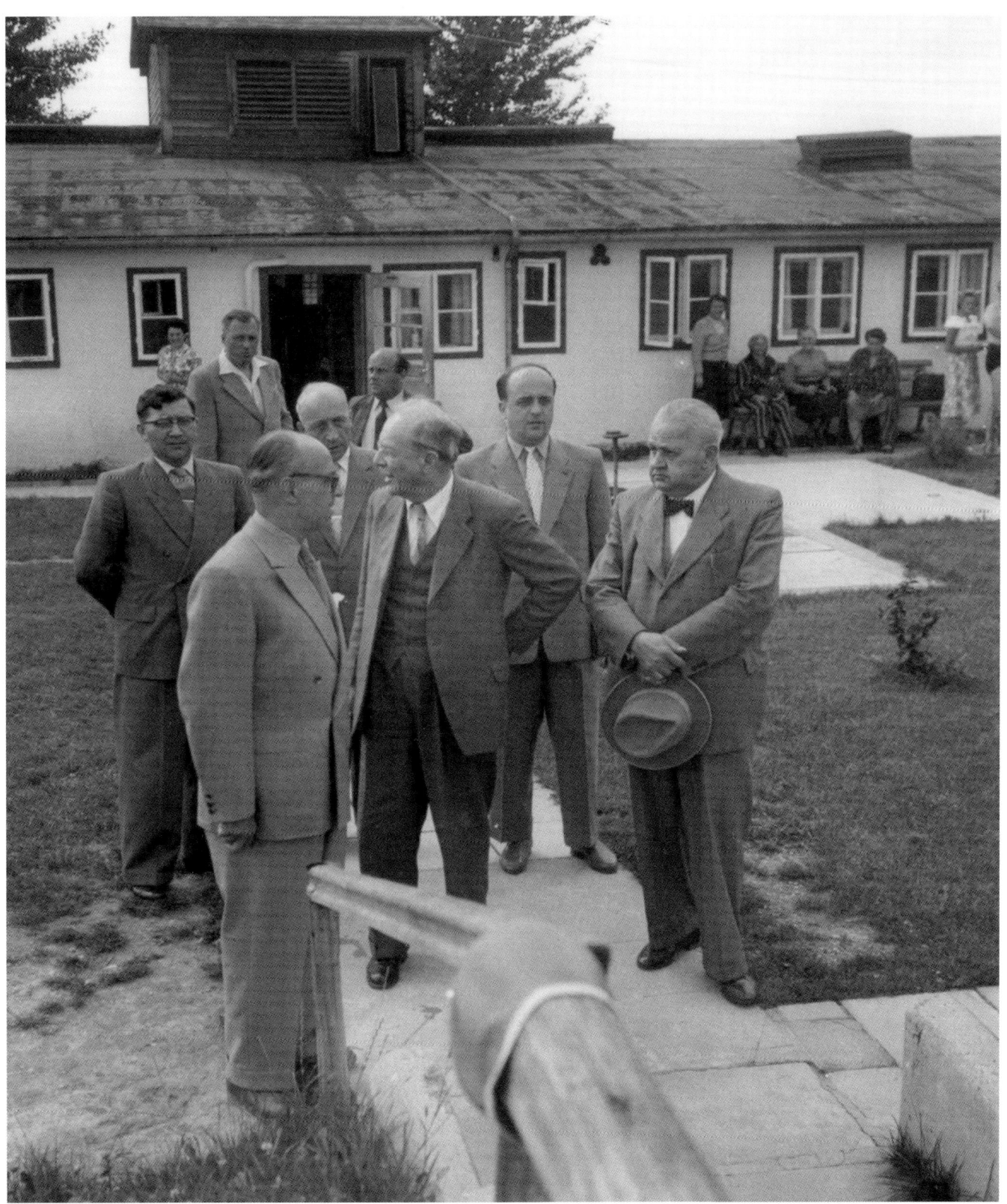

Ministerbesuch bei Alfons Haßfurter

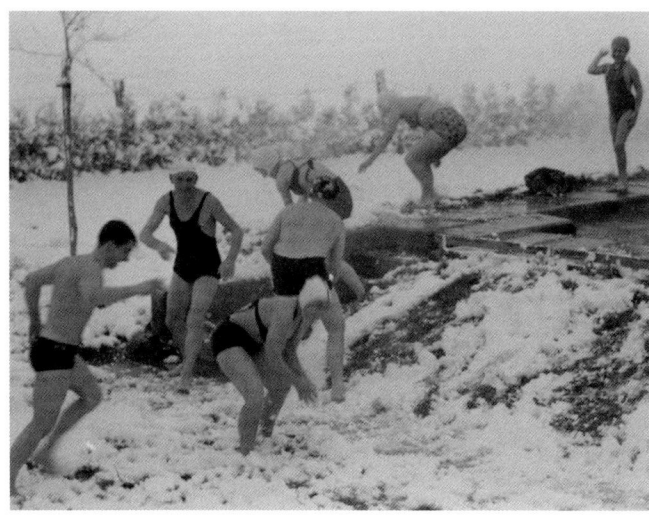

Am 10. August 1956 erteilte das Landratsamt Griesbach diese wasserrechtliche „Quasi-Erlaubnis" zur Nutzung der Thermalquelle Bad Füssing. Davor war der Badebetrieb des „Pearl-Bades" in Händen amerikanischer Offiziere und bis 1947 von der Hilfsorganisation „UNRRA" in Pocking als Waschplatz für die rund 3 000 Heimatlosen des Lagers Waldstadt in Gebrauch gewesen. Nach Schließung des Lagers im Jahre ´49 wurde aus unbekannten Gründen ein Badeverbot verhängt.

Der Legende nach soll der Badebetrieb des Grundbesitzers Franz Ortner in den Jahren danach zumindest im Schutz der Dunkelheit gegen eine Entrichtung von zehn Pfennigen stattgefunden haben. In den frühen 50er-Jahren des letzten Jahrhunderts schuf die BMI eine primitive Badeeinrichtung mit zwei Freiluftbecken, 25 Wannen aus Kanalrohren und zwölf Duschen, suchte aber bald einen Betreiber zur Fortführung des Badebetriebs, an dem sie kein Interesse hatte. Man bedenke, dass Füssing 1953 bereits über 600 Kurgäste im Jahr verzeichnen konnte, obwohl die wasserrechtliche

Nutzungsgenehmigung noch gar nicht erteilt war. Zumindest aber war Füssing/Safferstetten in diesem Jahr an das Straßennetz angeschlossen worden und die „Emmentaler Straße" somit Vergangenheit.

Als Käufer der Quelle trat nun Alfons Haßfurter auf den Plan und machte sich mit großer Freude und vorbildlichem Einsatz ans Werk. Als Badender hatte er die wohltuende Wirkung des Wassers erkannt und schätzen gelernt und war nun fest entschlossen, der Nutzung der Quelle sein Tagwerk zu widmen.

Haßfurter besorgte eigenhändig die Ausschilderung an den umliegenden Landstraßen, um das Auffinden der Thermalquelle für die Anreisenden zu erleichtern. Das war nur eine seiner vielen „wegweisenden" Maßnahmen für Füssing: Das berühmte Schwammerl – der etwa fünf Meter hohe, pilzförmige Quellwasserspender im Rundbecken – war eine Idee von Dr. Johanna Haßfurter. Es wurde lange vor der mittlerweile etablierten Nixe zum Wahrzeichen Bad Füssings.

Da Alfons Haßfurter nach dem Aufkauf einer Limonadenfabrik in Unterrohr Flaschen zur Genüge in seinem Deggendorfer Lager zur Verfügung hatte,

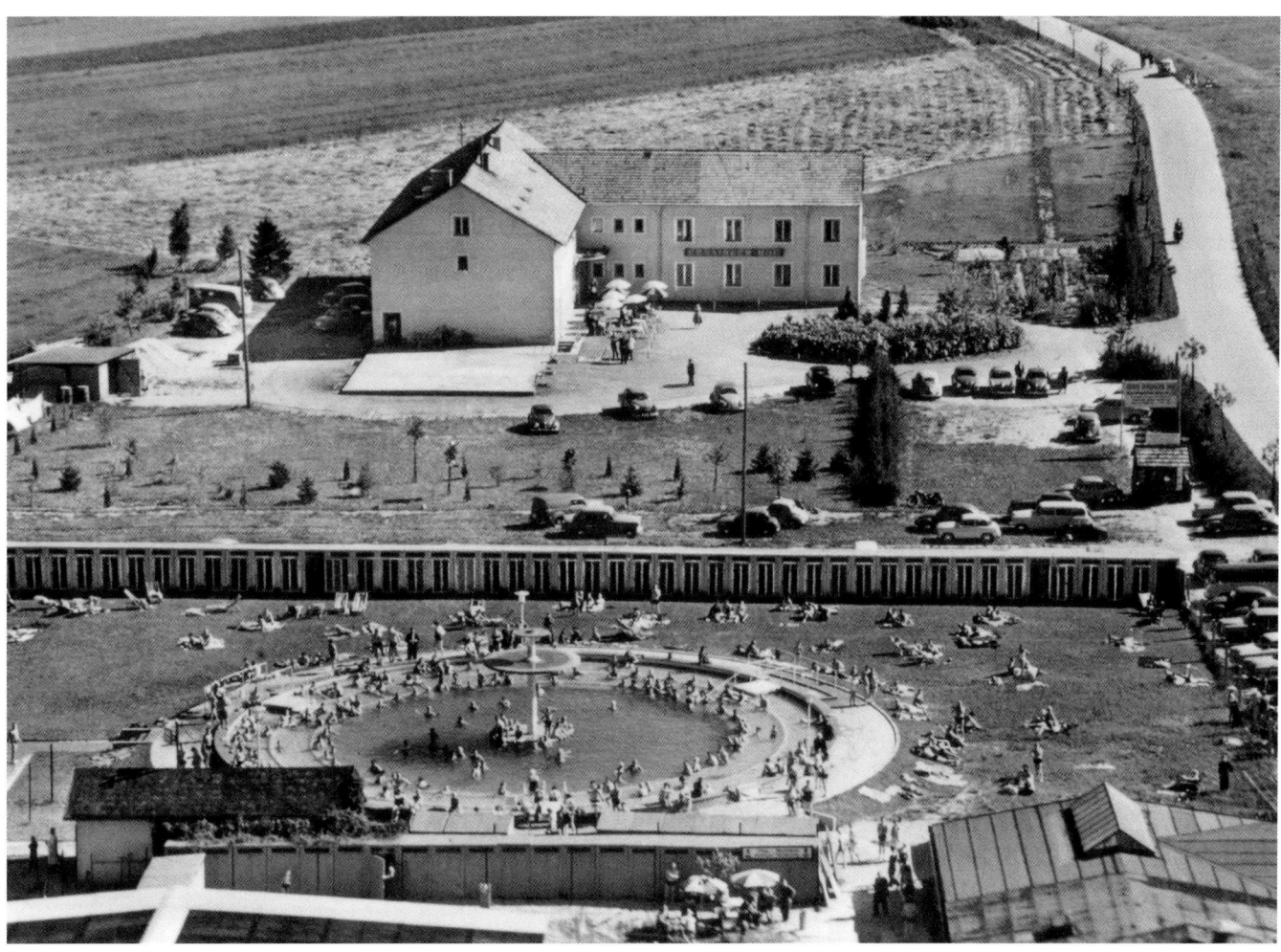

lag der Schritt nahe, das Thermalwasser zu filtern und mit Orangengeschmack als Mineral-Limonade zu verkaufen. Eine prima Idee. Nur leider setzten sich restliche Schwefelspuren als flockige Schleier an den Flaschenböden ab, was die potentiellen Käufer des ohne Zweifel gesunden Getränks abschreckte und für schleppenden Absatz sorgte. Bald war das Limo-Projekt wieder ad acta gelegt.

Also wandte sich Alfons Haßfurter voll dem Aufbau eines Kurbetriebes zu. Am 23. März 1961 wurde das neu gebaute Kurmittelhaus an die Ther-malbad Füssing GmbH übergeben. Auch um die Pressearbeit der GmbH kümmerte sich Haßfurter leidenschaftlich: Prospekte, großflächige Werbetafeln (in mühsamer Handarbeit gestaltet) und die Infor-mationsbroschüre der Kurzeitungsbeilage wurden herausgegeben.

In seiner spärlichen Freizeit liebte Haßfurter die Geselligkeit beim Schafkopf-Spiel, wobei seine Spielpartner durchaus auch seine geschäftlichen Gegner sein konnten: Dauer und Umfang der zahlrei-chen Einzelprozesse um den „Monopolstatus" der Thermalbad Füssing GmbH und das heikle Thema

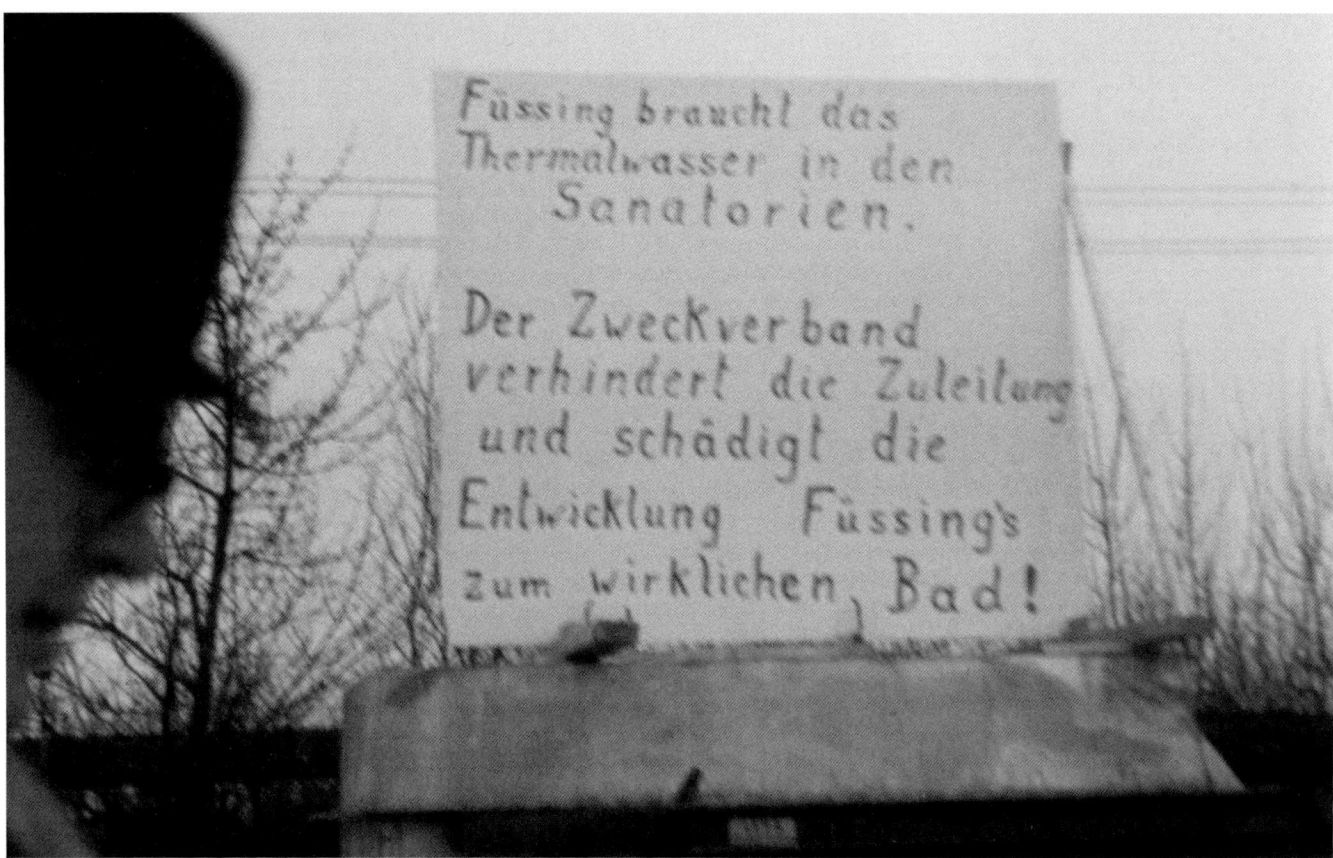

Die Auseinandersetzung zwischen Füssing und dem Zweckverband: Steine auf dem Weg zum Titel „Bad"

der Wasserdrucksverminderung durch die Thermen II und III füllen ein eigenes Buch. Dr. jur. Rudolf Samper hat den 20-jährigen Rechtsstreit zwischen der Thermalbad Füssing GmbH und dem Zweckverband mit dem Titel „Der Füssing Prozess" veröffentlicht.

Tatsache ist, dass Alfons Haßfurter Vater von drei Kindern war, die alle so wohl gerieten wie er selbst: Dr. med. Alfons Haßfurter jun. ist Arzt für Allgemeinmedizin und Kurarzt in Bad Füssing, war Vorsitzender der kurärztlichen Vereinigung sowie leitender Notarzt im Rettungsdienst für den südlichen Landkreis Passau. Außerdem ist er ein entgegenkommender, jovialer Zeitgenosse. Claudia (nach der auch die familieneigene Pension benannt ist) ist ebenfalls Ärz-

tin im Sanatorium „Tannenhof" und ihre Schwester Johanna Haßfurter ist bereits in Rente. Dr. Johanna Haßfurter sen. machte in ihren 40ern noch den Doktor in Medizin nach und war somit die erste Medizinerin der Familie. Ihre Mutter, Amalie Danksagmüller aus Wien, war ein Füssinger Original, eine stattliche Dame, die oft an der Kasse der Therme I saß und absolut unerbittlich war, wenn jemand versuchte sich durchzuschmuggeln.

Es ist vermutlich leicht, Alfons Haßfurter als sturen, hartnäckigen Einzelkämpfer darzustellen, wie es in der Vergangenheit laufend passiert ist. Die schillernde Gestalt seines Kontrahenten Eduard Zwick mag ihn auch etwas in dieses farblose, konservative

Eck rücken. Nach meinen Recherchen zu seiner Geschichte scheint sich eine Persönlichkeit herauszukristallisieren, die von Enttäuschung geprägt ist und mit dem Dorn des Verrats im Herzen jahrelang ins Feld zog, um sich, seiner Vorstellung vom Füssinger Thermenmonopol und seiner Familie Gerechtigkeit widerfahren zu lassen. Eine Gerechtigkeit, die ihm von Seiten der gerichtlichen Instanzen, aus welchen Gründen auch immer, bis zu seinem Tod verwehrt blieb.

Dieser Dorn machte ihn zu einem unermüdlichen Kämpfer für die Unabhängigkeit der Bad Füssinger Bürger und Gemeinderäte von den Statuten eines „längst auflösungsbedürftigen" Zweckverbandes, der seiner Ansicht nach die Geschicke des Ortes an sich reißen wollte.

Als Familienvater war Alfons Haßfurter ruhig, gelassen und für seine Kinder immer zu sprechen. Tochter Claudia beschreibt ihn als „unglaublich menschlich, positiv" und „als einen aufrechten Geschäftsmann". Er war auch keiner, der von den Verhandlungen um die Zukunft Bad Füssings nach

Hause ging und gekränkt die Tür ins Schloss warf, sondern seinen Prozessgegnern auch im Wirtshaus gegenübersaß und ihnen ihre Position nicht persönlich nahm. „Ganz im Gegenteil ...", so seine Tochter weiter, „... er war seinen Gegnern gegenüber, die ihm ohne Zweifel übel mitspielten, freundschaftlich eingestellt: Besonders erwähnt sei hier der ehemalige Bezirkstagspräsident Karl Freiherr von Moreau. Einigen anderen erschien er mit dieser offen Art nicht glaubhaft! Er war aber so, das lag in seinem Charakter." ♦

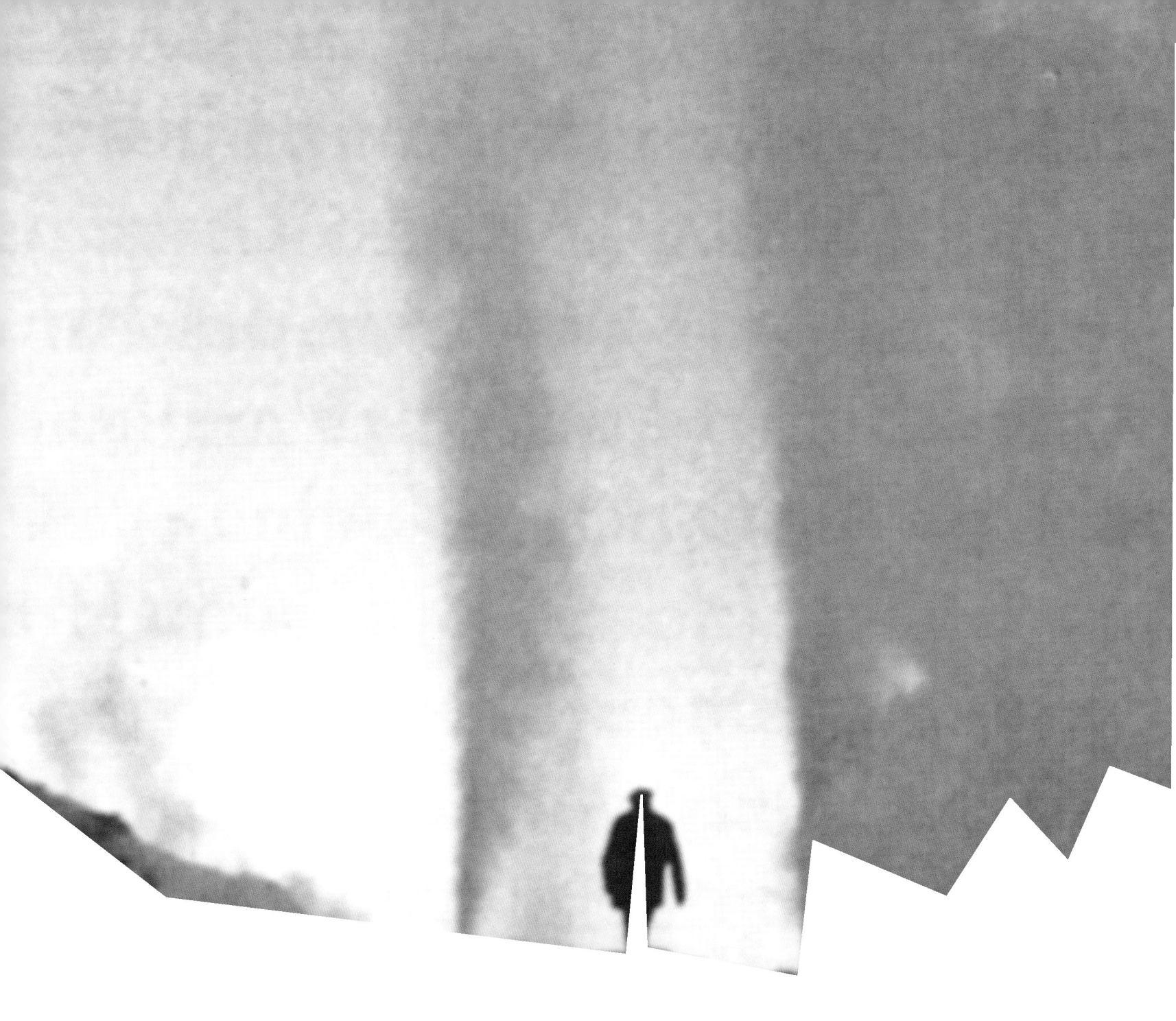

» *Mut ist die einzige Antwort in dieser Welt!* «

Dres. Eduard und Angelika Zwick

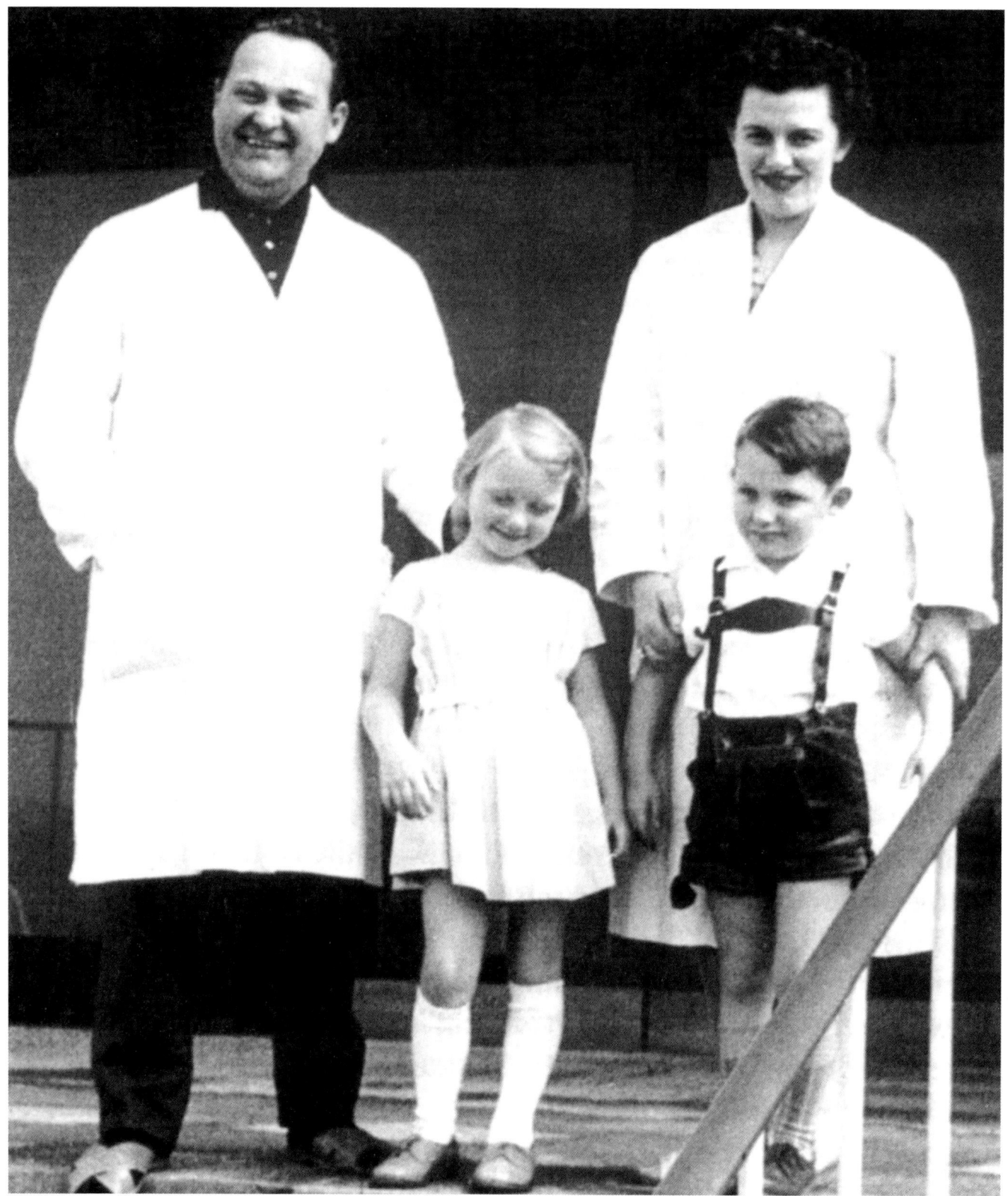

Familie Zwick

Dres. Eduard und Angelika Zwick

Der schlanke, junge Mann tritt schüchtern ins Zelt der alten, runzligen Frau ein. Die Planen sind aus schwerem Stoff, wetterfest und weit gereist. Es riecht nach Pferden, orientalischen Gewürzen und etwas rußig – wie lange Abende an feierlich umtanzten Feuerstellen. Ein Auge der Alten ist beinahe weiß, das andere tiefschwarz. An ihren Ohrläppchen ziehen schwere Ringe aus Weißgold, das Muster auf ihrem weiten, rot-schwarzen Kleid erinnert an die Farne im nahen, nächtlichen Wald. Den Wald hat der junge Mann gerade furchtlos durchwandert.

Unweit von hier fließt breit der ewige Strom der Donau. An den Ufern des kleinen Flusses Temesch hat er heute unvergessliche Schäferstündchen mit einem schönen, geheimnisvollen Mädchen namens Puty verbracht. Aus seinen blauen Augen strahlt die unbeugsame Kraft der Jugend, die auch den breitschultrigen, strengen Herren von der SS bei der Musterung aufgefallen ist. Als er sich an den kleinen Klapptisch der alten Frau setzt und seine Schülermütze über die Stuhllehne hängt, ist ihm klar, dass er sich hier am anderen Ende der ideologischen und kulturellen Skala des NS-Regimes befindet.

Doch die Roma macht ihm keine Angst, sie strahlt etwas Schelmisches und Selbstbewusstes aus, das ihn an sich selbst erinnert. Ihre beringten Hände sind flink, und die schlanken, braunen Finger fächern geschmeidig den Kartenstoß vor ihr auf und wieder zu. Im Handumdrehen ist der Stoß verschwunden und auf der Tischfläche verbleiben drei Karten. Auf der ersten ist ein Apfelbaum in vollem Fruchtstand unter der Zahl Drei zu sehen, auf der zweiten ein rauchender Berggipfel und die Zahl Acht, auf der dritten ein Brunnen und wieder eine Drei. Fragend blickt er die Frau an. Sie nimmt seine kurz zurückzuckende Hand in die Ihre, streicht über seine Handfläche und schließt ihr schwarzes Auge. Das andere blickt ihn weiterhin starr und hellblau an oder vielmehr durch ihn hindurch. Dann lächelt sie mit einem Blitzten zwischen den Zähnen, löst den Griff und faltet die Hände im Schoß ihres Farnkleides. „Eine weite Reis' wirst machen und nie zurückkommen", sagt sie in pikantem Deutsch, „wirst heim-

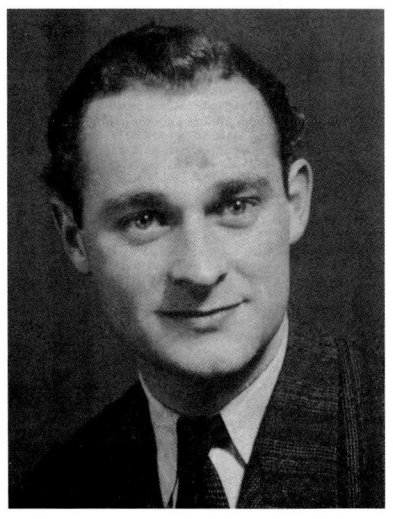 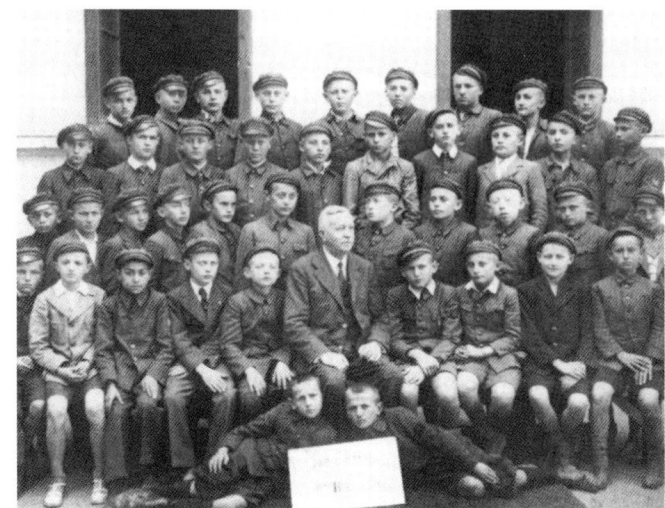

wollen immerzu und stets im Herzen deiner Mutter sein. Durch Glück und Unglück wirst gehen und ein Weib finden für ein langes Leben. Drei Kinder sollst haben und Musik wird um dich sein wie von einer Geige, die man nie aus der Hand legt. Gut schwimmen musst können, dass du nicht ertrinkest, denn viel Wasser seh` ich. Und Dampf. Wasser und Dampf, das wird dein Leben sein. Und die Musik."

Als der Junge wieder unter dem klaren Sternenhimmel des Banat steht, hat er eine Träne im Augenwinkel und sein Kehlkopf schmerzt beim Schlucken. Hinter ihm, in der friedlichen Talmulde, oszilliert das Licht des Feuers, um das die bunten Wagen des fahrenden Volkes gruppiert sind. Vor ihm liegt der kurze Heimweg ins Dörfchen Bakova. Aber hinter dem Horizont weiß er nun von einem Heimweg, der so lange ist wie sein ganzes Leben. Er fährt sich mit dem Finger über die feuchten Wimpern und geht los. Sein Name ist Eduard und er glaubt an seinen Weg.

Geboren wurde Eduard Zwick in Bakova bei Temeschburg als Sohn einer ursprünglich aus Schwaben stammenden Metzgerfamilie am 15. August 1921 – ein Sommerkind. Schon immer anders als seine Altersgenossen im Dorf, nimmt er den multikulturellen Geist der alten k. u. k.-Monarchie in sich auf. Das Klassenfoto aus Temeschburg zeigt ihn in der ersten Reihe und als einzigen – bis auf den Lehrer – mit Krawatte. Sein Blick ist kühl, beinahe kalt, seine Körperhaltung strahlt Überlegenheit und Auflehnung aus. Mathematik ist sein Leidensfach, obwohl er später gut, ja beängstigend virtuos mit vielstelligen Zahlen jonglieren wird.

Als Student der Medizin geht er 1940 nach Wien, in die Stadt der Musik und des zauberhaft irrlichternden Nachtlebens. Öfter als auf die Universität zieht es ihn in die geistig anregende, gemütliche Welt der Kaffeehäuser, Literaten und der schönen Wiener Mädel, denen er nicht nur Nachhilfe in Französisch und im Geigenspiel gibt.

Als ihm das Geld ausgeht und er realisiert, dass sein Studium mehr als schleppend verläuft, nimmt er eine Stelle als Pfleger an der Universitätsklinik Greifswald in Nordostdeutschland an, wo er auch das gefürchtete Physikum bei Dr. Steinhauser ablegt. Dessen Kommentar nach der Prüfung: „Gearbeitet

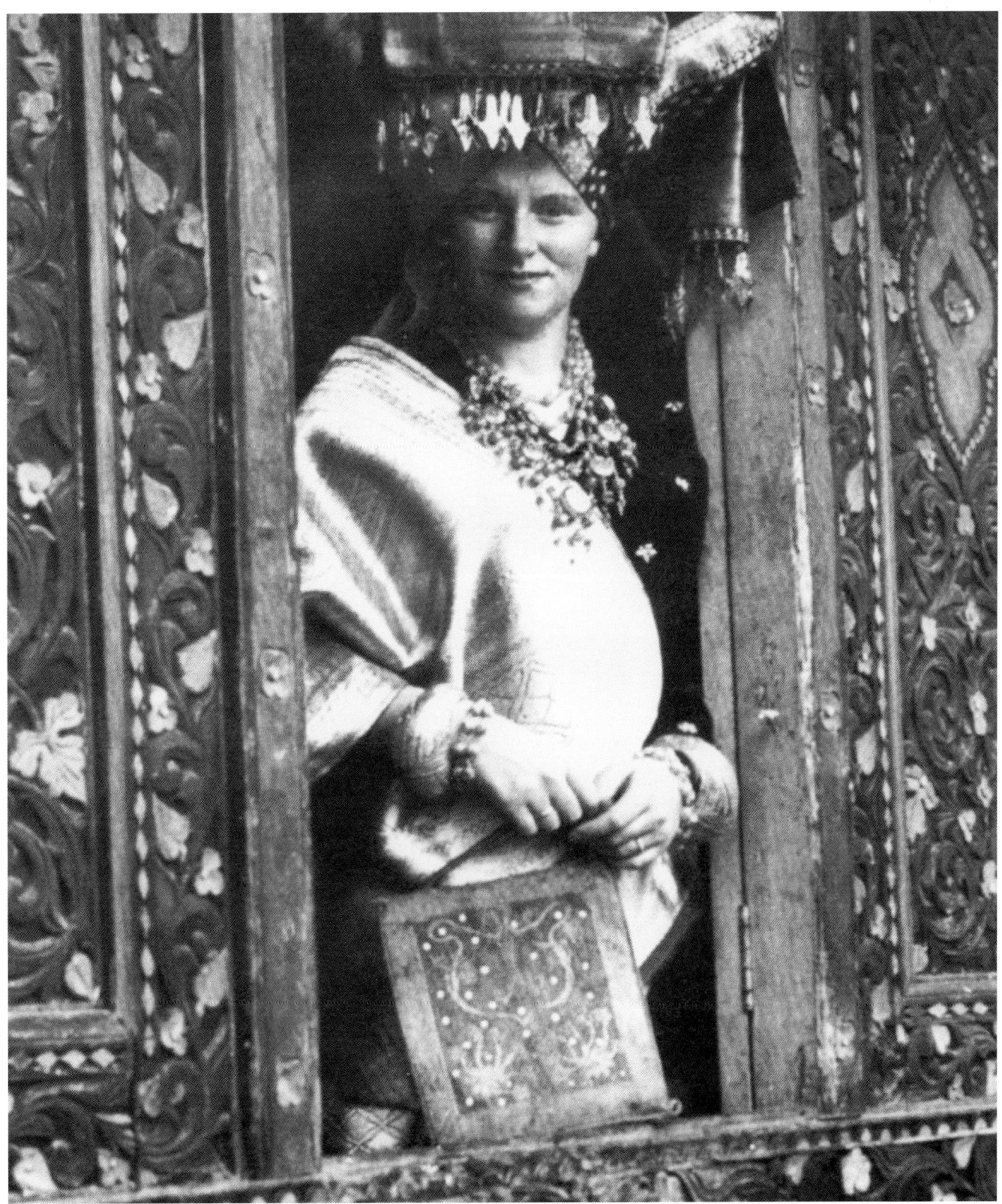

Die junge Ärztin Angelika Zwick in indonesischer Tracht und in Erwartung von Sohn Johannes

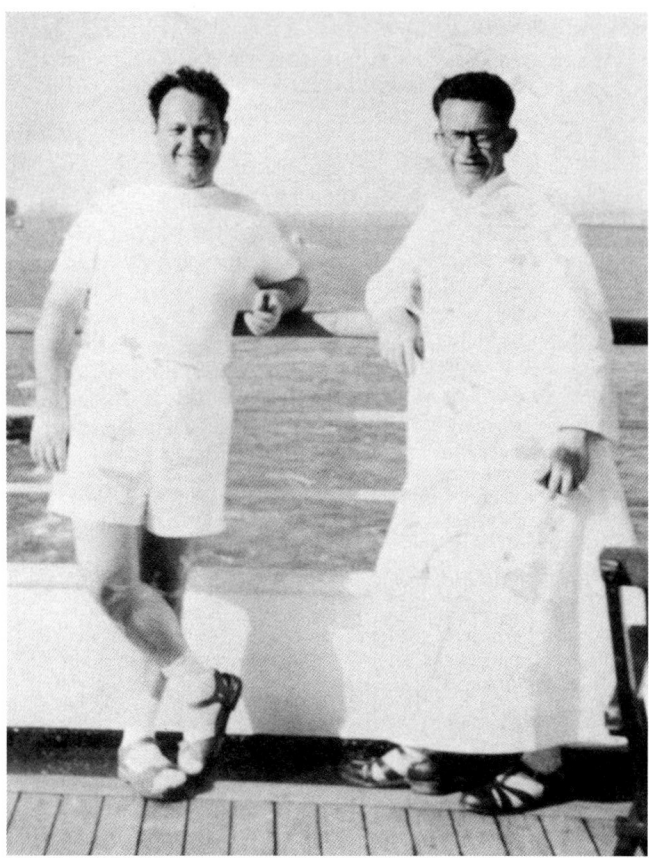

Zwick mit dem Missionar Brokardus an Bord der „Willem Ruys"

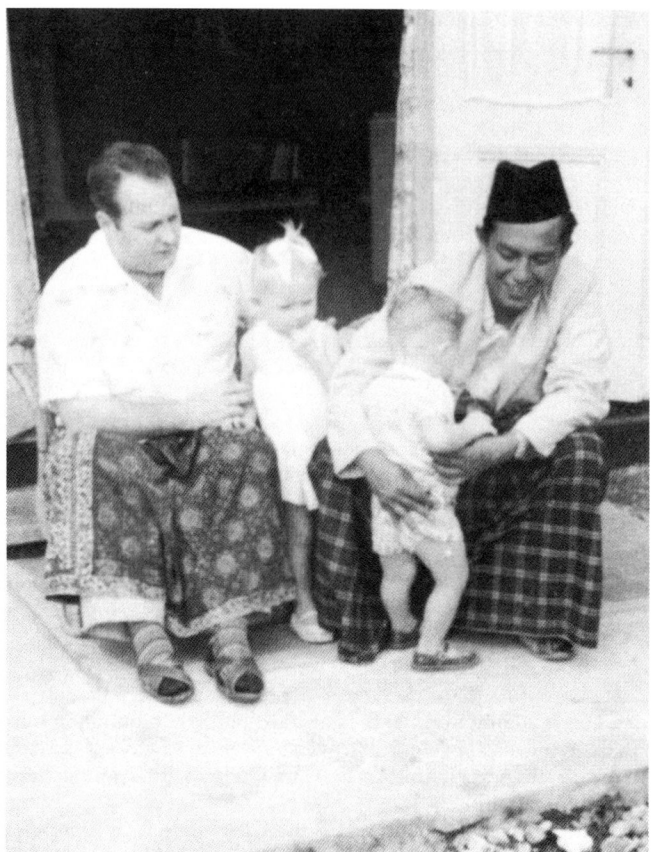

Familienleben auf Sumatra

haben Sie ja nicht viel, … aber Sie können was!" Seine beiden Doktorarbeiten schreibt er über die physischen und seelischen Spätfolgen von Zwangsabtreibungen und über Bluthochdruck.

In der Wirrnis nach dem beendeten Weltkrieg gerät Eduard Zwick für sechs Monate als vermeintlicher Spion in russische Gefangenschaft, wird in Einzelhaft gesteckt und gefoltert. Ausgebrannt, gedemütigt und durch die erbärmliche Gefängniskost „dickgehungert", landet der junge Doktor in Würzburg, wo er als stellvertretender Arzt in der Klinik arbeiten kann.

Auf einem der endlosen Flure begegnet er eines Tages einer jungen, seelenvollen Ärztin, Dr. Angelika

Grader, geboren am 30. März 1925. Die beiden verlieben sich sofort ineinander und heiraten wenig später gegen den Willen ihres Vaters, der seine wohl behütete Tochter keinem „auslandsdeutschen Hungerleider" anvertrauen will. Doch die Liebe ist stärker. Eduard und Angelika genießen ihr junges Glück, arbeiten rastlos, um sich überhaupt ernähren zu können. 1954 kommt die erste Tochter, Luitgard, zur Welt.

Im selben Jahr hört das Ärztepaar von einer Ausschreibung der WHO in Den Haag, die Mediziner in die ehemalige niederländische Kronkolonie Indonesien vermittelt. Die Zwicks machen sich mit Kind und Kegel auf in die Insel- und Dschungelwelt Südostasiens, nach Padang-Pandjang am Fuß des Feuer speienden Vulkans Merapi.

Dort ist Eduard Zwick in einem 150 Betten starken Krankenhaus mit Korruption und dem stetigen Verschwinden von Medikamenten, Seife und Nahrungsmitteln konfrontiert, was seine ersten Monate zum tropischen Alptraum werden lässt. Doch unermüdlich kämpft er weiter gegen Malaria, Amöbenruhr, Sumpffieber und Tuberkulose. Die Dres. Zwick kommen zu Reichtum und Wohlstand durch großzügige Geschenke von chinesischen Patienten, die mit Gold zahlen, der einzigen Währung, an die sie glauben. Angelika Zwick ist die erste europäische Ärztin auf Sumatra. Ihre eigene Praxis ist Anlaufstelle für viele Frauen, die sich als Musliminen nur von einer Ärztin untersuchen lassen dürfen. Im November 1955 werden Eduard und Angelika zum zweiten Mal Eltern: „Anakkita" – „unser Spross" – wird der kleine Johannes von den Dorfbewohnern genannt, die mit den Zwicks fast wie in einer Großfamilie zusammenleben.

Nach einem seiner Patientenbesuche auf den oberen Hängen des Merapi kundschaftet Vater Zwick eines Morgens die kochend heißen Schwefelquellen des Vulkans aus, die von einem natürlichen Becken ins nächste stürzen und sich so zunehmend abkühlen. In einem dieser Becken nimmt der Arzt das erste Thermalwasserbad seines Lebens und fühlt sich „seltsam erleichtert, gelabt, erfrischt und gestärkt". Und das, obwohl er für medizinische Balneologie stets nur ein müdes Lächeln übrig hatte.

Einem Amtskollegen aus Deutschland, der seit Jahren mit schwerem Rheuma geschlagen ist, empfiehlt er die heißen Quellen seines geliebten Vulkans. Nach zwei „Sitzungen" in den Kaskaden-Pools ist das verruchte Leiden des Mannes wie weggewaschen. Dr. Eduard Zwick kommt auf diese Weise zu seinem späteren Lebensrezept wie die Jungfrau zum Kind.

Politische Machtwechsel, die daraus resultierenden Unruhen und das Auslaufen seines Arbeitsvertrags mit der WHO legen Dr. Zwick den Gedanken nahe, wieder nach Deutschland zurückzukehren. Wir schreiben inzwischen Dezember 1958: Tausende Menschen hat das junge Ärztepaar geheilt, durch ihre Honorare und leidenschaftlich gesammelten Asiatika sind aus ihnen wohlhabende Leute geworden, die es kaum erwarten können, ihr Kapital in Deutschland zu investieren. Im Reisegepäck tragen sie Vielversprechendes mit sich: Die Idee vom heißen Wasser als Allheilmittel für die Zivilisationskrankheiten des alten Europa. Was sie noch brauchen, ist ein Ort, an dem ihre Visionen Wirklichkeit werden können.

1959 kehrt die kleine Familie zurück nach Deutschland und macht sich auf eine Besichtigungstour kreuz und quer durch die Republik. Sie besuchen verschiedene Badeorte und Sanatorien. Ihr Vermögen ist zu stattlich für eine gewöhnliche Praxis, aber zu klein für einen groß angelegten Sanatoriumsbetrieb. Der entscheidende Tipp kommt schließlich von Angelikas Vater.

Bad Füssing im niederbayerischen Landkreis Passau vereint alle Ansprüche, die der „Dschungeldoktor" und seine „Medizinfrau" an das Thermalbad ihrer Wunschvorstellung stellen: Der Kurbetrieb dort steckt noch in den Kinderschuhen, der Lauf des vertrauten Schicksalsflusses Donau ist ganz in der Nähe und die Qualität des Thermalwassers ist außer-

gewöhnlich. Die Temperatur des Quellwassers ist mit 56 °C mehr als doppelt so hoch wie die Mindesttemperatur für einen balneologischen Thermebegriff. Noch dazu machen 1,3 Gramm Mineralienanteil und zwei Milligramm Schwefel pro Liter das Füssinger Thermal-Mineralwasser zu einer kostbaren Rarität im ganzen europäischen Raum. Die Heilkraft der Therme bewirkt eine Umstimmung des Organismus, einen Ausgleich nervöser, vegetativer Funktionsstörungen, eine Wiederherstellung körpereigener Abwehrkräfte, eine bessere Durchblutung und einen damit einhergehenden schnellen Abtransport schädlicher Stoffwechselprodukte. Das Wasser kann an erkrankten Organen und Organsystemen, an stumpfen Gelenken, der Wirbelsäule, an Muskeln und Nerven die Beschwerden rasch lindern und zu Schmerzfreiheit führen.

Der bittere Wermutstropfen für die Dres. Zwick: Die einzige Quelle im Ort ist seit 1953 von Alfons Haßfurter gepachtet, dem Gründer der Thermalbad Füssing AG, einem Mann, der charakterlich und geschäftlich in krassem Gegensatz zu Eduard Zwick

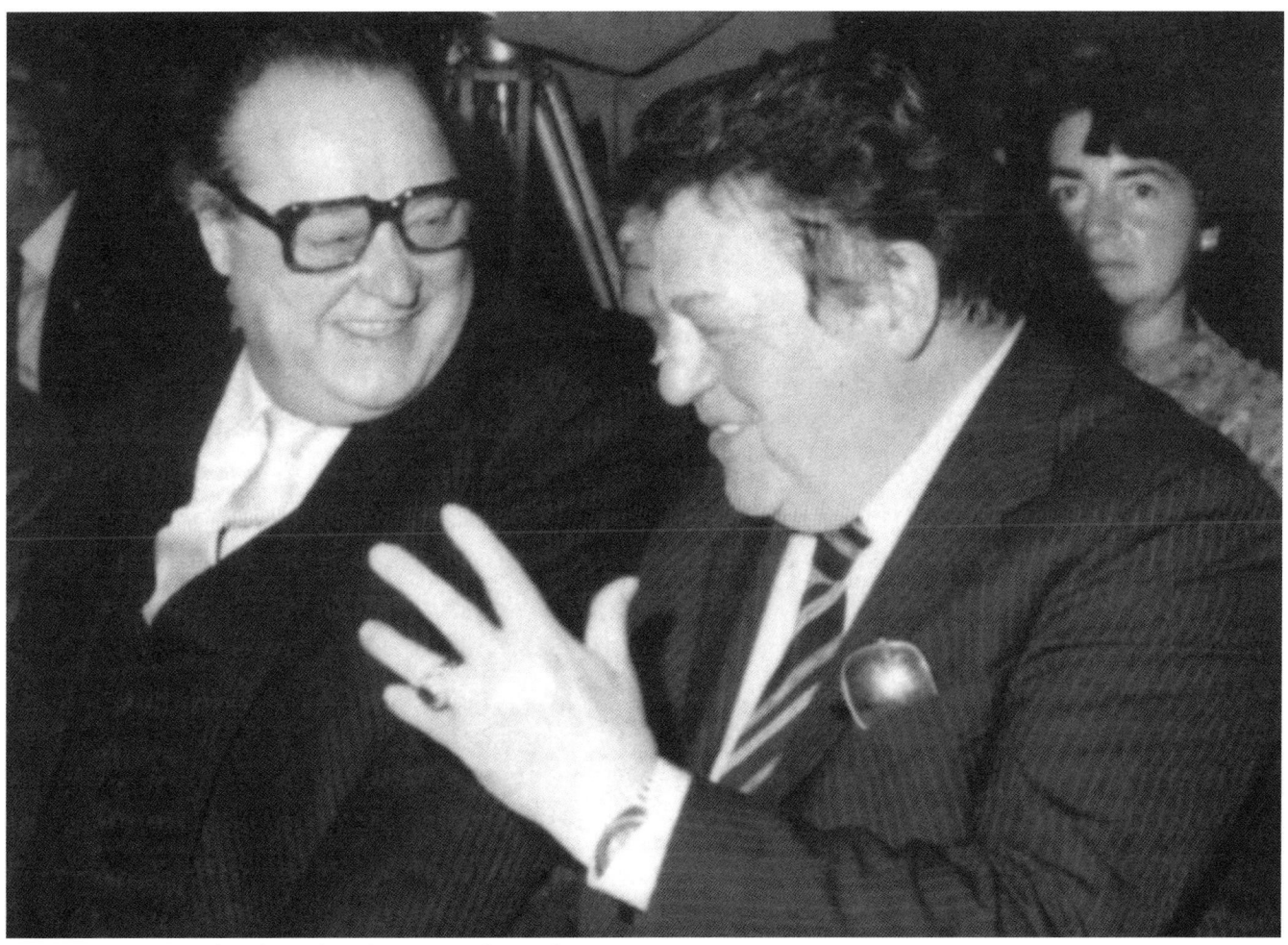

Amigos unterwegs: Eduard Zwick und Franz Josef Strauß

steht. Über Jahrzehnte wird sich die Unvereinbarkeit der beiden in Anmaßungen, Beleidigungen und langwierigen Gerichtsverfahren niederschlagen. Als schlichtende Mittlerperson kann Dr. Angelika Zwick häufig wenigstens ein paar Kastanien aus dem Feuer holen: Immer wieder gelingt es ihr, die Fauxpas ihres aufbrausenden, manchmal cholerischen Mannes auszubügeln. Ohne ihre diplomatische und vermittelnde Weiblichkeit wäre Eduard Zwick zweifelsohne in Füssing gegen Mauern gelaufen, gegen die selbst sein legendärer Dickschädel nichts hätte ausrichten können.

Das 1960 eröffnete Therapiezentrum „Tannenhof" der Dres. Zwick ist zunächst von der Thermalwasserzufuhr Haßfurters abhängig. Haßfurter lässt sich die Einmietung in sein Quellenmonopol zwar viel kosten, „investiere", so Zwick, „jedoch nicht in die dringend notwendige sanitäre Überholung seines Bades, was den Ruf der Thermengemeinde weit über die Grenzen Bayerns hinaus schädige". Mit Berufung auf die „Konkurrenzklausel" setzt Alfons Haßfurter durch, dass die „Vorbehaltsbohrung" des Freistaats Bayern, die Therme II (heute: Europa Therme), bis auf weiteres verschlossen bleibt.

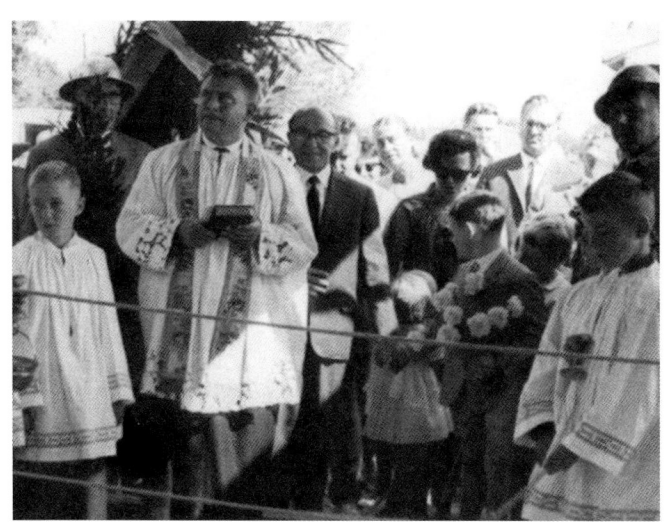

„Habemus aquam!"

Mit so vielen Querschlägen haben die Dres. Zwick nicht gerechnet. Sie beschließen, ihr kleines, aber feines Sanatorium für zwei Millionen Mark an einen Interessenten zu verkaufen. Da interveniert Haßfurter und lässt sie wissen, dass als Käufer nur er in Frage käme, da ein etwaiger neuer „Tannenhof"-Betreiber damit rechnen müsse, kein Thermalwasser von der Thermalbad Füssing AG geliefert zu bekommen. Haßfurter hält alle Trümpfe in der Hand und spielt sie gegen den „zuagroasten" Eduard Zwick aus.

Doch der Doktor zieht ein letztes Ass aus dem Ärmel. Das gesamte Vermögen der Familie setzt er „à fonds perdu" auf diese eine Karte: Die Bohrung einer dritten Quelle auf einem von der Familie Kollmayer gekauften Grundstück. Er kann dazu die Gerätschaften der Deutschen Erdöl AG (DEA) verwenden, die noch seit der Erbohrung der Therme II vor Ort sind. Hinter der Familie Zwick stehen Johann Riederer, der Regierungspräsident von Niederbayern, sämtliche Landräte und der Füssinger Bürgermeister Max Frankenberger.

Das Wagnis grenzt an Wahnsinn: Es gibt nicht einmal einen Versicherungsschutz. Nun folgen 13 Tage höchster Nervenanspannung, denn selbst als der Bohrmeißel unter die 900-Meter-Marke geht, bei der die beiden anderen Bohrungen bereits auf Wasser gestoßen waren, bleibt die nasse Segnung aus …

Da ereilt die Familie Zwick der Anruf des Ortspfarrers Ertl: „Habemus aquam!", ruft der Geistliche in den Hörer, „Wir haben Wasser!" Eine 30 Meter hohe Fontäne erhebt sich über der Pockinger Heide, es ist der 22. August 1964.

Bis zur Inbetriebnahme des Johannesbades (benannt nach dem erstgeborenen Sohn) dauert es aber noch über vier Jahre. Die Thermalbad AG überzieht die Dres. Zwick und den Freistaat Bayern weiterhin mit Salven von Nutzungsrecht-Prozessen. Es geht dabei um die Druckverminderung der Therme I durch die beiden neuen Bohrungen. Dennoch wird dem unternehmerischen Doktor 1972 durch Gerichtsspruch offiziell das Recht zur Wasserentnahme und -ableitung aus der von ihm gebohrten Quelle zugesprochen. Laut einem neuen gewässerkundlichen Gutachten der zuständigen bayerischen Landes-

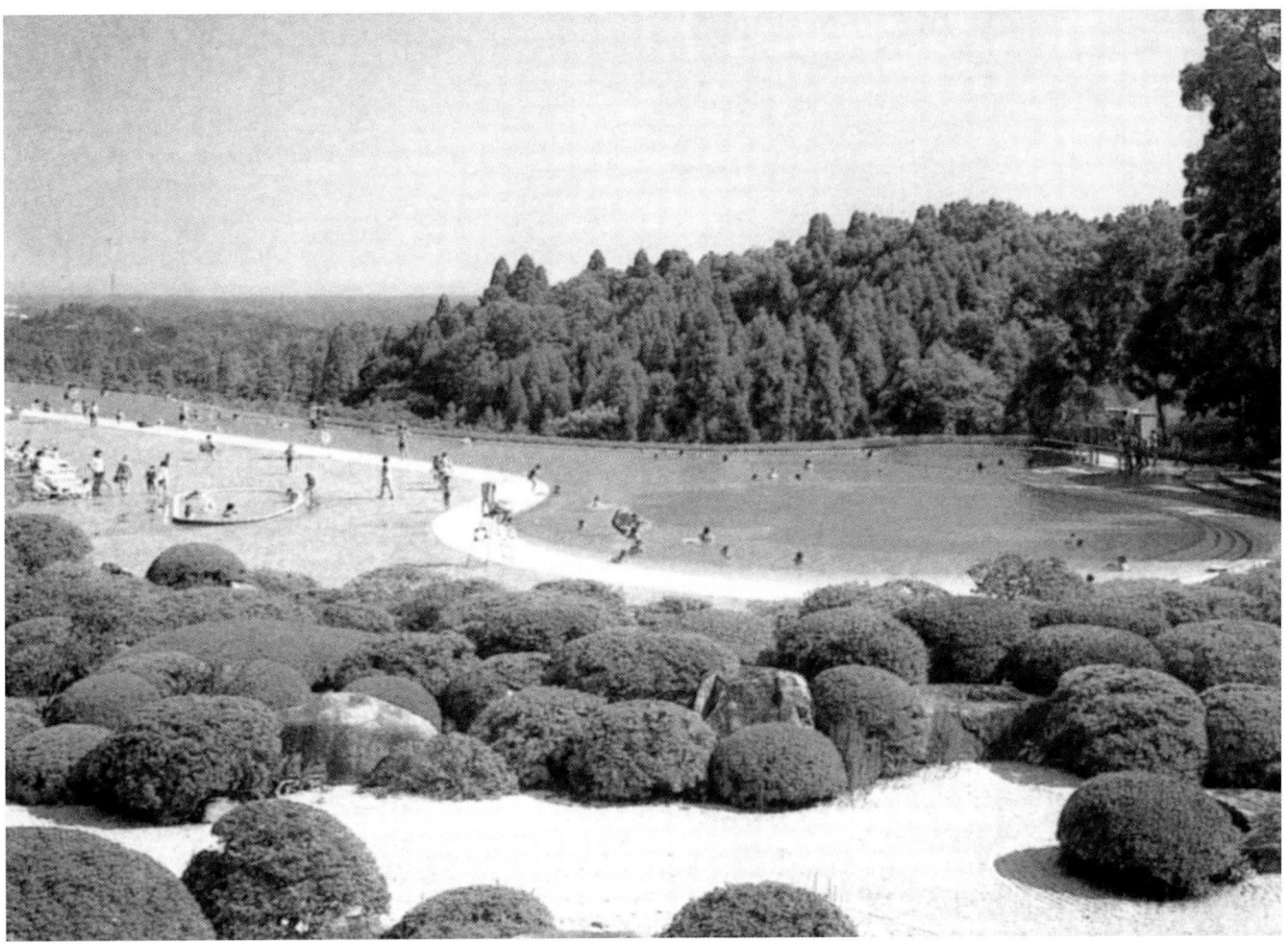

Big in Japan: Thermalbad nach Zwick`schen Plänen

anstalt sei das Thermalwasservorkommen unter Bad Füssing so groß, dass es selbst von vier Thermen nicht erschöpft werden könnte. Dazu die Rechtsanwältin Dr. Marianne Thora, die den angeklagten Freistaat vertritt: „Das wäre gerade so, als fände jemand heraus, dass das Wasser des Chiemsees ein besonderes Haarwuchsmittel enthält, fülle es deshalb in Flaschen, um es zu verkaufen, und ließe anderen Anwohnern untersagt, das Seewasser ebenfalls lukrativ zu nutzen!"

Dem Aufstieg des Zwick`schen Johannesbades ins Licht der Weltöffentlichkeit steht nun nichts mehr im Weg. Dr. Angelika Zwick ist zuständig für die Hygiene und die ärztliche Betreuung und ist zum dritten Mal Mutter geworden. Der Junge leidet an den Folgen einer Frühgeburt, doch er kann später, materiell wohl versorgt, in der Obhut der Ursberger Schwestern ein Handwerk erlernen.

1969 wird das Johannesbad in Betrieb genommen, Füssing wird dadurch nun endlich der begehrte Titel „Bad" verliehen und die Zahl der jährlichen Übernachtungen im Ort übersteigt die 500 000. Dank des Einfallsreichtums und der Tatkraft des Ärztepaares, das sein Johannesbad als eine Mischung aus hochtechnologischem Therapiezentrum und mehrstöckigem, geschmackvoll eingerichtetem Wohnzimmer konzipiert, kommen zahlreiche illustre Gäste, unter ihnen Peter Alexander, Hans Rosenthal und die Boxlegende Max Schmeling in den kleinen Ort am Inn. Als Ärztin gelingt es Dr. Angelika Zwick, das Bild vom „Gott in Weiß" beiseite zu lassen und sich für eine Medizin in Augenhöhe im Umgang mit den Patienten zu engagieren.

Als Geschäftsmann zieht es Eduard Zwick hinaus in die Welt, wo seiner wirtschaftlichen Risikobereitschaft und seiner beinahe sportlichen Investitionslust weder staatliche noch staatsbürgerliche Grenzen gesetzt sind. Zu groß ist das Misstrauen gegenüber dem geistigen Konzept von Vater Staat als gerechtem Verwalter geworden, zu tief sitzen ihm die schmerzlichen Erfahrungen mit jeglicher Ausprägung von politischer Autorität in den Knochen – wie ein Rheumatismus, den nicht einmal das Bad Füssinger Wasser lindern kann. Nachtschattiges Abenteurertum und sardonisches Charisma umgeben ihn. Längst hat er der Welt bewiesen, dass aus dem leichtlebigen Träumer und frivolen Bohemien ein bedeutender Philanthrop geworden ist. Welche Herausforderungen gibt es noch? Ist sein Schicksal bereits erfüllt? Ein Träumer ist er geblieben, und Spaß macht es ihm noch immer, das Leben. Und weiter spielt die Geige ihre hypnotische Weise von Ferne und Fortschritt, Ruhm und Reichtum.

Auch Franz Josef Strauß kurt im Johannesbad und schließt freundschaftliche Bande mit Eduard Zwick. Die beiden scheinen aus dem gleichen Holz geschnitzt, teilen den gleichen fatalistischen Bierhumor und strahlen die Macht einer leutseligen Bodenständigkeit und eines unbeirrbaren Patriarchentums aus. Wenn sie zusammentreffen, scheinen die Dinge im viel diskutierten deutschen Gesundheitswesen durchschaubar bis ins letzte Detail.

In den späten 70er- und frühen 80er-Jahren eröffnen sich Möglichkeiten zu Projektkombinationen und Vermittlungs-Rochaden für beide. Sie sind zu verlockend und kaum nachvollziehbar für Außenstehende, als dass die beiden den Versuchungen widerstehen könnten.

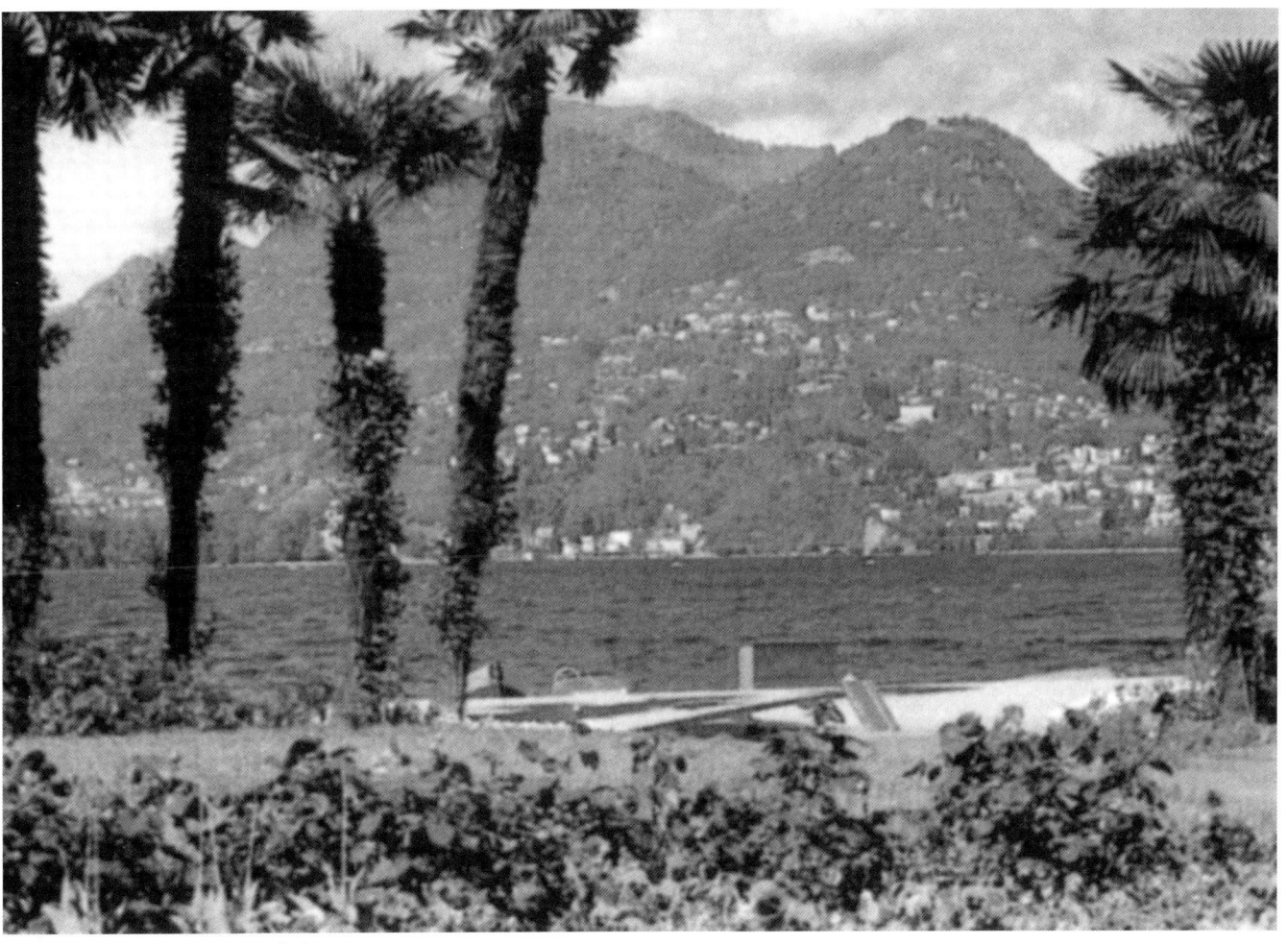

Ausblick auf den Monte Brè bei Lugano

Mittlerweile geht Eduard Zwick auf die 60 zu. Er ist der Prototyp des raffinierten, schlagfertigen Selfmademans im deutschen Wirtschaftswunderland, ein Privatier, der seine kommunikative Geschicklichkeit so präzise und gewandt zu lenken gelernt hat wie ein Skalpell, und der seine transnationalen Investitionen weder vor sich selbst rechtfertigen muss noch vor dem Finanzamt in „El Passau"! Den inzwischen nicht nur finanziell schwergewichtigen Mann der unbegrenzten Möglichkeiten lockt die Weite und Freiheit des amerikanischen Westens. In der Nähe von Elko, Nevada hat er schon 1978 die „Horseshoe-Ranch" mit etwa 4 000 Rindern, Pferden, Bisons – und einer nahe gelegenen Heißwasserquelle – erstanden. In Zaire investieren die Zwicks Millionen in den Aufbau eines pharmazeutischen Unternehmens, das nach Grundbedarfsdeckung in der vom Bürgerkrieg zerfressenen Region auch nach Uganda und Burundi exportieren soll. Nach Japan „franchised" er die Johannesbad-Idee unter der Aufsicht seines inzwischen promovierten Sohnes Johannes. Mit ihm reist er nach Samoa in der pazifischen Südsee, um in eine Fabrik für Wellblechdächer und Nägel zu investieren. Auf Korfu beteiligt er sich an einem Hotelprojekt, in Genf gehört ihm ein 21-stöckiges Hochhaus als Anlageobjekt. Und auch eine eigene Fluglinie wird nicht ausbleiben. Eduard Zwick hebt ab.

Der Copilot bei vielen Höhenflügen heißt Franz Josef Strauß, dessen Einstellung zur freien Privatwirtschaft ein Produkt seiner Zeit ist, aber oftmals wildwestmäßige Ausmaße annimmt: Die moralische und politische Streitbarkeit der „Amigos" rund um den bayerischen Landesvater geht wie ein spektakuläres Präriegewitter über der jüngeren deutschen Zeitgeschichte nieder. Manch einer aus dieser glorreichen Reiterschar wird sich später nicht mehr erinnern können, jemals ein Ross aus der Nähe gesehen zu haben.

Als Eduard Zwick 1982 auf Vorschlag des Bundestagsabgeordneten Klaus Rose das Bundesverdienstkreuz verliehen bekommen soll, ist er bereits in Millionenhöhe Steuerschuldner des Freistaats Bayern. Auch in den folgenden Jahren wird die Akte Zwick von einem zunehmend dichteren Filz aus Parteigehorsam, Beamtenloyalität und Steuergeheimnis überwuchert.

Über das seit seiner Jugend „ambivalente" Verhältnis zu den Zahlen schreibt er in seinen Memoiren: „Auch heute verstehe ich nichts von diesen Abschreibungen. Und Bilanzen lesen kann ich auch nicht. Bei dem ganzen Salat geht es mir etwa wie einem Steuerfahnder, der ein EKG deuten soll."

Dass der deutsche Staat ihn, der auf Drängen der Republik und in ungedeckter Eigenverantwortung eines der effizientesten Hochleistungs-Therapiezentren der Welt erbaut hat, wegen „erfundener" Geldsummen (etwa 70 Millionen DM) jagt, macht Eduard Zwick bitter und sogar für seine eigene Familie unzugänglich. Der Doktor siedelt sich im schweizerischen Tessin an.

Am Monte Brè bei Lugano, unweit des Grabes von Hermann Hesse, verbringt er seinen Lebensabend in der luxuriösen Villa „Orbisana" („Heile Welt") und laboriert an eben der Krankheit, über die er einst an der Universität promovierte: Bluthochdruck. Das schwere Leiden macht ihn verhandlungsunfähig und damit ungreifbar für die deutschen Behörden. Dr. Angelika Zwick, die von ihrem Sohn Johannes als

Grande Dame mit Klasse beschrieben wird, bleibt weiterhin im Vorstand des Johannesbades und erfreut sich bester Gesundheit. Sie feiert im Jahr 2005 ihren 80. Geburtstag.

In seiner Villa „Orbisana" ist Eduard Zwick umgeben von Erinnerungsstücken aus aller Welt: schmucke Holztruhen aus dem alten Sumatra, kalligraphisierte Weisheiten auf japanischem Reispapier, eine Sammlung kostbarer silberner Stiefelsporen hinter Glas (ein Geschenk des Vormannes seiner Ranch), afrikanische Kleinode aus Ebenholz und ein großer, fein geschliffener Buddha aus tannengrüner Jade, der in die Abendsonne über dem glitzernden See lächelt.

Eduard Zwick ist alleine auf seinen nächtlichen Spaziergängen durch den Park, über den sich die Sternenpracht spannt. Er ist alleine mit sich selbst, wie damals auf dem Hügel über der Roma-Siedlung. Nun liegt der Weg hinter ihm. Er ist ihn mit Leidenschaft, Kampfesfreude und Wagemut gegangen.

Am 26. März 1998 verstummt die Geige, deren Klang Dr. Eduard Zwick durch die Erfahrung des menschlichen Lebens geführt hat. ♦

Wirkung

Die in Europa einmalige Zusammensetzung des Thermalwassers Bad Füssing (Quelltemperatur 56 °C) bewirkt, zusammen mit anderen Faktoren des Kuraufenthaltes, eine völlige Umstimmung des Organismus und damit eine Wiederherstellung der körpereigenen Abwehrkräfte.

Rheumatische Krankheiten
Chronisch entzündliche Gelenkerkrankungen, Abnutzungserscheinungen an Gelenken, Muskelrheumatismus, Muskelverspannung, Muskelhärte, chronische Nervenentzündungen und Nervenschmerzen

Allgemeine Regeneration
Stoffwechselanregung, Entschlackung, Umweltschädigungen, Stresskrankheiten, Erschöpfungszustände, Linderung von Altersbeschwerden

Durchblutungsstörungen
der Gliedmaßen, intermittierendes Hinken, Zustand nach Gefäßoperationen

Wirbelsäulenleiden
Abnutzungserscheinungen an Wirbelkörpern und Wirbelgelenken, Bandscheibenschaden, Bandscheibenvorfall, Hexenschuss, Migräne, chronisch entzündliche Prozesse an Wirbelgelenken, Fehlhaltung der Wirbelsäule

Frauenkrankheiten
Chronisch entzündliche Unterleibserkrankungen, Verwachsungsbeschwerden, hormonale und funktionelle Unterleibsleiden (Amenorrhoe, Fertilitätsstörungen)

Chirurgische Nachbehandlung
Zustände nach Knochenbrüchen, verzögerte Knochenbildung, Rückstände nach Prellungen und Gelenkverletzungen, Zustände nach Blutergüssen, nach Muskelverletzungen und nach Operationen am Muskel- und Sehnengewebe, Muskelschwäche infolge Ruhigstellung und Fehlhaltung, Zustände nach Verbrennungen, Narbenbeschwerden

Lähmungen
schlaffer und spastischer Art, Lähmungen nach Unfällen, Verletzungen und Operationen, Zustand nach Schlaganfall ein halbes Jahr nach dem letzten Anfall, Folgen einer spinalen Kinderlähmung

Herz-, Kreislauf- und Durchblutungsstörungen
Herzerkrankungen, soweit sie ausgeglichen sind, Zustand nach Herzinfarkt, nervöse und funktionelle Herzbeschwerden

Stoffwechselkrankheiten
Harnsäurevermehrung im Blut, Gicht, Knochenentkalkung

GEGENANZEIGEN
Akute Entzündungen aller Art, schwere körperliche Erschöpfungszustände, Infektionskrankheiten, auch tuberkulöse Prozesse (sofern nicht deren Inaktivität gesichert ist). Schwere, nicht ausgeglichene Herz- und Kreislaufkrankheiten. Zustand nach Infarkt (frühestens nach 9 Monaten).

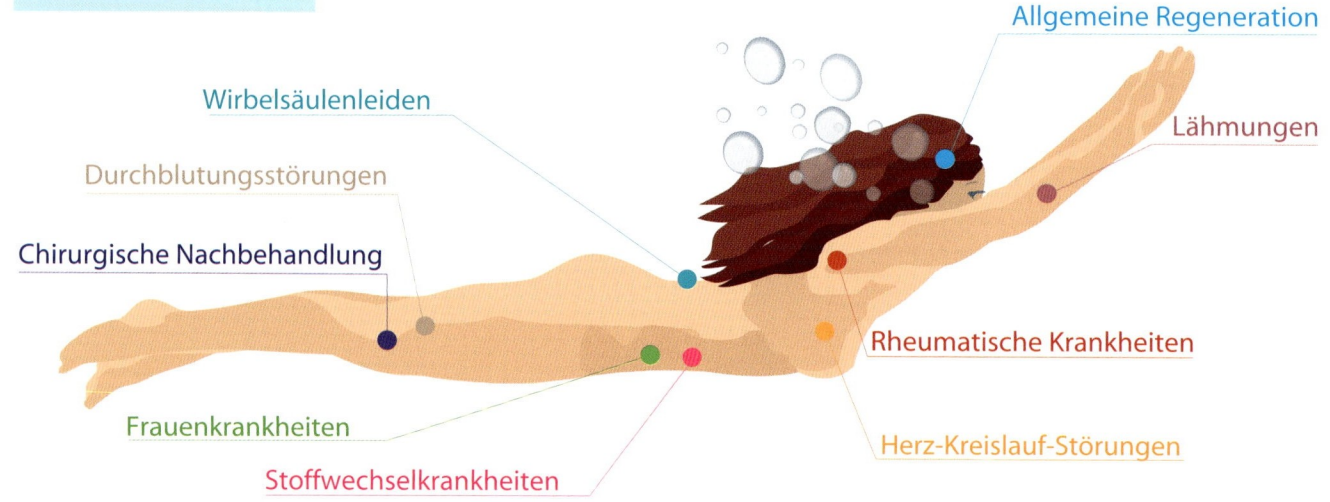

Allgemeine Regeneration
Wirbelsäulenleiden
Lähmungen
Durchblutungsstörungen
Chirurgische Nachbehandlung
Rheumatische Krankheiten
Frauenkrankheiten
Herz-Kreislauf-Störungen
Stoffwechselkrankheiten

Heilwasseranalyse

Auszug aus der Heilwasseranalyse der Füssinger Thermen

von Akad. Direktor Dr. D. Eichelsdörfer, Institut für Wasserchemie und chemische Balneologie der Technischen Universität München, Wassertemperatur 56 °C, pH-Wert 7,21. In einem Liter Wasser sind enthalten:

Kationen	Masse mg
Natrium (Na^+)	302,5
Kalium (K^+)	17,0
Magnesium (Mg^{2+})	3,80
Calcium (Ca^{2+})	24,8
Eisen (Fe^{2+})	0,16

Anionen	Masse mg
Fluorid (F^-)	6,19
Chlorid (Cl^-)	165,3
Hydrogensulfid (HS^-)	2,80
Sulfat (SO_4^{2-})	8,04
Hydrogencarbonat (HCO_3^-)	611,2

Millimol
Gasförmige Stoffe:
Freies Kohlendioxid
(CO_2)
mmol
36,3 0,825 $\triangleq$ 18,36 ml
bei 0 °C und 1013 mb
($\triangleq$ 760 mm Hg)

Schwefelwasserstoff
(H_2S)
mmol
0,51 0,015 $\triangleq$ 0,33 ml
bei 0 °C und 1013 mb
($\triangleq$ 760 mm Hg)

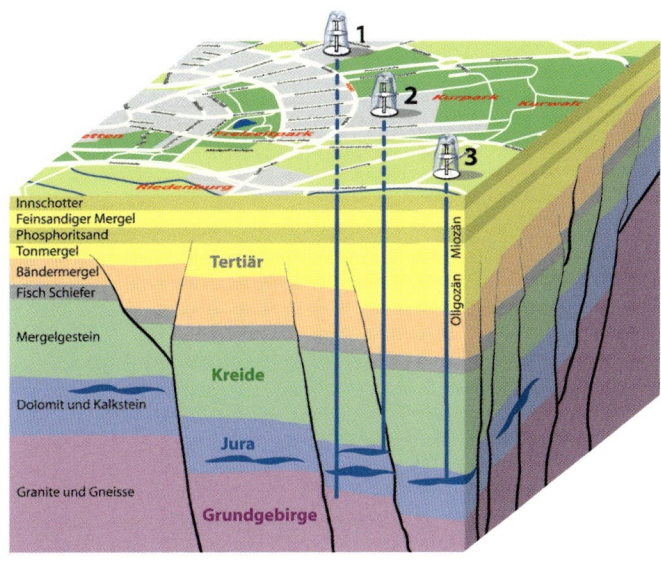

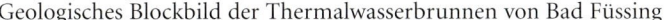

Geologisches Blockbild der Thermalwasserbrunnen von Bad Füssing

Thermenheilwasser

3 schwefelhaltige Natrium-Hydrogencarbonat-Chlorid-Thermen aus mehr als 1 000 m Tiefe.
Quellentemperatur 56 °C, pH-Wert 7,21

Ausstattung der 3 Thermen

Insgesamt ca. 10 000 qm Thermal-Wasserfläche,
ca. 80 Thermalbecken:
• Kostenloses Parken für alle Thermengäste sowie kostenlose
  Tiefgaragenplätze (Therme I und Europa Therme)
• 24 Vermieterbetriebe verfügen über Thermalbadeanlagen
  mit quellfrischem, natürlichem Thermal-Mineralwasser,
  aus der Ursprungsquelle (Therme I) gespeist
• Gesamte Thermal-Wasserfläche der Vermieterbetriebe:
  ca. 2 000 qm

Quellenverzeichnis und weiterführende Literatur

Kummerow, Hans Werner:
Bade Dich glücklich
Wassertrüdingen: HWK Verlag 2003

Samper, Rudolf:
Der Füssing Prozess
Passau: Neue Presse Verlag 1989

Silberglaas, Jan:
Verzwickt
Berlin: Wolbern Verlag 2002

Stapfer, Ernst A.:
Bad Füssing und seine Geschichte
Passau: Passavia Verlag 1992

Zwick, Eduard:
Heißes Wasser
Passau: Neue Presse Verlag 1988

Bildnachweis:
Alle Bilder im Text stammen aus dem Privatbesitz der dargestellten Personen. Die Fotografien aus der Pionierzeit sind im Besitz der Kurverwaltung Bad Füssing. Die ganzseitigen Porträts (mit Ausnahme von Eduard Zwick und Alfons Haßfurter) wurden von Petra Rautenstrauch fotografiert.

Dank an

Kurt Gassner, Nadja Schramm, Katharina Szücs, Ernst A. Stapfer, Familie Hecka,

„Il Gran Sasso", Stephanie Kranz, Anita Treichl, Michael Riedmann, Stefan Feiner,

Familie Holzapfel, Annemarie Henisch, die Bademeister der Therme I, Renate Soloch,

Dr. Essam El Tahlaoui, Rudolf Wasner, Dagmar Schmöller, Volker M. Lutteroth,

Reinhold Bomba, Gerhard Winklhofer, Dr. Johannes Zwick, Helmut Karg,

Dr. Lutz Wilden, Paul Kaiser, Clemens Berger, Maria Blumencron, Sibylle Berg,

Helge Timmerberg, Smudo, Dr. Horst Fischer.